临床医学研究中的统计分析和图形表达实例详解

（第3版）

主　编　周登远

北京科学技术出版社

内容提要

本书分为预备、统计分析、统计绘图、问卷和量表的制作与分析、Meta 分析五篇。统计方法涵盖了成组设计（t 检验、方差分析、秩和检验、卡方检验）、回归分析（线性回归、Logistic 回归、Cox 回归）、量表分析和 Meta 分析，几乎涵盖了临床研究中所有常用统计方法，适合统计基础薄弱的医学专业人员使用。本书自 2011 年第 1 版出版发行以来，其"简单、实用"的风格受到广大读者好评。

图书在版编目（CIP）数据

临床医学研究中的统计分析和图形表达实例详解 /
周登远主编. — 3 版. — 北京：北京科学技术出版社，
2025. — ISBN 978 - 7 - 5714 - 4434 - 1

Ⅰ. R195.1 - 39

中国国家版本馆 CIP 数据核字第 2025X4B546 号

策划编辑：于庆兰	电话传真：0086 - 10 - 66135495（总编室）
责任编辑：于庆兰	0086 - 10 - 66113227（发行部）
责任校对：贾　荣	网　　址：www.bkydw.cn
图文设计：天地鹏博	印　　刷：天津联城印刷有限公司
责任印制：吕　越	开　　本：787 mm × 1092 mm　1/16
出　版　人：曾庆宇	字　　数：610 千字
出版发行：北京科学技术出版社	印　　张：24
社　　　址：北京西直门南大街 16 号	版　　次：2025 年 7 月第 3 版
邮政编码：100035	印　　次：2025 年 7 月第 1 次印刷
ISBN 978 - 7 - 5714 - 4434 - 1	

定　　价：98.00 元

作者名单

主　编　周登远(天津市西青区中北镇社区卫生服务中心)

副主编　朱嘉文(无锡市疾病预防控制中心)

李晓莉(天津市中医药研究院)

赵林胜(天津市儿童医院)

阳忠辉(暨南大学附属江门中医院,江门市五邑中医院)

编　者　(按姓氏拼音排序)

兰　岚(天津医科大学)

雷铭德(天津医科大学第二医院)

李　志(天津市中医药研究院)

刘　秀(天津市西青区中北镇社区卫生服务中心)

宋　林(天津市中医药研究院)

王　莹(天津市中医药研究院)

杨　倩(天津市中医药研究院)

第 3 版前言

"统计有用,统计难学"是很多临床医生的感觉。大家普遍感觉当年学统计学的时候就稀里糊涂,用的时候更是无从下手,脑海中只有对 t 检验、卡方检验的零星印象。临床医生为了能独立完成数据分析,他们需要一本"看得懂、用得上"的统计书。我们在 2011 年出版了《临床医学研究中的统计分析和图形表达实例详解》,2017 年出版了第 2 版,2024 年又编写第 3 版。在竞争激烈的图书市场中,这是一本经受住了考验的"长寿书",它因"简单、实用"的特点广受读者好评。第 3 版除了增加了软件升级更新相关内容,其他内容主要做减法,如对书中的表达进行精简。软件的说明和安装方法,在作者的微信公众号"周登远"中介绍。

针对人群

·医学生:如果你有幸刚进入医学研究生学习阶段,不管是对于临床医学、护理学、基础医学专业,还是对于公共卫生专业,医学统计学都是一门主干课程。特别是,临床医学生平时满脑子装的都是解剖学、药理学、病理生理学知识以及查房、写病历等临床工作,如今还得硬生生被"灌入"各类数学符号和晦涩难懂的统计学术语。而且很快就需要做课题了,课题设计、资料收集和论文撰写都离不开统计学,这下犯愁了,别着急,这本书适合你,有了统计课学习基础,再对照翻阅这本书,毕业论文中的统计部分应该不成问题。

·青年医生:各大医院精英荟萃,青年医生们需要临床和科研两不误,在繁忙的临床工作之余,收集、整理临床研究数据,或钻进实验室做实验,发表自己的研究成果。此时,本书能帮你在职业道路上披荆斩棘。

·医学专家:在带教学生、申请课题、评审项目的过程中,各类统计数据和图表自然少不了。翻阅本书有助于你不断巩固这些统计学知识。

本书特点

·示例典型,知识范围广:本书采用了与人民卫生出版社出版的《卫生统计学》难度相当的典型示例,几乎涵盖了临床研究中所有常用统计方法,如成组设计(t 检验、方差分析、秩和检验、卡方检验)、回归分析(线性回归、Logistic 回归、Cox 回归)、量表分析和 Meta 分析。

·独立成节,手把手讲解:每个统计方法单独成节,基本由"方法原理、分析示例、研究假设、数据录入、操作流程、结果解释、注意事项"这 7 个部分组成。本书为你临床研究中的统计分析提供保姆式服务,你只需按书所示,一步步操作即可。

·语言通俗易懂、简洁清晰:笔者翻阅了多家销售平台读者关于本书的评价,最多的评价就是本书语言通俗易懂、表达简洁清晰,让没有统计学基础的临床医生"看得懂、记得住、用得上"。

使用方法

· 如果你时间宽裕,强烈建议你完整阅读本书,并且同步进行软件操作,以便建立系统的医学统计学知识体系。

· 如果你时间紧张,确定好了相应的统计方法后,直接翻到相关章节,"照猫画虎"地按书中所列步骤操作,即可完成相关的统计分析。

· 如果你常担任评审专家,无须亲自进行统计分析,那可以重点阅读每个章节中的方法原理、结果解释和注意事项部分,操作步骤等内容就可忽略。

补充材料

微信公众号"周登远"中提供了相关软件的说明以及本书数据文件下载。本书对应软件版本如下:

· EpiData 3.1

· SPSS 27 中文版

· GraphPad Prism 9

· RevMan 5.3

· Amos 28

微信公众号"周登远"二维码

目　录

第一篇　预　备

第二篇　统计分析(SPSS 27 中文版)

第三篇　统计绘图(GraphPad Prism 9)

第四篇　问卷和量表的制作与分析(SPSS 27 + AMOS 28)

第五篇　Meta 分析(RevMan 5.3)

第一篇

预　备

第一章

统计学的基本概念

一、总体与样本

1. 总体（population）　总体是根据观察目的而确定的同质观察单位的全体，即同质的所有观察单位某种变量值的集合。

2. 样本（sample）　样本是从总体中随机抽取的部分观察单位的实测值的集合。

● 科学研究一般通过样本来推断总体特征，其做法是从研究总体中抽取少量有代表性的个体，称为抽样（sampling），对这些个体组成的样本（sample）进行深入观察与测量，获取数据（data），利用统计学知识，透过样本数据对研究总体的规律进行推断（inference）。

二、变异与同质

1. 变异（variation）　同质个体同指标之间的差异称为变异。

2. 同质（homogeneity）　指观察单位（研究个体）间被研究指标的影响因素相同。它是统计研究的基础，是资料整理和分析的前提。

三、变量的分类

变量（variable）：总体中的个体特征总是通过一个或多个变量来描述，变异性的存在决定了我们要处理的是变量。本书把变量分为定性（qualitative）变量和定量（quantitative）变量两种。

1. 定性变量　又分为**分类变量**和**有序变量（等级变量）**。

● **分类变量**（categorical variable）：又称名义变量（nominative variable），例如，职业是一个分类变量，其可能的"取值"不是数字，而是工、农、商、学、兵等，这些成为分类变量的水平（level），为便于输入计算机，一般采用代码（code）1、2、3、4、5 等来表示各水平。最简单也是最常用的变量为二分类变量（binary variable），如性别（男女）、疾病（有无）和结局（生死）等。

● **有序变量**（ordinal variable）：如果对变量进行分类，在其种种可能的"取值"中自然存在着次序。例如，问卷调查中常问的对某件事情的满意程度，一般对应5个答案：极不满意、有点满意、中度满意、很满意、极满意。有些临床体检或实验室检验中常用"－、±、+、++、+++"来表示测量结果的不同水平。

2. 定量变量　又分为**离散变量**和**连续变量**。

● **离散变量**（discrete variable）：离散变量只能取整数值，如 1 个月中手术患者的数量、1 年里新生儿的数量。

- **连续变量**（continuous variable）：连续变量可以取实数轴上的任意数值。有些变量的数值由测量而得到，它们大多属于连续变量，如血压、身高、体重等。其中有一些变量的测量值，如红细胞数，虽然以"个"为单位时只能取整数值，但当数值很大而以"千"或"万"为单位时，又可以表示为小数，所以这些变量通常也称为连续变量。

有时为了方便分析数据，人们会将一种类型的变量转换为另一种类型的，但变量只能由"高级"向"低级"转化：**定量变量—有序变量—分类变量—二分类变量**。

四、频率与概率

1. 频率（frequency）　指在相同条件下进行有限 n 次重复试验，如某随机事件 A 发生的次数 x 与 n 次试验的比值。频率是个变数，随样本变化而改变。

2. 概率（probability）　是描述随机事件 A 发生可能性大小的度量，概率是一个定值。假设在相同的条件下，独立进行 n 次重复试验，随着 n 充分增加，频率摆动的幅度越来越小，则该事件 A 为随机事件，其频率可作为概率的估计值。

五、误差的分类

误差（error）：可以分为**随机误差**和**非随机误差**。

1. 随机误差　又分为**抽样误差**和**随机测量误差**。

- **抽样误差**：由于其产生的根本原因是生物个体的变异性，故抽样误差分布具有规律性。

- **随机测量误差**：对同一观察单位的某项指标在同一条件下进行反复测量所产生的误差。

2. 非随机误差　又分为**系统误差**和**过失误差**。

- **系统误差**：可产生于设计人员、调查者或调查对象，也可因考虑不当、汇总计算有误等造成，一般带有倾向性，其产生原因复杂，贯穿于研究全过程并对研究结果有影响，但很难用统计方法评价其影响。

- **过失误差**：是错误，一般应杜绝。

六、统计分析的流程

1. 根据临床实践，提出研究问题，进行科研设计

医生们在医学实践过程中提出科研问题，然后围绕提出的科研问题，制订研究方案。统计分析人员应当从设计阶段就参与研究项目，而不是在临床医生获得数据之后才想到统计分析。医学研究一般有干预性研究（intervention study）和观察性研究（observational study）两种。干预性研究通过规定对象的准入条件（entry criteria），以及采用随机化、重复、匹配（match）、盲法（blinding）等措施来控制主要的混杂因素。公共卫生方面的研究大多属于观察性研究，这类研究不可能人为地控制许多混杂因素，人们能做的主要是观察已经发生或将要发生的事情。对混杂因素的处理办法是精心设计抽样方法、无误地记录可能有用的信息。

2. 进行科学研究，分析清楚资料的性质，并分解出其观察与变量

研究方案出来后，需要严格按照研究方案执行，资料大体上可以分为**计量资料**和**计数资**

料。计量资料指测定每个观察单位的某项指标量的大小时所得的资料;而将观察单位按照某种属性或类别分组计数,所得各组观察单位数称为计数资料。分清楚资料类型后,需要将资料分解成**观察**与**变量**。变量在临床上称为指标,指具有相同属性的测量值的集合;而观察指同一观察对象的不同属性的集合;将观察与变量结合起来就能准确地描述二维空间的物体特征。区分资料为计量资料还是计数资料,然后将资料分解为观察与变量,这是资料分析的基础。

3. 结合以上两点,罗列出能够回答该问题的可选统计学方法

根据研究目的和资料性质,选用相应的统计学方法,如计量资料对应的 t 检验、方差分析、线性回归分析等,计数资料对应的卡方检验、Logistic 回归分析等。不同的资料性质和研究目的对应有多种统计学方法可供选择;不同的统计学方法可以对应多种资料类型、回答多种问题,如秩和检验能处理不符合方差分析条件的计量资料,也可以分析等级资料。

4. 选用统计软件,尝试进行相关的统计分析

大家经常认为,只要形成了数据表格,选对了统计学方法,用软件一操作就万事大吉了。其实,事情没有这么简单,统计分析是一个反复的过程,是一项系统工程,需要进行预分析、正式分析等,如针对一份计量资料,我们首先考虑进行方差分析,但是分析过程中发现方差不齐,此时可以改做秩和检验。如在做 Logistic 回归分析的过程中,可以选用全部进入法和逐步回归法,或者两者尝试一下,比较两种方法结果的差异,然后根据专业知识和分析目的做出判断,可见统计分析不是一锤定音、一成不变的过程,而是不断尝试、不断思考、不断判断的过程。

5. 评估统计结果,结合专业来回答提出的研究问题

从统计结论到专业结论,大家都需要特别慎重,不可妄加推断,更不可任意发挥。

第二章

统计方法的选择

　　统计方法的选择是个非常艺术性的问题,同样的数据可以采用不同的统计方法分析,不同的数据也可以采用同一种统计方法分析,因此我们需要在选择统计方法时把握其根本:数据资料的性质决定"能做什么",而研究设计或研究目的则决定"想做什么"。本书将数据按性质分为计量资料和计数资料。对于这两种资料,根据不同的研究设计或研究目的,展开讨论其具体适用的统计方法。而生存分析和诊断试验两章讲述的属于特定的分析方法,其数据和分析目的有固定的特征,所以单独列出进行讨论。

　　需要特别说明的是,计量资料和计数资料只是对于资料类型的一个通俗叫法,并不意味着计量资料中没有定性变量,或者是计数资料中没有定量变量,只因测量和感兴趣的指标为定量变量(如每组病例的血压值)或定性变量(如每组中治愈的人数),我们就称之为计量资料或计数资料。下面就计量资料、计数资料、生存资料和诊断试验资料的统计方法选择进行说明。

第一节　计量资料的统计方法选择

　　计量资料按照不同的研究设计或研究目的,可以分为以下三类。

　　● **成组设计**:其目的在于比较各组数据所代表的总体的均数或中位数的差别,包括 t 检验、方差分析和秩和检验三种类型。

　　● **相关分析**:其目的在于研究两个变量之间联系的密切程度,又可分为线性相关和秩相关。

　　● **因果联系**:其目的在于探讨自变量和因变量之间的因果关系,因变量又称为结果变量,通常为身高、血压等连续变量;自变量又称解释变量,可以有多个自变量,自变量可以为连续变量、有序变量和分类变量,其分析方法称为线性回归分析。

一、成组设计

　　下表所示这组统计方法是成组设计中最简单的统计方法,也是应用非常广泛的统计方法。t 检验要求数据来自正态总体,如果不符合这一前提条件,则可采用对应的非参数检验(秩和检验)。后面介绍的方差分析和秩和检验可以视为该表的扩展。

单组或两组计量资料的统计方法

设计名称	前提条件是否满足及假设检验方法的选择	
	满足	不满足
单组设计	单样本 t 检验	单样本秩和检验
配对设计	配对 t 检验	配对样本秩和检验
成组设计	成组 t 检验	两组独立样本秩和检验

在谈到复杂成组设计之前,有三个概念必须弄清楚。

● **因素**(factor):因素指对测量结果可能有影响的变量,一般来说,因素会有不止一个水平,而分析的目的就是比较同一因素内各水平之间的测量结果是否相同。在方差分析中,一般有一个或多个因素。

● **水平**(level):因素的不同取值称为水平,如因素"性别"中有男、女两个水平。需要注意的是,有时水平是人为划分的,如身高被分为高、中、低三个水平。

● **交互作用**(interaction):如果一个因素的效应大小在另一个因素的不同水平下明显不同,则称为两因素间存在交互作用。此时,单纯研究某个因素的作用是没有意义的,必须在另一个因素的不同水平下研究该因素的作用大小。有时两因素之间的交互作用无法测量,如随机区组设计的方差分析中。

根据因素、水平和交互作用的不同,可以将方差分析分为如下几类。

方差分析类型

类型	因素	水平	交互作用
完全随机设计	1	>2	无
随机区组设计	2	>2	无
析因设计	2	≥2	考察

● **完全随机设计**可以视为成组 t 检验的扩展,两者均为同一因素,但是成组 t 检验中水平数为2,而完全随机设计的方差分析中水平数大于2。由于只有一个因素,故不存在交互作用。

● **随机区组设计**存在两个因素,但两个因素的地位并不相同,如考察不同饲料剂量对大白鼠体重的影响,饲料是研究因素,而大白鼠的窝别为区组因素,区组因素是为了消除混杂因素而引入的,从研究设计上就要求饲料和窝别之间不存在交互作用,否则该设计不合理。

● **析因设计**存在两个因素,且两个因素的地位相同,如考察缝合方法和缝合时间对大白兔神经损伤后愈合的影响(测量指标为轴突通过率,为计量资料),分析时就应当考虑缝合方法和缝合时间是否存在交互作用。

复杂成组设计的统计方法选择

设计名称	前提条件是否满足及假设检验方法的选择	
	满足	不满足
完全随机设计	完全随机设计的方差分析	Kruskal – Wallis 秩和检验
随机区组设计	随机区组设计的方差分析	Friedman 秩和检验
析因设计	析因设计的方差分析	非参数较少,进行数据变换
重复测量设计	重复测量设计的方差分析	

此处需要注意方差分析的适用条件。

- **独立性**:要求各样本为相互独立的随机样本,以保证变异的可加性(可分解性)。
- **正态性**:所有观察值为从正态总体中抽样得出。
- **方差齐性**:指假设总的模型无意义时方差齐。

以上条件中,独立性要求最严格,其次为正态性和方差齐性。在重复测量设计中,由于各次测量违反了独立性原则,所以应采用特殊的重复测量设计的方差分析。

二、相关分析

- **线性相关**:两个随机变量之间的联系,即适用于二元正态分布的资料,常用皮尔逊(Pearson)相关系数表示。
- **秩相关**:对于不服从双变量正态分布的资料,还有总体分布未知的资料和原始数据用等级表示的资料,常用斯皮尔曼(Spearman)秩相关系数表示。

三、因果联系

- **简单线性回归**:因变量(结果变量)为连续变量,自变量(解释变量)也只有一个连续变量。
- **多重线性回归**:因变量(结果变量)为连续变量,自变量(解释变量)有多个变量,可以为连续变量、等级变量和分类变量。统计软件只能处理连续变量,分类变量可以转换为哑变量再处理,等级变量可以按连续变量或哑变量处理。

第二节　计数资料的统计方法选择

- **R×C 表**:包括四格表和列联表,是计数资料中最常见的一种表格类型。
- **因果联系**:其目的在于探讨自变量和因变量之间的因果关系,因变量又称为结果变量,通常为二分类变量、多分类变量和等级变量,本书只讲最常用的二分类变量;自变量又称解释变量,可以有多个自变量,自变量可以为连续变量、等级变量和分类变量,其分析方法称为 Logistic 回归分析。

一、R×C 表

四格表资料统计分析

资料类型	统计方法
一般四格表	卡方检验、Fisher 确切概率法
配对四格表	麦克尼马尔(McNeman)检验、Kappa 检验

列联表的统计分析方法

变量的统计性质及其专业属性	列联表分类	可选用的统计方法
X、Y 皆为分类变量且属性不同	双向无序表	卡方检验、Fisher 确切概率法
X 为分类变量,Y 为有序变量	单向有序表	秩和检验、Ridit 分析、有序变量的 Logistic 回归
X、Y 皆为有序变量且属性不同	双向有序表	关心组间差别,按单向有序的列联表处理; 关心是否相关,用斯皮尔曼(Spearman)秩相关或典型相关分析; 关心是否存在直线变化,用线性趋势检验分析
X、Y 皆为有序变量且属性相同	双向有序表	一致性检验(即 Kappa 检验)

注:几乎所有列联表资料都可以用对数线性模型或 Logistic 回归模型来分析。

列联表的类别判断较难理解,以下的 4 个例子可以进行对比。

例 1　双向无序列联表

研究问题:两种血型划分是否独立,即 ABO 血型与 MN 血型类别的构成比有无差别。

某地 6094 人按两种血型划分的结果(人)

ABO 血型	MN 血型			
	M	N	MN	合计
O	431	490	902	1823
A	388	410	800	1598
B	495	587	950	2032
AB	137	179	325	641
合计	1451	1666	2977	6094

例 2　单向有序列联表

研究问题:A、B、C 三种药物的疗效有无差别。

A、B、C 三种药物疗效的观察结果（人）

疗效	药 物			
	A	B	C	合计
治愈	15	4	1	20
显效	49	9	15	73
好转	31	50	45	126
无效	5	22	24	51
合计	100	85	85	270

例3 双向有序且属性不同的列联表

研究问题1：三个年龄组的晶状体混浊程度是否相同。

研究问题2：年龄与晶状体混浊程度是否相关。

研究问题3：随着年龄的增加，晶状体混浊程度是否呈现某种变化趋势。

眼晶状体混浊度与年龄的关系（眼）

晶状体混浊程度	年 龄			
	20～29 岁	30～49 岁	≥50 岁	合计
+	215	131	148	494
++	67	101	128	296
+++	44	63	132	239
合计	326	295	408	1029

例4 双向有序且属性相同的列联表

研究问题：两种测量方法的一致性到底有多大。

两种检查室壁收缩运动的方法的符合情况（人）

对比法测定结果	核素法测定结果			
	正常	减弱	异常	合计
正常	58	2	3	63
减弱	1	42	7	50
异常	8	9	17	34
合计	67	53	27	147

二、因果联系

本书只探讨了二分类 Logistic 回归分析，如果需要进行多分类 Logistic 回归分析或等级

Logistic 回归分析,请参阅相关书籍。条件 Logistic 回归分析和非条件 Logistic 回归分析中,因变量(结果变量)均为二分类变量,自变量(解释变量)有多个变量,可以为连续变量、等级变量和分类变量。统计软件只能处理连续变量,分类变量可以转换为哑变量再处理,等级变量可以按连续变量或哑变量处理。

- **非条件 Logistic 回归**:适用于病例组和对照组采用非匹配设计的情况。
- **条件 Logistic 回归**:适用于为病例组的每个研究对象匹配一个具有同样特征的未患病者,作为该病例的对照,又称 1:1 配对设计,该设计能提高研究效能。

第三节　生存资料的统计方法选择

生存数据是一类特殊的数据,其数据类型(能做什么)和研究目的(想做什么)都是固定的,是一个货真价实的"二合一"产品。生存数据同时考虑了结局以及达到终点所需要的时间,并且能够处理失访的研究对象(又称截尾值),这是生存分析最大的特点。按照研究目的和资料的不同又可分为以下三类。

- **生存描述**:采用寿命表法,适用于分段统计的资料,即将整个观察时间划分成很多小的时间段,然后统计各时间段内发生终点事件(如死亡)和失访的数量。
- **成组设计**:采用 Kaplan – Meier 法,资料为各研究对象出现终点事件的具体时间或者发生失访的具体时间,其研究目的为比较两组或多组研究对象的生存曲线,一般需要同时绘制生存曲线图。
- **因果联系**:采用 Cox 回归,其因变量(结果变量)为观察时间以及到达该观察时间时终点事件是否发生(如死亡或失访),而自变量(解释变量)可有多个变量,可以为连续变量、等级变量和分类变量。统计软件只能处理连续变量,分类变量可以转变为哑变量处理,等级变量可以按连续变量或哑变量处理。

第四节　诊断试验资料的统计方法选择

诊断试验是指对疾病进行诊断和鉴别诊断的试验方法,按照其目的一般可分为以下两类。

- **准确度检验**:即常见的 ROC 曲线,其资料要求为连续变量或等级变量,经过金标准判断后,计算其灵敏度和特异度等指标,可以探讨两种诊断试验方法的效果。
- **一致性检验**:即绘制 Bland-Altman 图,其资料要求两种检测方法的检测结果为连续变量,用图表示两种检测方法的一致性。

两个容易迷惑的问题

Q：为什么本书没有讲解统计描述部分？

A：一般而言，在科研资料分析中，很少出现单纯的统计描述，而是统计描述和统计推断同时进行，先对资料进行描述，然后对资料进行推断。SPSS统计分析结果同时也包含了统计描述和统计推断，所以本书没有单独列出统计描述部分，各种数据的统计描述在相应的统计分析部分给出。

Q：多重线性回归、Logistic 回归和 Cox 回归之间是否存在某种联系？

A：三者均属于回归分析，其目的在于探讨多个自变量（解释变量）对因变量（结果变量）的影响。其联系见下表。

回归分析类型	因变量（结果变量）	自变量（解释变量）
多重线性回归	连续变量	存在多个变量，可以为连续变量、等级变量和分类变量，分类变量转换为哑变量进行处理，等级变量按连续变量或哑变量进行处理
Logistic 回归	二分类变量、多分类变量或等级变量	
Cox 回归	时间变量和二分类变量	

第三章

数据文件的建立

　　建立数据文件,将研究中获得的数据转变为 SPSS 统计软件可分析的".sav"格式数据库,这是统计分析的第一步。本章分别介绍了用 SPSS 和 EpiData 3.1 软件建立数据文件的方法,少量简单的数据用 SPSS,大量复杂的数据用 EpiData。以后章节的每个统计方法示例,均会详细介绍如何用 SPSS 建立数据文件,通过这样手把手地帮助,一切都变得简单了。

第一节　用 SPSS 建立数据文件

一、SPSS 软件中数据录入的两个窗口

打开 SPSS 软件,出现 SPSS 主窗口,主窗口又分为变量视图窗口和数据视图窗口。

1. 变量视图窗口

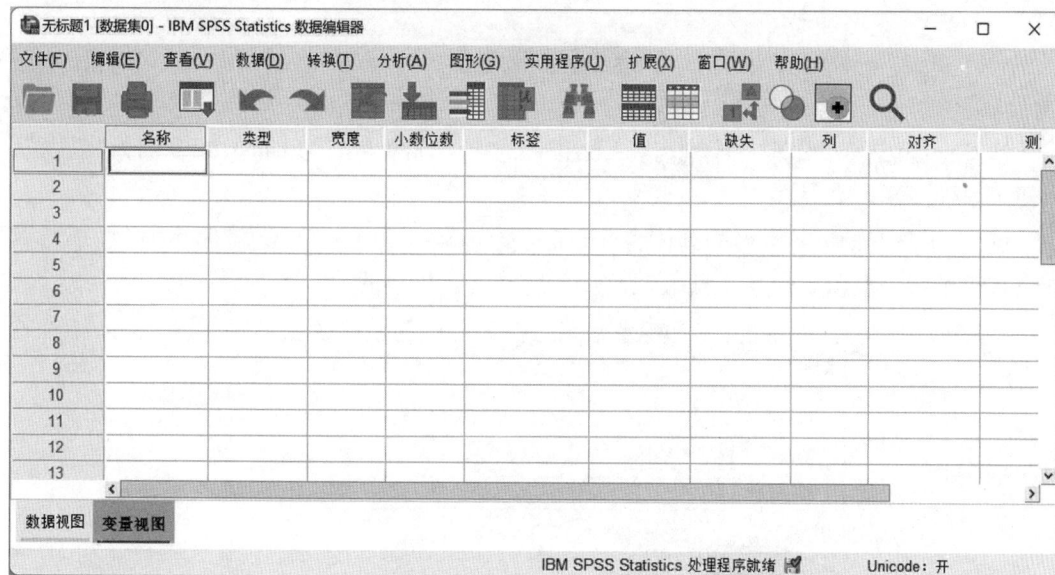

　　数据录入的第一步是建立变量,并对其进行设定,这一切均在变量视图窗口进行操作,其常用选项包括名称、类型、标签、值,这几项中名称和类型为变量的基本属性,而标签和值让结果显示更直观,下面分别介绍。

　　名称:即变量名,这项属性在变量设定中最为重要,是变量的唯一识别号,相当于变量的

身份证。可采用英文字母和数字,亦可使用中文,但习惯于采用英文字母标示,如"年龄"变量名为 age。

类型:变量类型有数字、逗号、点、科学计数法、日期、美元、定制货币和字符串这样几项,常用的为数字、字符串和日期这三项,默认为数字。如果原始数据为中文字符如"甲、乙、丙"等,或"+、++、+++",则需将类型设为字符串。日期类型一般在进行生存分析时采用,实际上,SPSS 中日期型变量存贮的是该时间与 1582 年 10 月 14 日零点相差的秒数,如 1582 年 10 月 15 日存储的是 $60 \times 60 \times 24 = 86\,400$。需要注意的是,SPSS 中日期型变量输入格式有 dd - mmm - yyyy、dd - mmm - yy、mm/dd/yyyy、mm/dd/yy 等多种表示形式,需要选择与原始表格最相近的格式,以减少录入错误。

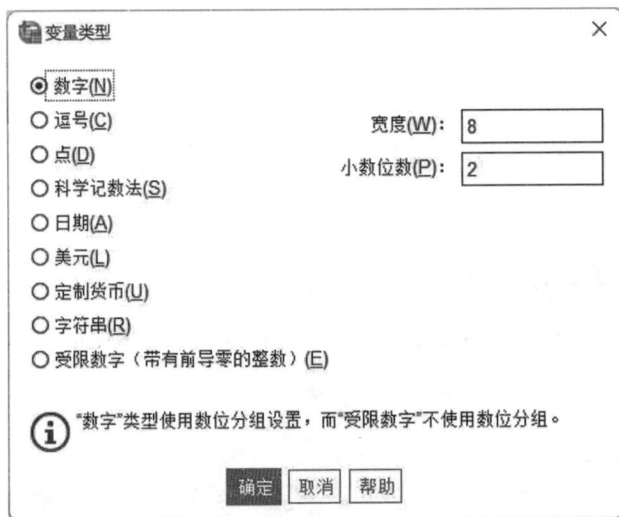

标签:也就是给变量取一个别名,一般用中文表示,如变量名为 name,标签则为"姓名",以便于识别。

值:表示该变量下各水平的具体含义,如变量"sex",类型为"数值",标签为"性别",其变量有两个水平 1 和 2,其中 1 代表"男",2 代表"女",见下图。

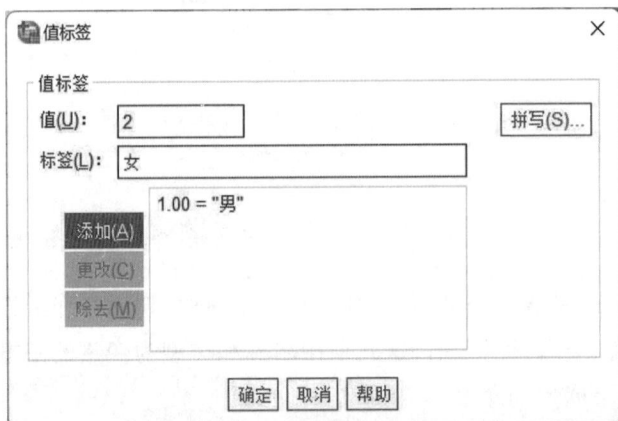

2. 数据视图窗口

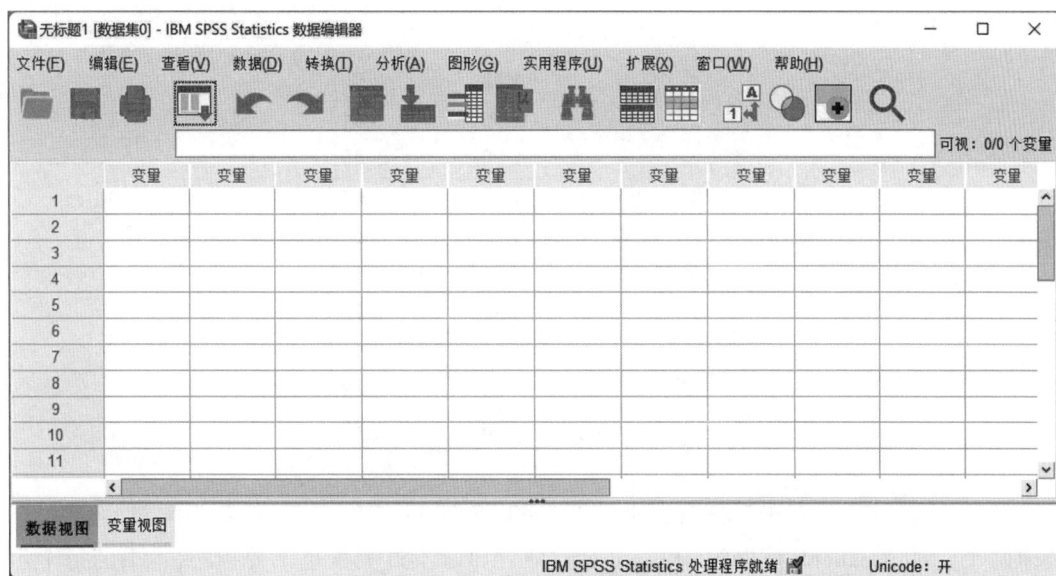

在变量视图窗口设定好了变量后,就可以在数据视图窗口输入数据,纵向为变量,横向观察,如设置了变量"id""sex""age",第一条观察可能为"1,1,35",横向数据与纵向数据联合起来形成二维数据表格。

二、计量资料的数据文件建立

示例

分别测得 5 例老年慢性支气管炎患者及 5 例正常人的尿类固醇排出量(mg/dL)如下,试比较两组均数有无差别。

| 患者 | 2.90 | 5.41 | 5.48 | 4.60 | 4.03 |
| 健康人 | 5.18 | 8.79 | 3.14 | 6.46 | 3.72 |

方法

1. 分解出变量和观察

对于数据,需要首先分解出变量与观察,这个步骤就把很多同学给难倒了,本例中可分解出两个变量:组别 group[包括患者(病人)组和健康(正常)人组],还有尿类固醇排出量 x。

2. 变量视图窗口设定变量

	名称	类型	宽度	小数位数	标签	值
1	group	数字	8	2	组别	{.00, 健康人}...
2	x	数字	8	2	尿类固醇排出量	无

名称: group ;**类型:** 数字 ;**标签:** 组别;**值:**0 = "正常人",1 = "病人"。

名称: x;**类型:** 数字;**标签:** 尿类固醇排出量。

3. 数据视图窗口输入数值

	group	x
1	1.00	2.90
2	1.00	5.41
3	1.00	5.48
4	1.00	4.60
5	1.00	4.03
6	.00	5.18
7	.00	8.79
8	.00	3.14
9	.00	6.46
10	.00	3.72

注意:不同的统计方法对数据表中的变量和观察有不同的要求,如若为配对 t 检验,则要求两个变量为 patient(病例组)和 control(对照组)。不过大家也不要担心,本书的每个示例都给出了详细的数据录入步骤,大家只需要"照猫画虎"即可。

三、计数资料的数据文件建立

示例

用两种药物治疗慢性咽炎,其具体治疗效果见下表。

两种药物治疗慢性咽炎的疗效资料(人)

药物(drug)	疗效(effect)		合计
	有效(effect = 1)	无效(effect = 0)	
A(drug = 1)	1	2	3
B(drug = 2)	4	3	7
合计	5	5	10

(一)方法1

1. Step 1:分解出变量和观察

四格表是计数资料中最常见的数据形式,也是 R × C 表的基本格式,一般将其分解为治疗分组(drug)、疗效分组(effect)、权重变量(weight)。

2. Step 2:变量视图窗口设定变量

	名称	类型	宽度	小数位数	标签	值
1	drug	数字	8	0	药物	{1, A药物}...
2	effect	数字	8	0	疗效	{0, 无效}...
3	weight	数字	8	0	权重	无

名称:drug;**类型**：数字；　**标签**：药物；**值**:1 = "A 药物",2 = "B 药物"。

名称:effect；**类型**：数字；**标签**：疗效；**值**:0 = "无效",1 = "有效"。

名称:weight；**类型**：数字；**标签**：权重。

3. 数据视图窗口输入数值

	drug	effect	weight
1	1	1	1
2	1	0	2
3	2	1	4
4	2	0	3

(二)方法 2

1. Step 1:分解出变量和观察

四格表是计数资料中最常见的数据形式,也是 R×C 表的基本格式,有些原始的记录只有两个变量治疗分组(drug)、疗效分组(effect),没有权重变量(weight)这个值。

2. Step 2:变量视图窗口设定变量

	名称	类型	宽度	小数位数	标签	值
1	drug	数字	8	0	药物	{1, A药物}...
2	effect	数字	8	0	疗效	{0, 无效}...

名称：drug;**类型**：数字;**标签**：药物;**值**:1 = "A 药物",2 = "B 药物"。

名称：effect;**类型**：数字;**标签**：疗效;**值**:0 = "无效",1 = "有效"。

3. Step 3:数据视图窗口输入数值

	drug	effect
1	1	1
2	1	0
3	1	0
4	2	1
5	2	1
6	2	1
7	2	1
8	2	0
9	2	0
10	2	0

(三)两种建立数据库方法的区别

- 从输入角度讲,方法 1 更简单,也比较常见。
- 从使用角度讲,在分析之前,方法 1 必须指定权重变量,即需要如下操作。

数据（D）— 加权个案（W）
频率变量（F）：权重 weight

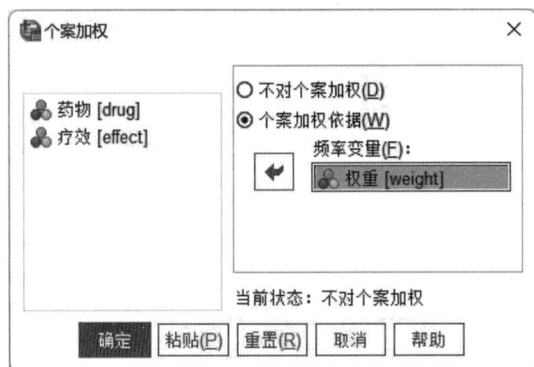

第二节　EpiData 数据录入

　　用 SPSS 软件可以建立简单的数据文件以进行数据分析处理，但是如果原始资料收集时，数据多而复杂，如流行病学调查数据，则可以采用 EpiData 作为数据录入工具。本章以 EpiData 3.1 为介绍对象，通过一个简单的示例帮助大家掌握 EpiData 的使用方法。

　　下面是一个纸质的调查问卷，调查员通过询问，将原始数据记录在调查问卷上，然后通过 Epidata 3.1 将问卷内容转化为电子数据库。

EpiData 调查问卷示例

1. 姓名
2. 年龄 ___ 岁
3. 性别：男　女
4. 您现在是否患有糖尿病？
    ①是　②否（跳转至第7题）
5. 您现在所选择的降糖方案为以下哪一种？
    ①只服用降糖药　②只注射胰岛素　③口服降糖药+注射胰岛素
6. 您现在是否患有高血压？
    ①是　②否

一、数据录入

1. Step 1：建立 QES 文件

　　单击"1 打开文件"，出现下拉菜单，选择"建立新 QES 文件"，下方的灰色区域和工具栏均由灰色转变为激活状态。

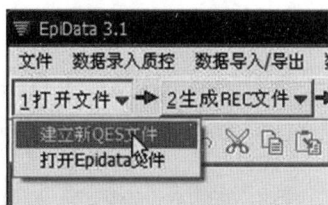

这样就可以根据调查表的内容,在空白区域内定义数据,编辑 QES 文件。完成后如下。编写 QES 文件时要注意,QES 文件的内容应尽量与调查表保持一致,以便减少录入错误。

编写 QES 文件时,每一个变量都由以下三部分信息组成。

● **变量名**:变量名一定要以英文字母开头,如实例中的 n1、n2 等。如果一个问题里有多个小问题,可再细分为 n1a、n1b……

● **变量标记**:可用中文形式解释该变量。

● **变量值**:为需要录入的数据区域。根据变量的字段类型不同,变量值的定义方式也会相应变化。

➢ **文本类型**,用"_____"定义;一个汉字占两个字符,一个英文字母占一个字符;

➢ **数字类型**,用"#"定义,一个#代表一个数字,如可能取值为个位数,则将变量定义为#,如可能取值为保留一位小数的数字,如 12.3,则应将变量定义为##.#。

➢ **日期类型**,用" < yyyy/mm/dd > "定义,表示"年/月/日"。

注:如果是一道选择题,则在编写 QES 文件时,还会出现第四部分信息,即选项解释,选项解释主要用于解释对选项的赋值情况。

对于各变量的设定,需要点击快捷菜单栏中的字段编辑器 🖼,如文本变量的设定,点击"字段编辑器",弹出如下对话框:

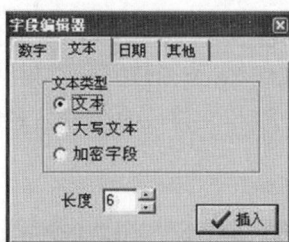

设定长度为 6 个字符,即 3 个汉字。其他变量依次进行设定,形成如下文件:

n1 姓名 _____

n2 年龄 ##岁

n3 性别 # 1=男 2=女

n4 是否糖尿病 # 1=是 2=不是

n5 降糖方案 # 1=只服降糖药 2=只注射胰岛素 3=降糖药+胰岛素

n6 是否高血压 # 1=是 2=不是

2. Step 2：生成 REC 文件

成功编写完 QES 文件后，可如下图单击"2 生成 REC 文件"，也可以在下拉菜单中选择"数据格式预览"，确认数据的内容无误、格式美观后，再点击"2 生成 REC 文件"下的"生成 REC 文件"。

软件会自动弹出一个对话框，提示先保存 QES 文件，按按钮"是"保存文件。

然后软件会弹出以下样式对话框，可以根据需要设定存放 REC 文件的位置，名称默认与 QES 文件一致，单击"确定"。

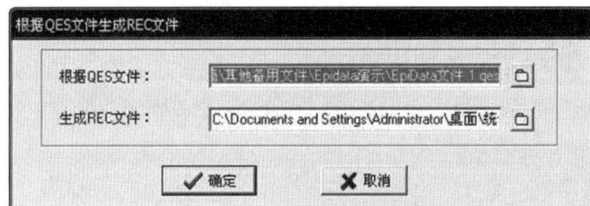

接着又会弹出一个提示进行文件标记的对话框，可根据实际情况酌情标记文件，也可以不标记，点"确定"后就会弹出提示 REC 文件已生成的信息，点击"确定"，就成功建立了关于该调查表的 REC 文件。

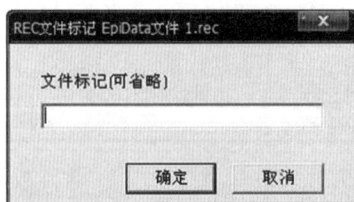

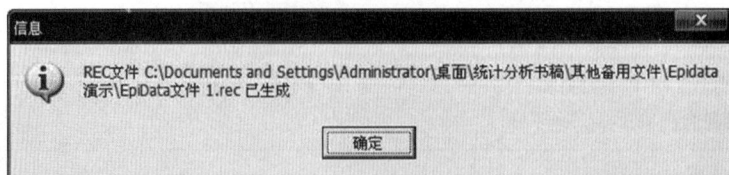

3. 建立 CHK 文件

单击"3 建立 CHK 文件",打开刚才生成的 REC 文件,则出现如下图所示界面。CHK 文件是录入质控文件,用于在录入数据的过程中进行质量控制,以保证数据录入的合法性和准确性。能够对输入的数据进行逻辑查错是 EpiData 作为专业数据录入软件的强大之处。

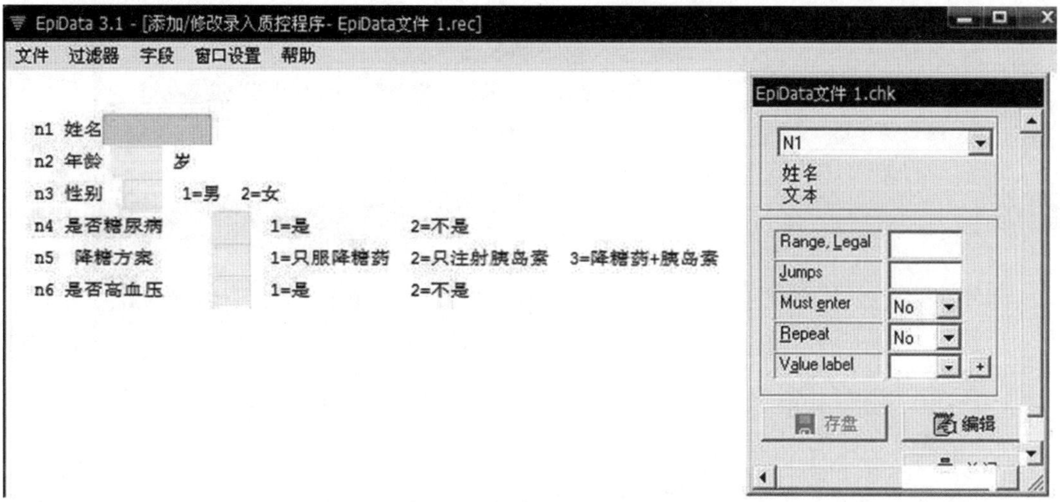

下面就对上图界面右侧对话框中的主要常用选项进行详细说明。

● 第一个**下拉菜单**是对不同变量进行设定,如图显示为 N1,设定完毕存盘后再选 N2 进行设定。

● Range,Legal:用来定义数据的合法范围。如 n3、n6 的合法范围为 1～2;n5 的合法范围为 1～3。

● Jumps:用来定义跳转问题的选项。如在 n4 选择"2＝不是"的情况下,则应自动跳过 n5,跳转至 n6。因此,在 n4 的 Jumps 项里输入"2＞n6"表示选择 2 就跳到 n6。

● Must enter:有"YES"和"NO"两个选项,选择"YES"则表示该题目必须录入,否则就有可能出现缺失值。

● Repeat:指重复出现上一条记录的值。例如,如果上一份问卷录入时 n3 选择的是"2＝女性",那么在录入下一份问卷时,系统会自动在 n3 问题的黄色框中出现 2,重复上一条记录的值。

● Value label:用来对有范围的变量定义其变量值的意义。该项与 Range,Legal 项意义相似,一般二者只用其一(常用 Range,Legal)。

将各个变量设置好后,点击"存盘",然后"关闭",这就建立了 CHK 文件,该文件可在后续的数据录入阶段对整个录入过程和录入的数据进行质量控制。

4. Step 4:数据录入

左键单击"4 数据录入",打开 REC 文件,即可进行数据录入。每一条记录输完后,会自动弹出"是否将记录存盘?"的对话框(如下图),单击"是",记录就可自动保存并进入下一条记录。

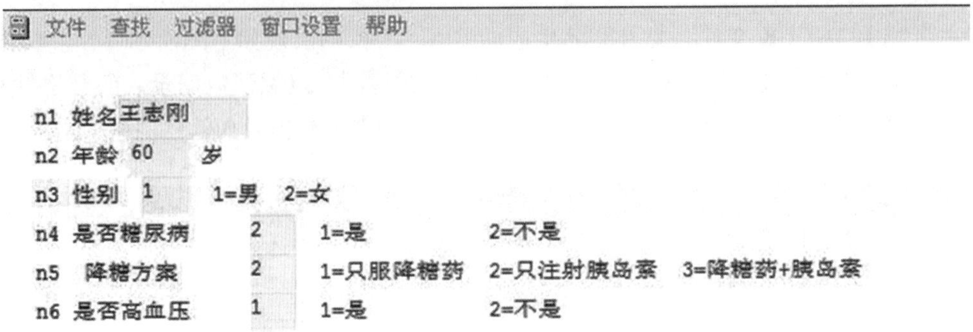

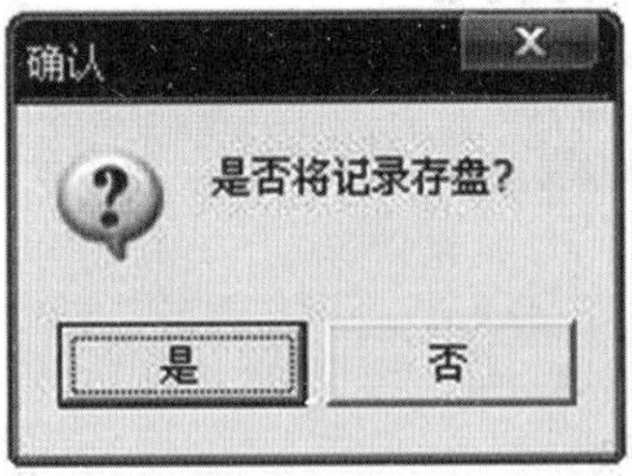

数据双录入是指两个人独立对同一份数据资料进行录入,然后对两个人的录入结果进行差异比对并纠错,以保证数据的准确性和可靠性。双录入的具体操作是先将建立好的数据库备份到另外一个盘或电脑中,然后双人录入。数据录入完成后,在数据处理阶段,利用"一致性检验"进行差异比对,然后对照源数据,修改不同的数据即可。

5. Step 5:数据处理

单击"5 数据处理"出现下拉菜单。

- **显示 REC 文件结构:**点击后会显示该 REC 文件的大小、最近版本、字段数、记录数、是否使用质控程序,以及在 REC 文件中的字段(编号、名、变量标记、字段类型、宽度、录入质控)等信息。

- **数据一览表:**可查看已经录入的数据的情况。

- **一致性检验:**双录入数据后,在比较两次录入结果的差异情况时使用。

6. Step 6:数据导出

数据录入完成后,需将数据导出,以便采用统计软件进行分析。数据导出时,EpiData 提供多种软件支持,可将数据导出为 TXT、DBF、Stata、Excel、SPSS、SAS 类型的文件,也可将其导出为另一 REC 文件。数据导出后,就可采用相应软件对其进行分析处理。下面介绍如何导出成 Excel 文件。

在"6 数据导出"的下拉菜单中,选"导出为 XLS 文件(Excel 文件)",然后系统会自动跳出对话框,让你选择 REC 文件,接着可对 REC 文件中导出的内容进行选择,如下图所示,但一般不用选择,只需要注意导出的位置,以利于查找。

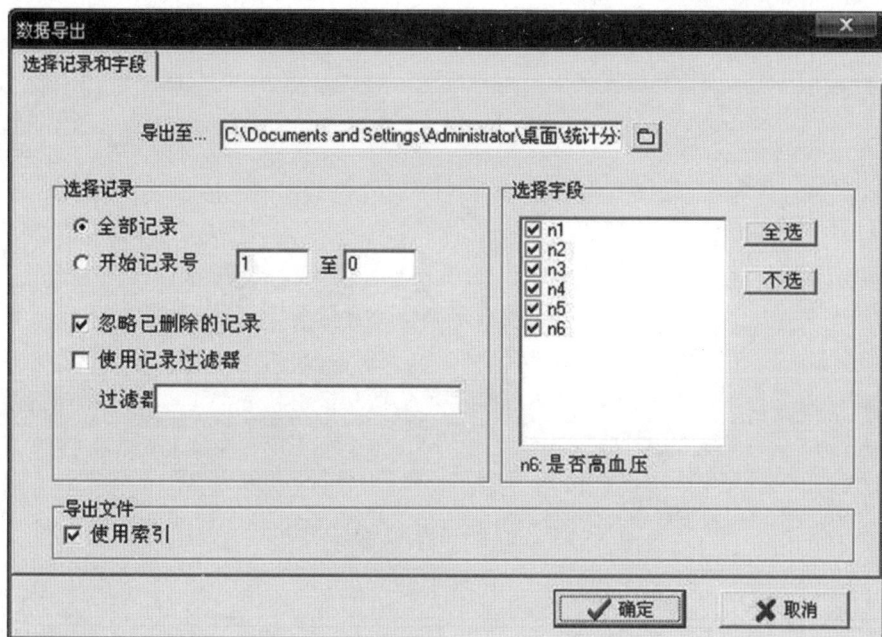

二、注意事项

6个步骤并非都是必需的,step 3 建立的 CHK 文件为质量控制设置,step 5 数据处理是为了进行双录入检测,因此这两步可以省略。

第二篇

统计分析
（SPSS 27 中文版）

t 检验

《隋唐演义》里的程咬金只有三板斧,而我们很多科研工作者面对数据却只有两板斧:t 检验和卡方检验。这说明我们的统计知识普及还任重道远,同时也说明了这两种方法的重要性。在本章闪亮登场的就是大名鼎鼎的 t 检验。

t 检验是最简单的假设检验(hypothesis testing)方法,也是统计学中里程碑式的一个杰作。t 检验最早是由 W. S. Gosset 在 1908 年以笔名"Student"发表的一篇关于 t 分布的论文中提出的,开创了小样本计量资料进行统计推断的先河。

t 检验的适用条件如下。

- 随机样本,即数据的独立性。
- 来自正态分布的总体,即各样本所代表的总体呈正态分布。
- 各样本所代表的总体方差相等。

SPSS 主要在分析下拉菜单中的"比较平均值"项时进行 t 检验,所包含的具体统计过程如下(软件界面菜单)。

- 平均值:该过程实际上更倾向于对样本进行描述,它可以对需要比较的各组进行统计描述,进行检验前的预分析。
- 单样本 T 检验:进行样本均数与已知总体均数的比较。
- 独立样本 T 检验:进行两样本均数的比较,即通常所说的两组资料 t 检验。
- 成对样本 T 检验:进行配对资料的均数比较,即配对 t 检验。
- 单因素 ANOVA 检验:进行多组样本均数的比较,即成组设计的方差分析。

第一节　单样本 t 检验

一、方法原理

单样本 t 检验是研究样本均数与总体均数是否相等的方法,可以构成如下假设检验。

$H_0:\mu=\mu_0$,样本均数与假定总体均数的差异完全由抽样误差造成。

$H_1:\mu\neq\mu_0$,样本均数与假定总体均数的差异除了由抽样误差造成,确实也反映了实际的总体均数与假定的总体均数间的差异。

如果 H_0 成立,即样本均数与总体均数的差异仅反映抽样误差,则这种差异一般不会太大,即|t|值不会太大,如果|t|值很大,超过了事先规定的界值,则有理由怀疑 H_0 的成立。

二、分析示例

10 例男性硅沉着病患者的血红蛋白含量（g/dL）如下，已知男性健康成人的血红蛋白正常值为 14.02 g/dL，问：硅沉着病患者的血红蛋白含量是否不同于健康人的？

病例号	1	2	3	4	5	6	7	8	9	10
血红蛋白含量(g/dL)	11.3	15.0	15.0	13.5	12.8	10.0	11.0	12.0	13.0	14.0

三、研究假设

H_0：所有硅沉着病患者的血红蛋白含量均数 = 14.02g/dL。

H_1：所有硅沉着病患者的血红蛋白含量均数 ≠ 14.02g/dL。

$\alpha = 0.05$

四、数据录入

1. 变量视图

名称： x；**标签：** 血红蛋白。

	名称	类型	宽度	小数位数	标签	值
1	x	数字	8	1	血红蛋白	无

2. 数据视图

	x
1	11.3
2	15.0
3	15.0
4	13.5
5	12.8
6	10.0
7	11.0
8	12.0
9	13.0
10	14.0

五、操作流程

分析 — 比较平均值 — 单样本T检验

检验变量（T）：血红蛋白［x］

检验值（V）：键入 14.02

确定

　　下图是单样本 t 检验的主对话框,非常简单,将变量血红蛋白[x]选入检验变量(T),检验值(V)中填入需要比较的总体均数 14.02,其余设为默认值即可。

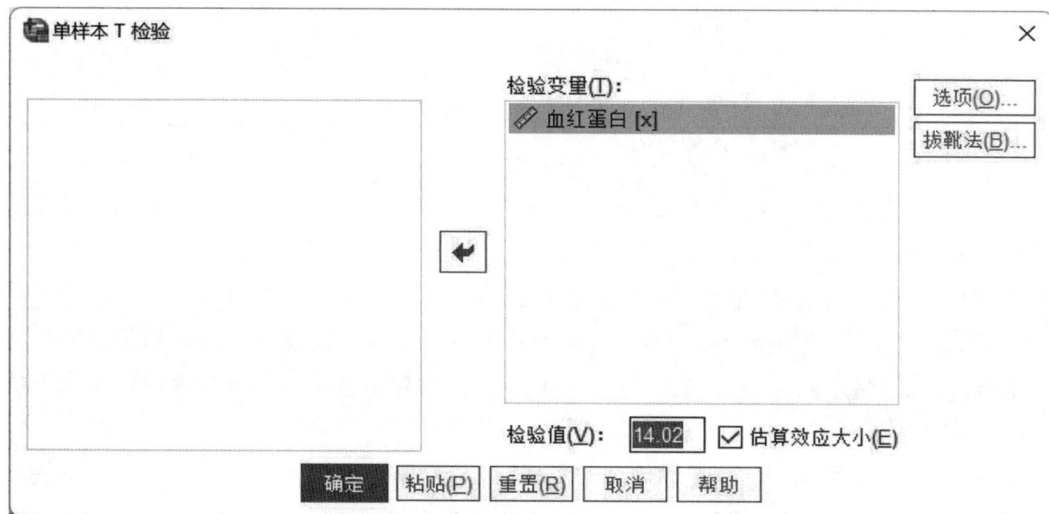

六、结果解释

<table>
<tr><th colspan="5">单样本统计</th></tr>
<tr><th></th><th>个案数</th><th>平均数值</th><th>标准差</th><th>标准误差平均值</th></tr>
<tr><td>血红蛋白</td><td>10</td><td>12.76</td><td>1.6892</td><td>.5342</td></tr>
</table>

　　正态分布的连续变量一般采用均数和标准差相结合的方式进行描述,本例为 12.763 ± 1.6892。

　　此处应注意标准差和标准误的区别与联系。

　　1. 区别

　　● 含义不同:标准差描述了观察值之间变异度的大小,标准差越大则观察值越分散,标准差越小则观察值越集中,均数代表性越强。标准误描述了样本均数之间变异度的大小。标准误越大,样本均数与总体均数间的差异越大,抽样误差越大。

　　● 用途不同:标准差表示观察值变异度大小,标准误反映抽样误差大小。

　　2. 联系

　　● 两者均是变异度指标,样本均数的标准差即标准误,两者成正比。

　　注意:进行统计描述时,一般采用均数和标准差相结合的形式,但是由于标准差在数值上大于标准误,如本例的标准差为 1.6892,而标准误则为 0.5342。有人偷梁换柱,用均数和标准误相结合的形式描述资料,这种做法欠妥。

单样本 t 检验

	检验值 = 14.02					
	t	自由度	显著性（双侧）	平均值差值	差值的95%置信区间	
					下限	上限
血红蛋白	−2.353	9	.043	−1.256 9	−2.465	−.048

上表为单样本 t 检验表,从左到右依次为 t 值(t)、自由度(df)、显著性(双侧)、均数差值(Mean Difference)、差值的95%置信区间(95% confidence interval of the difference)。

综合上述两表中的结果数据,则统计描述 $\bar{x} \pm s = 12.763 \pm 1.6892$,统计推断 $t = -2.353$,$P < 0.01$,因此拒绝 H_0,接受 H_1,认为硅沉着病患者的血红蛋白含量与健康成年男子的血红蛋白含量不同,结合具体的均值,可认为硅沉着病患者的血红蛋白含量低于健康成年男子的12.8g/dL。

$P < 0.01$,代表样本均数与总体均数有差异,但是差异的大小就得结合效应大小来表示(如下表),对于单样本 t 检验,Cohen d 值为均值(与标准值)的差异与标准差的比例,即 $-1.2569/1.6892 = -0.744$。Cohen d 值的发明人 Jacob Cohen 曾经提出过一条经验准则,把 d 值为0.2、0.5和0.8的效应分别称为小、中、大效应,此处绝对值为0.744,代表差异为中等。当然了,这只是粗略划分,没有考虑不同学科之间的差异,因此只能作为参考。

单样本效应大小

		标准化量[a]	点估算	95% 置信区间	
				下限	上限
血红蛋白	Cohen d	1.689 2	−.744	−1.435	−.022
	Hedges 修正	1.848 4	−.680	−1.311	−.020

注:[a],估算效应大小时使用的分母;Cohen d,使用样本标准差;Hedges,修正使用样本标准差,加上修正因子。

七、注意事项

单样本 t 检验是一个非常稳健的统计方法,只要数据分布不呈强烈的偏态分布,也没有明显的极端值,其分析结果都是稳定的。

第二节　配对 t 检验

一、方法原理

配对 t 检验是单样本 t 检验的扩展,其原理为将配对设计的差值均数与总体均数0进行比较,常见的配对设计见于以下4种情况:①同一受试对象处理前后的数据;②同一受试对象两个不同部位的数据;③同一样品用两种方法(仪器等)检验的结果;④配对的两个受试对象分别接受两种处理。其目的在于推断两种处理(方法等)的结果有无差别。

二、分析示例

某地区随机抽取 12 名贫血儿童的家庭,实行健康教育干预 3 个月,干预前后儿童的血红蛋白(%)测量结果如下表所示,试问:干预前后该地区贫血儿童血红蛋白(%)平均水平有无变化?

干预前血红蛋白(%)	36	46	53	57	65	60	42	45	25	55	51	59
干预后血红蛋白(%)	45	64	66	57	70	55	70	45	50	80	60	60

三、研究假设

H_0:干预前后血红蛋白差值的总体均数为 0,即该干预对血红蛋白测量值的改变无影响。

H_1:干预前后血红蛋白差值的总体均数不为 0,即该干预对血红蛋白测量值的改变有影响。

$\alpha = 0.05$

四、数据录入

1. 变量视图

名称:id;标签:序号。

名称:x1;标签:干预前。

名称:x2;标签:干预后。

	名称	类型	宽度	小数位数	标签	值
1	id	数字	8	0	序号	无
2	x1	数字	8	0	干预前	无
3	x2	数字	8	0	干预后	无

2. 数据视图

	id	x1	x2
1	1	36	45
2	2	46	64
3	3	53	66
4	4	57	57
5	5	65	70
6	6	60	55
7	7	42	70
8	8	45	45
9	9	25	50
10	10	55	80
11	11	51	60
12	12	59	60

五、操作流程

分析—比较平均值 — 配对样本 T 检验

成对变量（V）： 干预前 x1 干预后 x2

确定

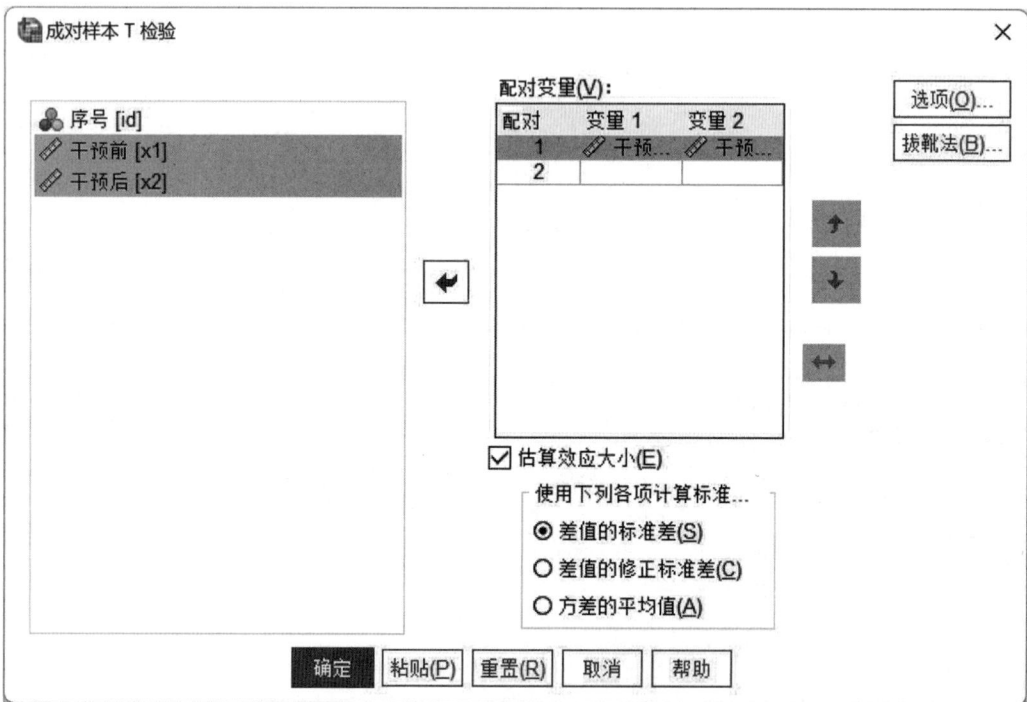

注:软件版本界面"成对""配对"表述不一致。以下同。

这是成对样本 t 检验的主对话框,虽然成对样本 t 检验的过程实际上和单样本 t 检验的过程一致(等价于已知总体均数为 0 的情况),但成对样本 t 检验适用的数据输入格式与单样本 t 检验的不同,因此仍有存在价值。主对话框非常简单,只需将配对的两个变量选入即可(按住计算机键盘上的 Ctrl 键同时选上 x1 和 x2 两个变量即可)。

六、结果解释

配对样本统计

		均数	个案数	标准差	标准误差平均值
配对 1	干预前	49.50	12	11.334	3.272
	干预后	60.17	12	10.599	3.060

注:干预前后两组的统计描述,干预前 $\bar{x} \pm s = 49.5 \pm 11.33$, 干预后 $\bar{x} \pm s = 60.2 \pm 10.60$ 。

配对样本相关性

		个案数	相关性	显著性
配对 1	干预前 & 干预后	12	.482	.112

此处给出了成对变量间的相关性分析，即皮尔逊相关系数，但此处意义不大。

配对样本检验

		配对差值							
		平均值	标准差	标准误差平均值	差值 的 95% 置信区间		t	df	显著性（双侧）
					下限	上限			
配对 1	干预前 – 干预后	–10.667	11.179	3.227	–17.769	–3.564	–3.305	11	.007

该表是对 x1（干预前） – x2（干预后）形成的新变量进行单样本 t 检验，其假设检验为差值是否为 0，其差值的均值为 – 10.667，标准差为 11.179，差值的 95% 置信区间为（ – 17.769， – 3.564），t = – 3.305，P = 0.007 < 0.01，故可以认为健康教育前后，该地区儿童的血红蛋白含量（%）有变化，且血红蛋白含量（%）有所增加。

P < 0.01，代表样本差值均数与 0 比较有差异，但是差异大小就得结合效应大小来表示（如下表）。对于配对样本 t 检验，Cohen d 值就是样本差值均数与样本差值标准差的比例，即 – 10.667/11.179 = – 0.954。Cohen d 值的发明人 Jacob Cohen 曾提出过一条经验准则，把 d 值为 0.2、0.5 和 0.8 的效应分别称小、中、大效应，此处绝对值为 0.954，这代表差异较大。当然了，这是粗略划分，没有考虑不同学科之间的差异，因此只能作为一种参考。

配对样本效应大小

		标准化量[a]	点估算	95% 置信区间	
				下限	上限
配对 1	干预前 – 干预后	Cohen d	11.179	– .954	– 1.629	– .250
		Hedges 修正	11.579	– .921	– 1.573	– .242

注：a，估算效应大小时使用的分母；Cohen d，使用平均值差值样本标准差；Hedges 修正，使用平均值差值样本标准差，加上修正因子。

七、注意事项

本设计属于一个有缺陷的科研设计，因为治疗前后的血红蛋白改变还受时间因素影响，重新设计研究方案时可以增设同期对照，如安慰剂对照，来排除时间因素的影响，但统计方法也应随之发生改变。

第三节　成组 t 检验

一、方法原理

有时无法将受试对象逐个配对,可将受试对象随机分成两组,每组接受不同处理,检验两组均数,以达到比较的目的。成组 t 检验可以构成如下假设检验:

$H_0 : \mu_1 = \mu_2$,两个样本均数的差异完全由抽样误差造成,两个总体均数相同。

$H_1 : \mu_1 \neq \mu_2$,两个样本均数的差异除由抽样误差造成外,两个总体均数确实存在差异。

由于 H_0 假设的是两样本来自同一总体,因此两样本 t 检验在推导过程中除了要求总体服从正态分布外,还要求两样本各自所在总体方差相同,如果这些应用条件不满足,情况较轻时可以采用校正 t 检验的结果,否则应使用变量转换使之满足条件,或采用非参数检验过程。

二、分析示例

某妇产医院的研究者欲探讨孕妇在孕期补充钙制剂对血清骨钙素(ng/mL)的影响,选取孕妇的年龄、基础骨钙素值接近,且孕周在 26 ~ 28 周的 30 名孕妇,随机分成两组,每组 15 人。试验组孕妇补充选定的某种钙制剂,对照组孕妇则采用传统膳食,在产后 40 ~ 50 天测定两组孕妇血清骨钙素的改变值,结果如下。

试验组	10.2	8.9	10.1	9.2	−0.8	10.6	6.5	11.2	9.3	8.0	10.7	9.5	12.7	14.4	11.9
对照组	5.0	6.7	−1.4	4.0	7.1	−0.6	2.8	4.3	3.7	5.8	4.6	6.0	4.1	5.1	4.7

三、研究假设

H_0 :两组产妇骨钙素改变值的总体均数相等。

H_1 :两组产妇骨钙素改变值的总体均数不相等。

$\alpha = 0.05$

四、数据录入

1. 变量视图

名称:group;标签:组别。

名称:x;标签:骨钙素改变值。

	名称	类型	宽度	小数位数	标签	值
1	group	数字	8	0	组别	无
2	x	数字	8	1	骨钙素改变值	无

2. 数据视图(部分)

	group	x
1	1	10.2
2	1	8.9
3	1	10.1
4	1	9.2
5	1	-.8
6	1	10.6
7	1	6.5
8	1	11.2
9	1	9.3
10	1	8.0
11	1	10.7
12	1	9.5
13	1	12.7

五、操作流程

分析 — 比较均值 — 独立样本 T 检验

检验变量(T):骨钙素改变值[x]

分组变量(G):group(??)

　选中变量 group：定义组(D)

　使用指定的值(U):组 1:键入 1| 组 2:键入 2 — 继续

确定

下图是独立样本 t 检验的主对话框,也非常简单明了,检验变量(T)为骨钙素改变值 x,分组变量(G)为 group,不过分组变量需要按定义组(D)进行进一步定义,见下图。

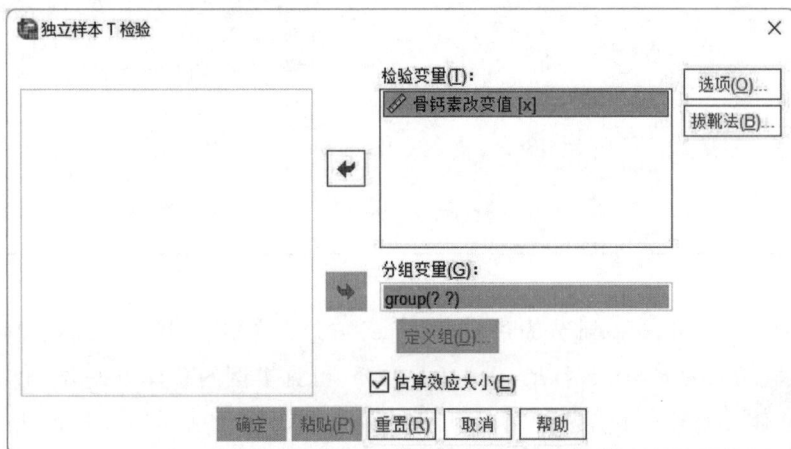

下图是定义组的对话框,本例中明确了两组的具体赋值1和2,只需要填入即可。如果分组变量赋值不明确,需要按照某个取值的分界线来进行比较,可以采用切割点(cut point)来指定。在此指定分界值,系统会将记录自动分成小于分界值和大于等于分界值的两组来进行比较。

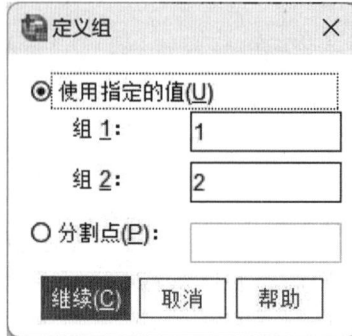

六、结果解释

组统计

	组别	个案数	平均值	标准差	标准误差平均值
骨钙素改变值	1	15	9.493	3.4250	.8843
	2	15	4.127	2.3741	.6130

本表给出了两组统计量的统计描述,试验组(group = 1)$\bar{x} \pm s = 9.493 \pm 3.425$,对照组(group = 2)$\bar{x} \pm s = 4.127 \pm 2.3741$。

独立样本检验

		莱文方差等同性检验		平均值等同性 t 检验					差值95%置信区间	
		F	显著性	t	df	显著性（双侧）	平均值差值	标准误差差值	下限	上限
骨钙素改变值	假定等方差	.374	.546	4.988	28	.000	5.3667	1.0760	3.1626	7.5708
	不假定等方差			4.988	24.930	.000	5.3667	1.0760	3.1503	7.5831

该表分为两大部分,第一部分为莱文(Levene)方差齐性检验,用于判断两总体方差是否齐,这里的检验结果为 $F = 0.374$,$P = 0.546 > 0.05$,可见本例两总体方差齐;第二部分则给出了两组在总体方差齐和不齐两种情况下的 t 检验结果,由于前面的方差齐性检验结果为方差齐,第二部分就选用方差齐时的 t 检验结果,即上面一行 $t = 4.988$,$P < 0.01$。从而认为

两组产妇骨钙素改变值的总体均数有差异,且孕期补钙者骨钙素改变值更大。

$P < 0.01$,代表两样本代表的总体的均数间有差异,但是差异大小就得结合效应大小来表示(如下表),对于成组样本 t 检验,Cohen d 值就是样本均数差值与两样本合并标准差的比例,即 $5.3667/2.9468 = 1.821$。Cohen d 值的发明人 Jacob Cohen 曾经提出过一条经验准则,把 d 值为 0.2、0.5 和 0.8 的效应分别称为小、中、大效应,此处为 1.821,表示两样本代表的总体的平均值差异大。当然,这只是粗略划分,没有考虑不同学科之间的差异,因此这只能作为一种参考。

独立样本效应大小

		标准化量[a]	点估算	95% 置信区间	
				下限	上限
骨钙素改变值	Cohen d	2.9468	1.821	.951	2.669
	Hedges 修正	3.0288	1.772	.925	2.596
	Glass Delta	2.3741	2.260	1.148	3.338

注:a,估算效应大小时使用的分母;Cohen d,使用汇聚标准差;Hedges 修正,使用汇聚标准差,加上修正因子;Glass Delta,使用控制组的样本标准差。

七、注意事项

成组 t 检验要求数据来源于方差相同的正态总体,正态性要求分组考虑,而非合并考察,t 检验对数据分布的正态性有一定的耐受能力,如果数据分布只是稍微偏离正态,结果仍然稳健,但如果数据分布严重偏离正态,则均数不能很好地代表数据的集中趋势,应考虑数据变换或非参数检验。

第五章

方差分析

一、基本思想

方差分析(analysis of variance,ANOVA)由英国著名统计学家 R. A. Fisher 提出,又称变异数分析或 F 检验,是一种以 F 值为统计量的计量资料的假设检验方法,它将总方差(严格来说是离均差平方和)分解成两个或多个部分方差,将总自由度分解成相应各部分自由度,以推断两组或多组的总体均数是否相等或者检验两个或多个样本均数间的差异是否有统计学意义。

二、基本概念

总变异(total variation):全部观察值或变量值大小不同,这种变异称为总变异。

组间变异(variation between groups):指各个处理组样本均数不同,且与总体均数也不同,组间变异产生的原因包括处理因素和随机误差(含个体差异和测量误差)。

组内变异(variation within groups):处理组内部观察值或变量值大小不同,这种变异称为组内变异,组内变异反映了部分随机误差。

处理因素导致的变异:出于不同研究目的,我们需要对不同的试验组施加不同影响,如采用不同的治疗方法,从而使各组的均数间出现差异,这是我们希望看到的变异。

随机误差:又称偶然误差,指测量结果与同一待测量的大量重复测量的平均结果之差。在临床试验中,多由试验对象的个体差异和测量误差等造成。这是我们不希望看到的变异,但又是不可避免的变异。

三、基本概念之间的关系

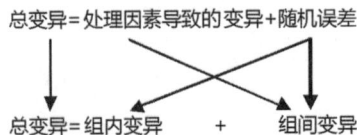

总变异=处理因素导致的变异+随机误差

总变异=组内变异 + 组间变异

我们需要了解的是处理因素导致的变异和随机误差,但是我们能够测量的却是组内变异和组间变异,因此我们计算 F 值:

$$F=组间变异/组内变异$$

● 如果处理因素导致的变异存在,则 F 值比 1 大得多。

● 如果处理因素导致的变异不存在,则理论上 $F=1$,即组间变异和组内变异均只包括随机误差。但实际上,F 值不是正好等于 1 的,而是在 1 的周围波动,但不会是负数。

四、SPSS 方差分析模块

SPSS 主要在分析下拉菜单项中的一般线性模型(general linear model,GLM)中实现,其包含的具体统计过程如下。

1. 单变量(univariate)　当因变量只有一个时,采用单变量方差分析,通常完全随机设计的方差分析、随机区组设计的方差分析、析因设计的方差分析均采用此项,堪称方差分析中的"大哥大"。

2. 多变量(multivariate)　当因变量不止一个时,采用多变量方差分析。

3. 重复度量(repeated measures)　很多试验会对同一受试对象进行多次观察,这样得到的数据称为重复数据,对于这种重复数据,需要采用重复度量的方差分析,但大家面对这种数据时经常误用单变量方差分析或多变量方差分析,其结果是不准确的。

4. 方差成分(variance components)　用于针对层次数据拟合方差成分模型,它是普通线性模型向随机效应的进一步扩展,是一种可以考察各个层次因素的变异大小,从而为哪些层次上存在组内聚集性、如何可能减少数据变异提供信息的统计方法,也就是多水平模型的最原始形式。

但本章将完全随机设计资料的方差分析采用"比较均值"项中的单因素 ANOVA 过程进行计算,当然也可采用"一般线性模型"项中的单变量过程来计算。

第一节　完全随机设计资料的方差分析

一、方法原理

完全随机设计(completely randomized design)是将同质的受试对象随机分配到各处理组,再观察其试验效应。各组样本含量可相等,也可不等。完全随机设计中常见的统计学检验为单因素方差分析(one - way ANOVA),解决一个因素(factor)之下多个不同水平(level)之间的关系问题,可视为独立样本 t 检验的扩展,因为独立样本 t 检验是分析一个因素下两个水平之间的关系。从 SPSS 运算模块将单因素方差分析与独立样本 t 检验同归于"比较均值"模块也可看出。

二、分析示例

为研究钙离子对体重的影响,某研究者将 36 只肥胖模型大白鼠随机分为 3 组,每组 12 只,分别给予正常剂量钙(0.5%)、中剂量钙(1.0%)和高剂量钙(1.5%),喂养 9 周,测其喂养前后体重差值。问:3 组大白鼠不同喂养方式下的体重改变是否不同?

三种喂养方式下喂养前后大白鼠体重的差值

正常剂量钙(0.5%)	中剂量钙(1.0%)	高剂量钙(1.5%)
332.96	253.21	232.55
297.64	235.87	217.71
312.57	269.30	216.15
295.47	258.90	220.72
284.25	254.39	219.46
307.97	200.87	247.47
292.12	227.79	280.75
244.61	237.05	196.01
261.46	216.85	208.24
286.46	238.03	198.41
322.49	238.19	240.35
282.42	243.49	219.56

三、研究假设

H_0:不同喂养方式下 3 组大白鼠体重改变的总体平均水平相等。

H_1:不同喂养方式下 3 组大白鼠体重改变的总体平均水平不全相等。

$\alpha = 0.05$

四、数据录入

1. 变量视图

名称：group;标签：喂养组别。

名称：x; 　标签:体重差值。

	名称	类型	宽度	小数位数	标签	值
1	group	数字	8	0	喂养组别	无
2	x	数字	8	2	体重差值	无

2. 数据视图(部分)

	group	x
1	1	332.96
2	1	297.64
3	1	312.57
4	1	295.47
5	1	284.25
6	1	307.97
7	1	292.12
8	1	244.61
9	1	261.46
10	1	286.46
11	1	322.49
12	1	282.42
13	2	253.21

五、操作流程

```
分析 — 比较均值 — 单因素 ANOVA 检验
因变量列表(E):体重差值[x]
因子(F):喂养组别[group]
事后比较(H):☑LSD  ☑S－N－K—继续
选项(O):☑描述  ☑方差齐性检验—继续
确定
```

下图是单因素方差分析的主对话框,其形式与独立样本 t 检验类似,我们将因变量体重差值 x 选入因变量列表(E)中,再将分组变量喂养组别[group]选入因子(F)中。

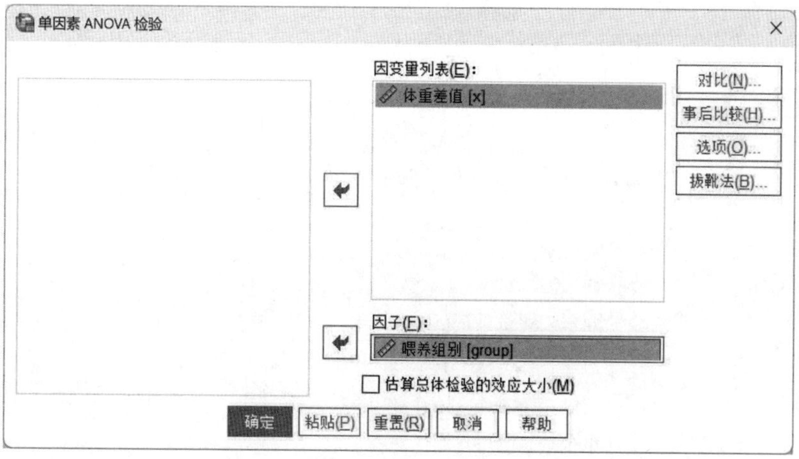

如果总体上有差别,即代表 3 种喂养方式下大白鼠体重改变的总体平均水平不全相等呢?那么到底是哪些组的体重改变的总体平均水平不相等,我们采用两两比较从而得出结论,两两比较的方法很多(参见下图),其选择依赖于研究设计和数据类型,有以下几点参考意见。

● 验证性研究,即在设计阶段就将根据研究目的或专业知识而设计好的某些均数进行两两比较的研究,常用最小二乘法(LSD 法)或邦弗伦尼(Bonferroni)法。

● 探索性研究,即在研究阶段未计划进行多重比较,在做方差分析时得到有统计意义的 F 值后,再进行两两比较的研究。进行多个试验组与一个对照组的比较时,应用邓尼特(Dunnett)法;进行任意两组比较且两组样本量相同时,应用图基(Tukey)法或 SNK 法;若进行任意两组比较但两组的样本量不同时,应用雪费(Scheffe)法,但此法比较保守,即可能总的方差差异有意义;但找不出有差异的是哪两组样本。

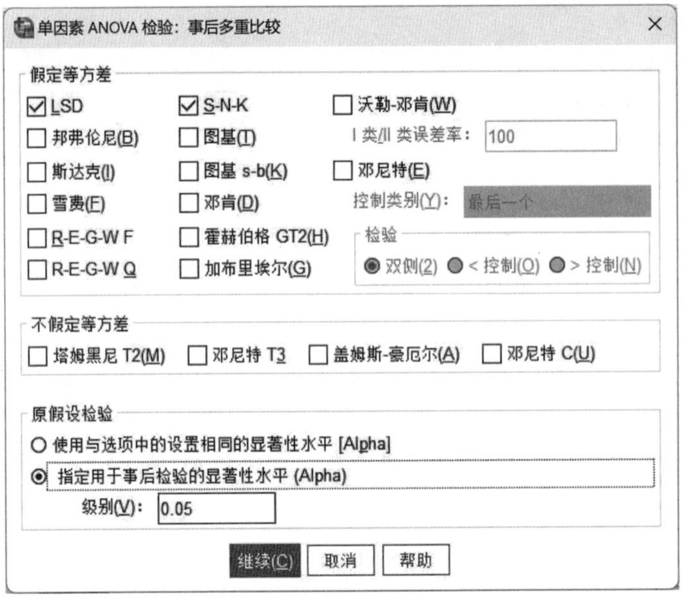

下图界面中描述(D)主要给出几组数据的均数和标准差。

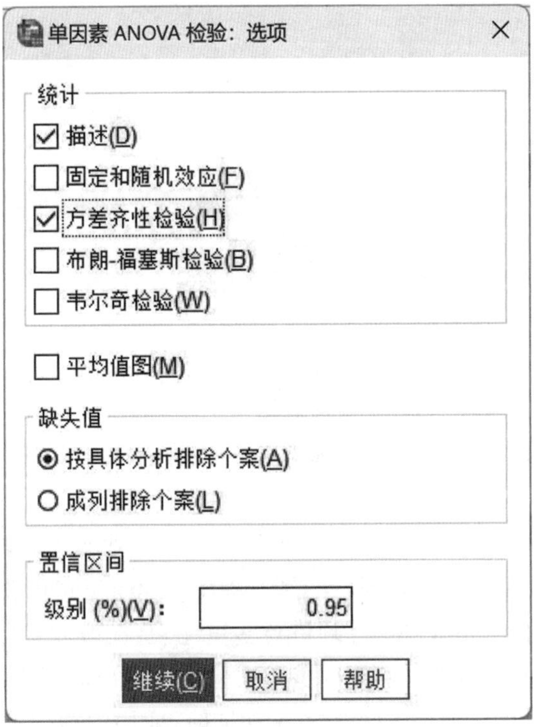

六、结果解释

(1)各组数据的统计描述,正常剂量钙组(group = 1)$\bar{x} \pm s = 293.4 \pm 24.62$;中剂量钙组(group = 2)$\bar{x} \pm s = 239.5 \pm 18.72$;高剂量钙组(group = 3)$\bar{x} \pm s = 224.8 \pm 23.24$。

描述体重差值

	N	平均值	标准差	标准误差	平均值的95%置信区间		最小值	最大值
					下限	上限		
1	12	293.3683	24.62068	7.10738	277.7251	309.0116	244.61	332.96
2	12	239.4950	18.72159	5.40446	227.5999	251.3901	200.87	269.30
3	12	224.7817	23.24461	6.71014	210.0127	239.5506	196.01	280.75
总计	36	252.5483	36.93959	6.15660	240.0498	265.0469	196.01	332.96

（2）方差齐性检验结果，莱文统计量为 0.319，$P = 0.729 > 0.05$，因此可认为各样本所在总体的方差齐。

方差齐性检验

体重差值	莱文统计量	自由度1	自由度2	显著性
基于平均值	.319	2	33	.729
基于中位数	.284	2	33	.755
基于中位数并具有调整后自由度	.284	2	30.822	.755
基于剪除后平均值	.283	2	33	.756

（3）这是最重要的一个统计结果。下表给出了单因素方差分析的结果，即各组总体上是否有差异，表中 $F = 31.355$、$P < 0.01$，因此可认为3种喂养方式下大白鼠体重改变不全相同。其中"不全相同"，即各组中只要任意两组出现差异，则可认为总体有差异。

ANOVA 体重差值

	平方和	自由度	均方	F	显著性
组间	31291.796	2	15645.898	31.355	.000
组内	16466.867	33	498.996		
总计	47758.663	35			

（4）如果总体有差异，那么若大家仍关心各组之间的情况，就需要进行两两比较，也称为"事后多重比较（Post Hoc）"，下面给出两种常见的两两比较方法——LSD法和SNK法的结果，大家在实际操作时选用其中一种即可。

多重比较(LSD 法)

因变量:体重差值

(I) 喂养组别	(J) 喂养组别	平均值差值 (I – J)	标准误差	显著性	95%的置信区间 下限	95%的置信区间 上限
1	2	53.87333*	9.11954	.000	35.3195	72.4272
	3	68.58667*	9.11954	.000	50.0328	87.1405
2	1	– 53.87333*	9.11954	.000	– 72.4272	– 35.3195
	3	14.71333	9.11954	.116	– 3.8405	33.2672
3	1	– 68.58667*	9.11954	.000	– 87.1405	– 50.0328
	2	– 14.71333	9.11954	.116	– 33.2672	3.8405

注:*,平均值差值的显著性水平为 0.05。

最小二乘法的两两比较结果比较清楚,3 组两两比较结果如下。

正常剂量钙组(group =1)和中剂量钙组(group =2)比较:均数差值为 53.873 33,$P < 0.01$。

正常剂量钙组(group =1)和高剂量钙组(group =3)比较:均数差值为 68.586 67,$P < 0.01$。

中剂量钙组(group =2)和高剂量钙组(group =3)比较:均数差值为 14.713 33,$P = 0.116 > 0.05$。

体重差值

	喂养组别	N	Alpha 的子集 = 0.05 — 1	Alpha 的子集 = 0.05 — 2
S – N – K[a]	3	12	224.7817	
	2	12	239.4950	
	1	12		293.3683
显著性			.116	1.000

注:将显示齐性子集中各个组的平均值。

[a],将使用调和平均值,样本量 =12000。

这是 SNK 法的两两比较结果,该表格比较令人费解,简单来说,该表在纵向将各组均数按从小到大进行排列,高剂量钙组(group =3)均数为 224.7817,最小,居于第 1 行;而正常剂量钙组(group =1)均数为 293.3683,最大,居于第 3 行。而横向则被分成若干亚组,不同亚组间均数比较的 P 值小于 0.05,而同一亚组间的各组均数比较的 P 值大于 0.05,可见 SNK 法无法获知准确 P 值,只能知道两组比较的 P 值是否大于 0.05。本例中亚组 1 包括了高剂量钙组(group =3)和中剂量钙组(group =2),两者比较的 P 值大于 0.05;而正常剂量钙组(group =1)位于亚组 2,亚组 1 和亚组 2 比较的 P 值小于 0.05,因此正常剂量钙组(group =

1）和中剂量钙组（group = 2）比较，$P < 0.05$，正常剂量钙组（group = 1）和高剂量钙组（group = 3）比较，$P < 0.05$。

七、注意事项

以下将着重谈谈方差分析的适用条件。

- 独立性：准确表述为研究对象来自所研究因素各水平之下的随机抽样（independence），这个条件要求最为严格，因为独立性被违反，则方差分析的误差项变得不固定，不能简单地以组内变异作为误差项。独立性的考察一般可以通过分析研究设计及其数据收集方法来完成，最常见的违反独立性的设计为对同一观察对象在多个时间点进行观察，此时可用重复测量的方差分析。

- 正态性：准确表述为每个水平下的因变量应当服从正态分布（normal distribution），需要注意的是，正态性和方差齐性的检验是针对所有单元格（单元格指的是各研究因素与各水平每个的交叉、组合）而言，并非就整体而言。单因素方差分析是指各组数据均符合正态分布。Box 和 Anderson 等的研究表明，正态性得不到满足时，方差分析的结论并不会受到太大影响，即方差分析对正态性的要求是稳健的（robust）。

- 方差齐性：方差齐性也是针对所有单元格，在各组样本量相差不太大时，方差轻微不齐仅会对方差分析结论有少许影响，一般而言，只要最大方差与最小方差之比小于3，则表明分析结果稳定。

☞ 在方差分析中，各组样本量均衡会为分析计算提供极大便利，也在一定程度上弥补了不满足正态性或方差齐性对检验效能所产生的影响，这一点在多因素分析时尤为明显。因此，在试验设计时应当注意各组样本量均衡性的问题。当然，很多均衡性试验设计在执行过程中也会产生不均衡数据。

第二节 随机区组设计资料的方差分析

一、方法原理

随机区组设计（randomized block design）又称配伍组设计，它通常将受试对象按性质（如动物的性别、体重，患者的病情、性别、年龄等非实验因素）相同或相近组成 b 个区组，每个区组中的 k 个受试对象随机分配到 k 个处理组。区组选择原则为区组间差别越大越好，组内差别越小越好。随机区组设计将受试对象分组后，进一步控制了个体差异，因此其检验效能高于完全随机设计的方差分析。

二、分析示例

为探索丹参对肢体缺血再灌注损伤的影响，将 30 只纯种新西兰实验用大白兔，按窝别分为 10 个区组，每个区组 3 只大白兔随机接受 3 种不同处理，即在松止血带前分别给予丹参 2 mL/kg、丹参 1 mL/kg、生理盐水 2 mL/kg，并分别测定松止血带前及松后 1 小时血中白蛋白含量（g/L）。计算出的血中白蛋白的减少量如下表所示，问：3 种处理的效果是否不同？

经 3 种方案处理后各组大白兔血中白蛋白减少量(g/L)

区组	丹参 2 mL/kg	丹参 1 mL/kg	生理盐水 2 mL/kg
1	2.21	2.91	4.25
2	2.32	2.64	4.56
3	3.15	3.67	4.33
4	1.86	3.29	3.89
5	2.56	2.45	3.78
6	1.98	2.74	4.62
7	2.37	3.15	4.71
8	2.88	3.44	3.56
9	3.05	2.61	3.77
10	3.42	2.86	4.23

三、研究假设

研究问题 1:3 组大白兔的血中白蛋白减少量是否相同?

研究问题 2:如果总体有差别,是哪些组之间出现了差别?

四、数据录入

1. 变量视图

名称:b;标签: 区组。

名称:k;标签: 处理。

名称:x; 标签: 血中蛋白质减少量。

	名称	类型	宽度	小数位数	标签	值
1	b	数字	8	0	区组	无
2	k	数字	8	0	处理	无
3	x	数字	8	2	蛋白质减少量	无

2. 数据视图(部分)

	b	k	x
1	1	1	2.21
2	2	1	2.32
3	3	1	3.15
4	4	1	1.86
5	5	1	2.56
6	6	1	1.98
7	7	1	2.37
8	8	1	2.88
9	9	1	3.05
10	10	1	3.42
11	1	2	2.91
12	2	2	2.64

五、操作流程

```
分析 — 一般线性模型 — 单变量
因变量(D):蛋白质减少量[x]
固定因子(F):处理[k]
随机因子(A):区组[b]
模型(M):构建项(C)
      类型(P):主效应
      模型(M)框:b、k — 继续
事后比较(H):下列各项的事后检验(P):k
          ☑ SNK — 继续
选项(O): ☑ 描述统计(D) — 继续
确定
```

1. 分析

因变量(D):选入需要分析的因变量(dependent variable),因变量通常指我们所关心的测量变量,如本例中的蛋白质减少量 x。

固定因子(F)和随机因子(A):两者指处理因素和区组因素,也就是通常所说的自变量。固定因子(fixed factor)指该因子在样本中所有可能的水平都出现了,无须进行外推,如本例3 种方案处理大白兔,有且只有 3 种方案,所以为固定因子。而随机因子(random factor)指该因子的所有可能的水平在样本中没有都出现,需要进行外推,如本例中按窝别分为 10 个区组,我们认为窝别不止 10 个,因此属于随机因子。可见固定因子和随机因子由试验设计决定,因此根据试验设计不同,同一因素可被视为固定因子,也可被视为随机因子。

2. 模型设置

这是方差分析模型设定部分,又可分为全模型(full model)和设定模型(specified model)。全模型包括所有自变量的主效应和交互作用,而设定模型则自由设定。在随机区组设计中需要自己设定模型,模型中只包括主效应,即不考虑区组因素和处理因素间的交互作用。

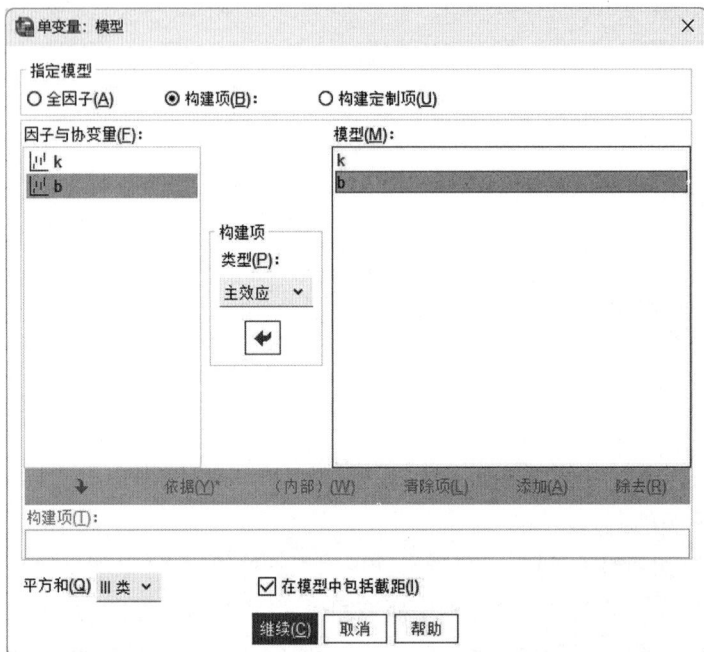

3. 两两比较

这是两两比较的选项界面,我们只需对处理因素之间是否存在差异感兴趣,因此在两两比较中选入因子 k,选用 SNK 法作为两两比较的统计方法。

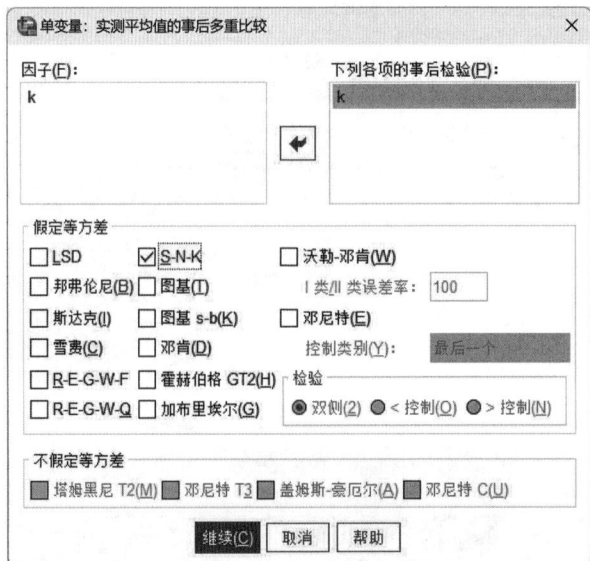

4. 选项

我们需要获得各个处理组的均数和标准差,故选择描述统计(D)。

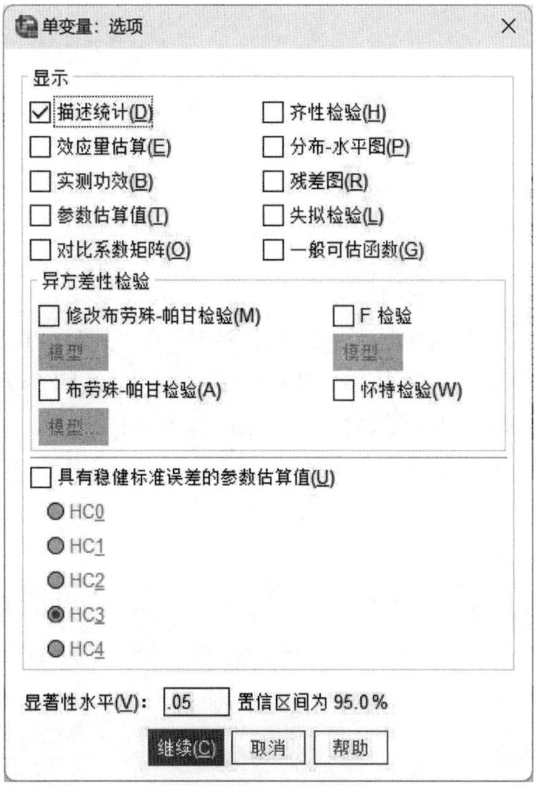

六、结果解释

(1)下表给出了处理因素和区组因素的水平和例数,如处理组的水平为 1(丹参 2 mL/kg)、2(丹参 1 mL/kg)、3(生理盐水),各水平的例数均为 10;而区组的水平从 1 到 10,各水平的例数均为 3。

主体间因子

		N
处理	1	10
	2	10
	3	10
区组	1	3
	2	3
	3	3
	4	3

			续表
			N
	5		3
	6		3
	7		3
	8		3
	9		3
	10		3

（2）下表给出了各种组合的均数和标准差,我们所关注的是处理因素各水平的均数和标准差,其具体数值:丹参为2mL/kg(k=1)时 $\bar{x} \pm s = 2.6 \pm 0.52$,丹参为 1 mL/kg(k=2)时 $\bar{x} \pm s = 3.0 \pm 0.40$,用生理盐水处理(k=3)时 $\bar{x} \pm s = 4.2 \pm 0.40$。

描述统计

因变量:蛋白质减少量

处理	区组	平均值	标准差	*N*
1	1	2.2100	.	1
	2	2.3200	.	1
	3	3.1500	.	1
	4	1.8600	.	1
	5	2.5600	.	1
	6	1.9800	.	1
	7	2.3700	.	1
	8	2.8800	.	1
	9	3.0500	.	1
	10	3.4200	.	1
	总计	2.5800	.52375	10
2	1	2.9100	.	1
	2	2.6400	.	1
	3	3.6700	.	1
	4	3.2900	.	1
	5	2.4500	.	1
	6	2.7400	.	1
	7	3.1500	.	1
	8	3.4400	.	1

处理	区组	平均值	标准差	N
	9	2.6100	.	1
	10	2.8600	.	1
	总计	2.9760	.39761	10
3	1	4.2500	.	1
	2	4.5600	.	1
	3	4.3300	.	1
	4	3.8900	.	1
	5	3.7800	.	1
	6	4.6200	.	1
	7	4.7100	.	1
	8	3.5600	.	1
	9	3.7700	.	1
	10	4.2300	.	1
	总计	4.1700	.40061	10
总计	1	3.1233	1.03660	3
	2	3.1733	1.21150	3
	3	3.7167	.59138	3
	4	3.0133	1.04290	3
	5	2.9300	.73817	3
	6	3.1133	1.35902	3
	7	3.4100	1.19147	3
	8	3.2933	.36295	3
	9	3.1433	.58561	3
	10	3.5033	.68879	3
	总计	3.2420	.81023	30

（3）下表是一个典型的方差分析结果表，处理因素（k）的方差分析结果 $F=32.636, P<0.01$，可认为三种不同处理的效果不同，即三个总体均数中至少有两个不同。至于三个总体均数中哪两个不同，则需要用多个均数间的两两比较来确定。区组因素（b）的方差分析结果 $F=0.824, P=0.602>0.05$，即不能认为 10 个区组的总体均数不同。

主体间效应检验

因变量:蛋白质减少量

源		III 类平方和	自由度	均方	F	显著性
截距	假设	315.317	1	315.317	1822.001	.000
	误差	1.558	9	.173[a]		
k	假设	13.702	2	6.851	32.636	.000
	误差	3.778	18	.210[b]		
b	假设	1.558	9	.173	.824	.602
	误差	3.778	18	.210[b]		

注:[a],MS(b);[b],MS(错误)。

(4)下表对主体间效应的检验做了进一步解释,但是这对我们来说,意义并不太大。

期望均方[a,b]

源	方差成分		
	Var(b)	变量(误差)	二次项
截距	3.000	1.000	截距、k
k	.000	1.000	k
b	3.000	1.000	
误差	.000	1.000	

注:[a],对于每个源,期望均方 = 单元格中的系数总和×方差成分 + "二次项"单元格中涉及效应的二次项。

[b],期望均方基于 III 类平方和。

(5)又出现了令人头疼的 SNK 法两两比较结果,该表在纵向将各组均数按从小到大进行排列,丹参 2 mL/kg(k = 1)组均数为 2.5800,最小,居于第 1 行;而生理盐水组(k = 3)均数为 4.1700,最大,居于第 3 行。而横向则被分成若干亚组,不同亚组间比较的 P 值小于 0.05,而同一亚组间的各组均数比较 P 值大于 0.05,可见 SNK 法无法获知准确的 P 值,只能知道两组比较的 P 值是否大于 0.05。本例中,亚组 1 包括了丹参 2 mL/kg(k = 1)和丹参 1 mL/kg(k = 2),因此两组比较的 P 值大于 0.05,而生理盐水组(k = 3)位于亚组 2,亚组 1 和亚组 2 比较的 P 值大于 0.05,因此丹参 2 mL/kg 组(k = 1)和生理盐水组(k = 3)比较,$P < 0.05$,丹参 1 mL/kg 组(k = 2)和生理盐水组(k = 3)比较,$P < 0.05$。

蛋白质减少量(SNK 法[a,b])

S－N－K[a,b]

处理	N	子集	
		1	2
1	10	2.5800	
2	10	2.9760	
3	10		4.1700
显著性		.069	1.000

注:将显示齐性的子集中各个组的平均值。基于实测平均值。误差项是均方(误差)＝0.210。

　[a],使用调和平均值,样本量＝10.000;[b] Alpha＝0.05。

七、注意事项

- 随机区组设计中并没有考察其正态性与方差齐性,是因为无法考察。
- 不管区组变量是否具有统计学意义,都应当保留在方程中。
- 作为区组变量,应当从设计上考虑与试验因素不存在交互作用,如果不能肯定是否存在交互作用,则应当采用析因设计、正交设计等更加复杂的统计模型。

第三节 析因设计资料的方差分析

一、方法原理

析因设计(factorial design)是将两个或多个试验因素的各水平进行全面组合,能够分析各试验因素的单独效应(simple effect)、主效应(main effect)和因素间的交互效应(interaction)。完全随机设计只考虑一个试验因素,而随机区组设计添加了一个区组因素,但是区组因素并不是感兴趣的试验因素,而且该设计假定区组因素和试验因素间不存在交互作用。析因设计则考察了多个试验因素,并且能够分析各因素间的交互作用,这是析因设计最大的优点。

二、分析示例

研究者欲研究煤焦油(因素 A)以及作用时间(因素 B)对细胞毒性的作用,煤焦油含量有 3 μg/mL(a_1)和 75 μg/mL(a_2)两个水平,作用时间分别为 6 小时(b_1)和 8 小时(b_2)。将统一制备的 16 盒已培养好的细胞随机分为 4 组,分别接受 A、B 不同组合情况下的四种处理(a_1b_1、a_1b_2、a_2b_1、a_2b_2),测得处理液的吸光度(%)结果如下。

四种不同处理情况下吸光度的值(%)

煤焦油(3 μg/mL)a_1		煤焦油(75 μg/mL)a_2	
时间(6 小时)b_1	时间(8 小时)b_2	时间(6 小时)b_1	时间(8 小时)b_2
0.163	0.127	0.124	0.101
0.199	0.168	0.151	0.192
0.184	0.152	0.127	0.079
0.198	0.150	0.101	0.086

三、研究假设

研究问题1:煤焦油含量为 3 μg/mL 和 75 μg/mL 时的吸光度的总体均数是否相等?

研究问题2:作用时间为 6 小时和 8 小时时吸光度的总体均数是否相等?

研究问题3:不同煤焦油含量对不同作用时间的吸光度测量值有无影响?

四、数据录入

1. 变量视图

名称:a;标签: 煤焦油;值: 1 = 3 μg/mL,2 = 75 μg/mL。

名称:b;标签: 时间;值: 1 = 6 小时,2 = 8 小时。

名称:x;标签: 吸光度。

	名称	类型	宽度	小数位数	标签	值
1	a	数字	8	0	煤焦油	{1, 3ug/ml}...
2	b	数字	8	0	时间	{1, 6小时}...
3	x	数字	8	3	吸光度	无

注意:此处对值赋予了标签,这样在结果中便将值用标签来区分,一目了然。但值赋标签只对输出产生影响,并不影响统计结果。

2. 数据视图

	a	b	x
1	1	1	.163
2	1	1	.199
3	1	1	.184
4	1	1	.198
5	1	2	.127
6	1	2	.168
7	1	2	.152
8	1	2	.150
9	2	1	.124
10	2	1	.151
11	2	1	.127
12	2	1	.101
13	2	2	.101
14	2	2	.192
15	2	2	.079
16	2	2	.086

五、操作流程

分析 — 一般线性模型 — 单变量
因变量(D):吸光度[x]
固定因子(F):煤焦油[a]、时间[b]
模型(M):全因子(A) — 继续
选项(O): 描述统计(D) — 继续
确定

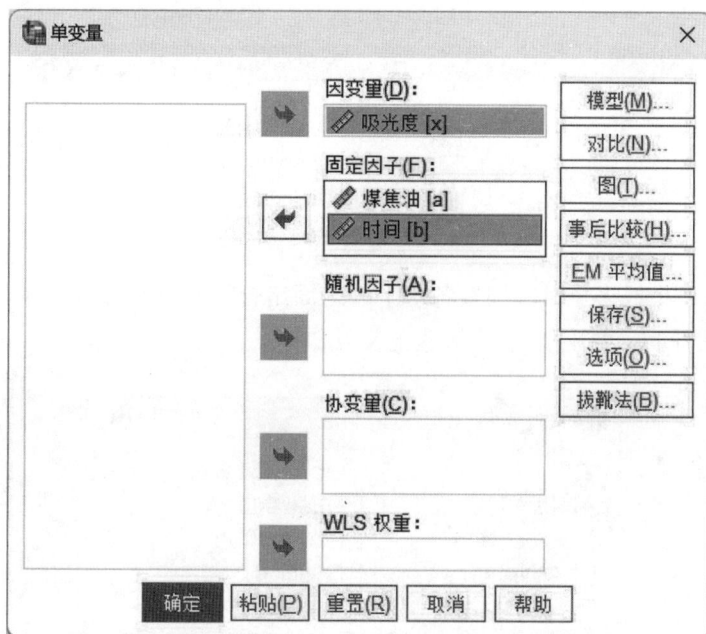

因变量(D):选入需要分析的因变量(Dependent Variable),因变量通常指我们所关心的测量变量,如本例中的吸光度[x]。

固定因子(F)和随机因子(A):即通常所说的自变量。固定因子(Fixed Factor)指该因子在样本中所有可能的水平都出现了,无须进行外推;而随机因子(Random Factor)指该因子的所有可能的水平在样本中没有都出现,需要进行外推,可见固定因子和随机因子是由试验设计决定的,可以根据试验设计的不同,将同一个变量视为固定因子或随机因子均可。本例中研究者关心的煤焦油含量和作用时间均无须外推,可视为固定因子。

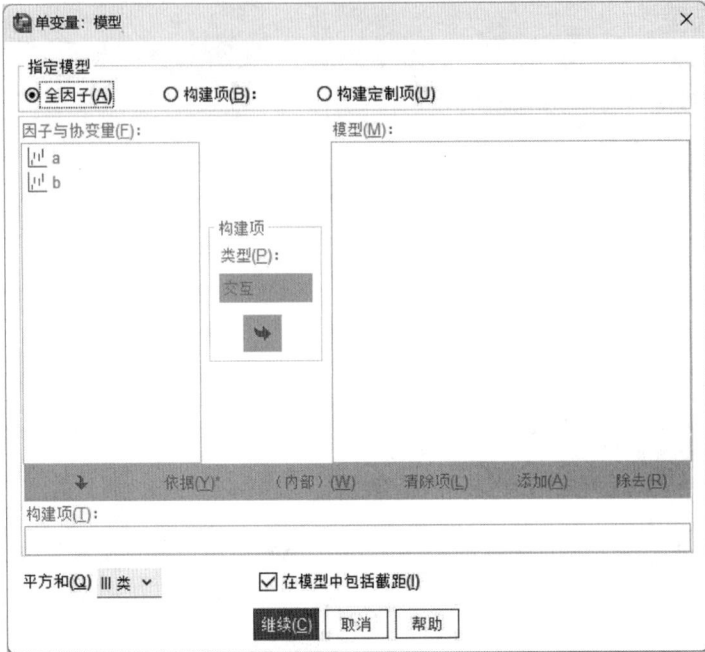

析因设计指两个或多个试验因素各水平的全面组合,即全因子模型,本例包括煤焦油 a(主效应)、作用时间 b(主效应)和两因素的交互作用。

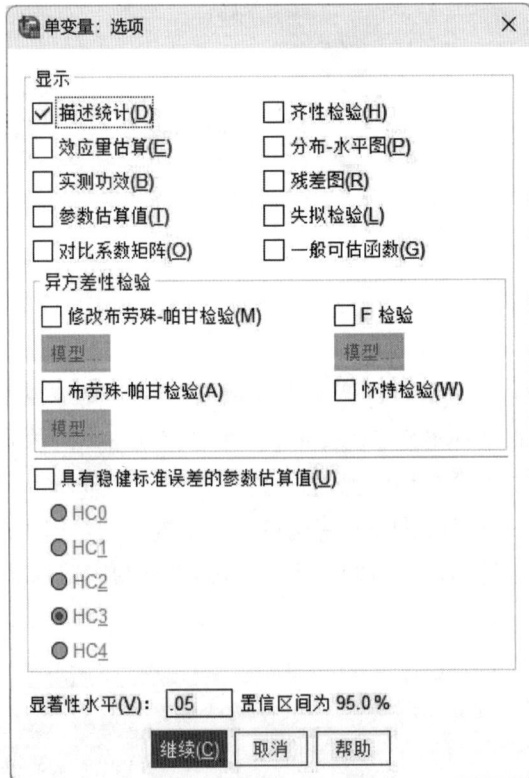

我们一般需要获知各组均数和标准差,因此选择描述统计(D)。

六、结果解释

主体间因子

		值标签	N
煤焦油	1	3 μg/mL	8
	2	75 μg/mL	8
时间	1	6 小时	8
	2	8 小时	8

上表给出了两处理因素的水平和例数,如煤焦油组的水平为 1(3 μg/mL)、2(75 μg/mL),各水平的例数均为8,而时间组的水平为1(6 小时)、2(8 小时),各水平的例数均为8。该表的出现是由于我们在变量视图窗口对值设定了标签,因此给出了值标签简表。

统计描述

因变量:吸光度

煤焦油	时间	均数	标准差	N
3 μg/mL	6 小时	.18600	.016793	4
	8 小时	.14925	.016879	4
	总计	.16763	.025077	8
75 μg/mL	6 小时	.12575	.020451	4
	8 小时	.11450	.052475	4
	总计	.12013	.037357	8
总计	6 小时	.15588	.036569	8
	8 小时	.13188	.040587	8
	总计	.14388	.039324	16

上表给出了各种组合的描述性统计量,即 3 μg/mL + 6 小时、3 μg/mL + 8 小时、75 μg/mL + 6 小时、75 μg/mL + 8 小时、3 μg/mL,75 μg/mL,6 小时,8 小时的所有数据的均数、标准差,共计 9 组,大家根据需要选取即可。

主体间效应检验

因变量:吸光度

源	Ⅲ类平方和	自由度	均方	F	显著性
修正模型	.012[a]	3	.004	4.272	.029
截距	.331	1	.331	354.335	.000
a	.009	1	.009	9.655	.009
b	.002	1	.002	2.465	.142
a * b	.001	1	.001	.696	.421
误差	.011	12	.001		
总计	.354	16			
修正后总计	.023	15			

注:[a],$R^2 = 0.516$(调整后 $R^2 = 0.396$)。

最重要的方差分析结果出来了,首先看煤焦油(a)和作用时间(b)的交互效应的 $F = 0.696$,$P = 0.421 > 0.05$,故尚不能认为两个因素间存在交互作用。接着看 a、b 两因素的主效应,煤焦油(a)中 $F = 9.655$,$P = 0.009 < 0.01$,认为煤焦油含量为 3 μg/mL 和 75 μg/mL 两组的总体均数不同,即煤焦油含量对吸光度有影响;而作用时间(b)中 $F = 2.465$,$P = 0.142 > 0.05$,可认为 6 小时作用时间和 8 小时作用时间两组的总体均数相同,即作用时间对吸光度无影响。

第四节　重复测量资料的方差分析

一、方法原理

重复测量资料(repeated measurement data)是对同一受试对象的同一观察指标在不同时间点上进行多次测量所得的资料,常用来分析观察指标在不同时间点上的变化。

重复测量资料与随机区组设计资料的区别如下。

- 重复测量资料中同一受试对象的数据具有相关性,即不具有独立性,而随机区组设计资料中同一区组内的数据不具有相关性,即具有独立性。

- 从试验设计来看,重复测量资料中的处理因素在区组(受试对象)间为随机分配,但区组内的各时间点往往是固定的,不能随机分配。随机区组设计资料中每个区组内的受试对象彼此独立,处理只在区组内随机分配,同一区组内的受试对象接受的处理各不相同。

二、分析示例

某研究者欲研究青光眼结膜成纤维细胞的增殖表达情况,在某医院随机抽取了 20 例青光眼患者和 24 例对照,取两组研究对象眼角膜细胞进行培养,分别在培养的第 3、7、14、21 天这四个时间点观察平均细胞数。

某研究者观察 20 例青光眼患者和 24 例对照的成纤维细胞数

分组	受试对象	细胞培养时间（天）			
		3	7	14	21
1	1	0.1917	1.6667	1.6500	0.7000
1	2	2.5938	2.8000	2.4000	3.8000
1	3	1.2000	4.3750	4.5250	0.2167
1	4	2.1792	1.9375	1.6688	0.6400
1	5	1.0000	1.4500	1.7750	0.4250
1	6	2.2000	4.7000	3.9667	1.7000
1	7	6.6167	5.5667	1.5625	2.5100
1	8	6.6000	4.4333	2.4125	1.6875
1	9	5.8000	4.6167	2.9875	5.9500
1	10	8.0500	7.1000	4.9500	5.0000
1	11	0.7250	2.1917	2.8000	1.7250
1	12	4.4375	6.4563	5.5250	6.9333
1	13	3.0625	7.1250	5.1000	0.9833
1	14	5.4708	4.4000	3.2500	2.2000
1	15	1.6000	0.8500	3.3750	1.8750
1	16	6.3500	8.8667	4.5000	5.9000
1	17	6.5500	6.5667	3.8375	5.0700
1	18	11.0500	4.7833	4.9750	2.8875
1	19	10.9333	7.7750	5.2875	9.2000
1	20	8.9000	11.2000	7.4000	8.9167
2	21	1.3375	0.9750	0.6125	0.0000
2	22	0.2188	0.0857	0.1000	0.0000
2	23	2.3000	2.0833	1.3833	1.7250
2	24	0.9333	0.4667	0.5250	0.4750
2	25	0.6000	0.4750	0.1375	0.0750
2	26	2.0000	0.6000	0.3800	0.3600
2	27	1.4167	0.5625	0.4000	0.3875
2	28	1.0500	0.9375	0.3300	0.2800
2	29	0.1833	0.1500	0.0500	0.0333
2	30	3.9500	1.9125	1.3500	1.0000
2	31	3.7750	3.7667	0.8667	1.5000

续表

分组	受试对象	细胞培养时间（天）			
		3	7	14	21
2	32	1.3333	2.0500	1.5333	0.4167
2	33	4.3000	3.1375	4.0000	0.3250
2	34	0.4563	0.2643	0.2286	0.1000
2	35	1.9333	3.8000	4.1500	3.2250
2	36	1.8167	0.6333	0.5250	0.5000
2	37	0.8500	1.1500	0.3250	0.5375
2	38	2.8500	3.3000	2.5700	1.1800
2	39	1.2167	0.6625	2.3750	1.3375
2	40	3.8500	3.3250	0.8600	3.3100
2	41	1.1000	1.6200	0.5500	0.2000
2	42	10.0500	4.1750	2.9000	2.9800
2	43	9.7750	7.7000	2.4833	3.1000
2	44	5.2000	3.9333	4.2167	1.7500

三、研究假设

研究问题1：两组眼角膜的培养细胞数的总体均数是否相等？

研究问题2：不同时间点观察到的细胞数的总体均数是否相等？

研究问题3：处理因素和时间变量有无交互作用？

四、数据录入

1. 变量视图

名称：group；标签：分组。

名称：subject；标签：受试对象。

名称：time1；标签：3 天。

名称：time2；标签：7 天。

名称：time3；标签：14 天。

名称：time4；标签：21 天。

	名称	类型	宽度	小数位数	标签	值
1	group	数字	8	0	分组	无
2	subject	数字	8	0	受试对象	无
3	time1	数字	8	4	3天	无
4	time2	数字	8	4	7天	无
5	time3	数字	8	4	14天	无
6	time4	数字	8	4	21天	无

2. 数据视图(部分)

	group	subject	time1	time2	time3	time4
1	1	1	.1917	1.6667	1.6500	.7000
2	1	2	2.5938	2.8000	2.4000	3.8000
3	1	3	1.2000	4.3750	4.5250	.2167
4	1	4	2.1792	1.9375	1.6688	.6400
5	1	5	1.0000	1.4500	1.7750	.4250
6	1	6	2.2000	4.7000	3.9667	1.7000
7	1	7	6.6167	5.5667	1.5625	2.5100
8	1	8	6.6000	4.4333	2.4125	1.6875
9	1	9	5.8000	4.6167	2.9875	5.9500
10	1	10	8.0500	7.1000	4.9500	5.0000
11	1	11	.7250	2.1917	2.8000	1.7250
12	1	12	4.4375	6.4563	5.5250	6.9333
13	1	13	3.0625	7.1250	5.1000	.9833

五、操作流程

```
分析 — 一般线性模型 — 重复测量
重复测量定义因子:主体内因子名(w):cell
              级别数(L):4 — 添加(A) — 定义(F)
主体内变量(W):3 天(time1)对应__ ? __(1)
            7 天(time2)对应__ ? __(2)
            14 天(time3)对应__ ? __(3)
            21 天(time4)对应__ ? __(4)
主体间因子(B):分组[group]
模型(M) : ☑ 全因子(F) — 继续
选项(O) : ☑ 描述统计(D) — 继续
确定
```

(1)分析重复测量数据需要预先设定组内因素,也称内因子,默认的名称为因子1,此处设定为 cell,级别数代表重复测量的次数,此处为4,添加后即完成了初步的设定(如下图),还需要进一步定义。

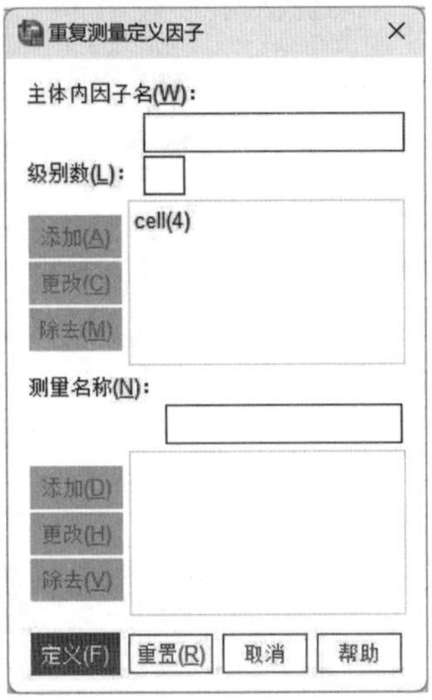

• 组内因素(within-subject factor):在重复测量的方差分析模型中,对同一个体相同变量的不同次测量结果被视为一组,称为受试者内因子,如本例中设定的 cell,就包括了 time1、time2、time3、time4 这样一组变量。可见,组内因素并非在原始数据输入时就产生的,而是在运算过程中对一组重复测量的变量进行定义时产生的。

• 组间因素(between-subject factor):对于受试个体,在重复测量时保持恒定的因素称为组间因素,如本例中的分组变量 group。

(2)下图为重复测量资料的方差分析的主对话框,我们需要对内因子进行进一步定义,同时可见,由于重复测量的变量为因变量,这里的因变量有 4 个变量,我们需要在主体内变量(W)设定,而主体间因子(B)相当于自变量,即选入该研究中的分组变量 group。可见,重复测量的方差分析与其他方差分析的区别在于由于多次测量,出现多个因变量,我们需要对这些因变量进行设定。

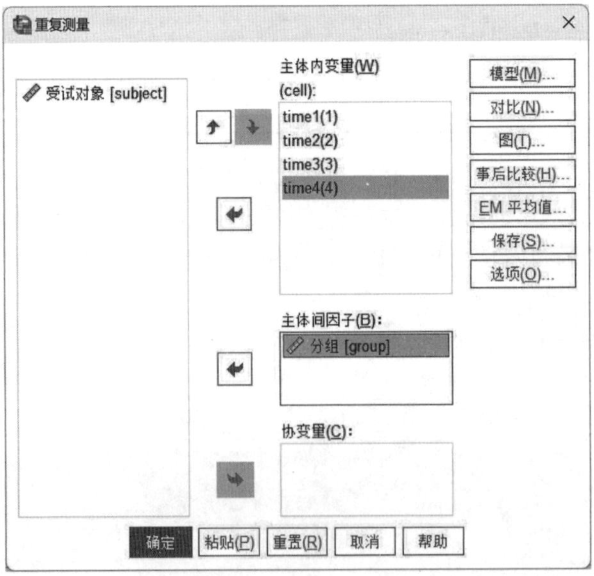

（3）我们需要考虑处理因素、时间变量以及两者的交互作用，因此为全因子模型，此处默认选择即可。

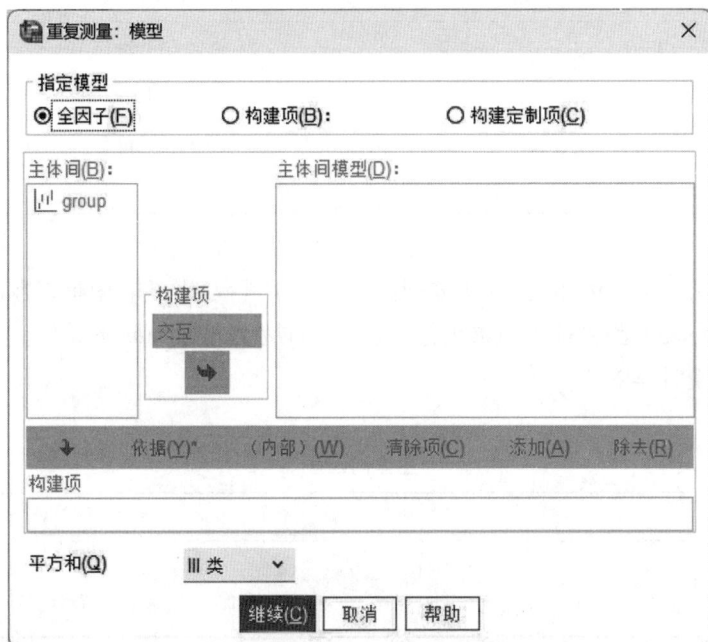

（4）各组的统计描述是必不可少的，因此选定描述统计（D）。

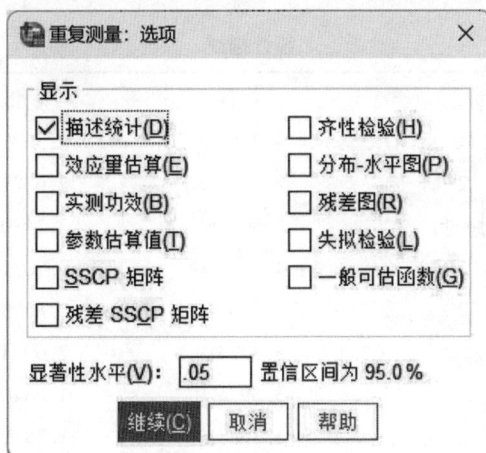

六、结果解释

（1）下表给出了组内因子，又称主体内因子的基本情况，通俗来讲，即重复测量的变量，本例指经 time1～time4 的 4 次观察所得到的平均细胞数。内因子的定义是重复测量的方差分析中的一个关键步骤。

主体内因子

测量:MEASURE_1

cell	因变量
1	time1
2	time2
3	time3
4	time4

(2)下表给出了组间因子,又称主体间因子的基本情况,即试验中感兴趣的因素,本例中指分组变量(青光眼患者和对照),整个检验过程中不考虑变量 subject,因为它实际为一个记录 ID,没有任何统计学意义。

主体间因子

		N
分组	1	20
	2	24

(3)下表给出了各变量组合下的统计描述:均数、标准差和例数,大家可按需要选择。

统计描述

时间点	分组	均数	标准差	N
3 天	1	4.775525	3.3609525	20
	2	2.603996	2.6381808	24
	总计	3.591055	3.1480752	44
7 天	1	4.943030	2.7071660	20
	2	1.990242	1.8365822	24
	总计	3.332418	2.6934111	44
14 天	1	3.697400	1.5840600	20
	2	1.368829	1.3556006	24
	总计	2.427270	1.8620658	44
21 天	1	3.416000	2.7909175	20
	2	1.033229	1.1063795	24
	总计	2.116307	2.3530601	44

(4)下表给出了多变量检验结果,相当于将4次重复测量视为4个因变量进行多元方差分析,此处意义不大。

多变量检验[a]

效应		值	F	假设自由度	误差自由度	显著性
cell	比莱轨迹	.446	10.745[b]	3.000	40.000	.000
	威尔克 Lambda	.554	10.745[b]	3.000	40.000	.000
	霍特林轨迹	.806	10.745[b]	3.000	40.000	.000
	罗伊最大根	.806	10.745[b]	3.000	40.000	.000
cell * group	比莱轨迹	.082	1.187[b]	3.000	40.000	.327
	威尔克 Lambda	.918	1.187[b]	3.000	40.000	.327
	霍特林轨迹	.089	1.187[b]	3.000	40.000	.327
	罗伊最大根	.089	1.187[b]	3.000	40.000	.327

注:[a],设计:截距 + group;主体内设计:cell。[b],精确统计量。

(5)下表为球形度检验(sphericity test)的结果,以判断各组重复测量的数据之间是否存在相关性。

检验假设:

H_0:重复测量数据之间不存在相关性,数据符合 Huynh-Feldt 条件。

H_1:重复测量数据之间存在相关性,数据不符合 Huynh-Feldt 条件。

$\alpha = 0.10$

● 所谓 Huynh-Feldt 条件,就是同一个个体的多次重复测量结果间实际不存在相关性,资料的协方差矩阵成为 H 型协方差结构。

● 对于球形度检验,通常规定的检验水准 $\alpha = 0.10$,以减小犯 II 类错误的概率。

若 $P > 0.10$,则认为数据为球形数据,多次测量结果之间不存在相关性,一般采用单变量方差分析即可;若 $P < 0.10$,则认为数据不符合球形数据,多次测量结果之间存在相关性,则应采用重复测量的方差分析,校正系数 Epsilon 分别为格林豪斯 - 盖斯勒(Green-house-Geisser)、辛 - 费德特(Huynh-Feldt)和下限。本例中 $P = 0.003 < 0.10$,说明数据不符合球形数据,重复测量数据之间存在相关性,即不符合 Huynh-Fledt 条件,则统计结果需要进行校正。

Mauchly 球形度检验[a]

测量:MEASURE_1

主体内效应	Mauchly W	近似卡方	自由度	显著性	Epsilon[b]		
					格林豪斯 - 盖斯勒	辛 - 费德特	下限
cell	.642	18.075	5	.003	.763	.829	.333

注:检验"正交化转换后因变量的误差协方差矩阵与恒等矩阵成比例"这一假设。

[a],设计:截距 + group;主体内设计:cell。

[b],可用于调整平均显著性检验的自由度。

修正检验将显示在"主体内效应检验"表中。

（6）下表为一元方差分析的结果,表中输出的是采用一元方差分析对内因子(本例为4个时间点)对于组间因子(group)及它们之间的交互作用有无统计学意义进行检验,并且给出了非校正(假设球形度)和校正(格林豪斯－盖斯勒、辛－费德特、下限)的统计结果。这三种校正方法中,推荐采用格林豪斯－盖斯勒的校正结果。本例的球形度检验中$P < 0.10$,说明需要进行校正,内因子 cell 校正后,$F = 11.704$,$P < 0.01$,说明在不同时间点观察到的细胞数的总体均数不全相同;而交互作用 cell * group 经校正后,$F = 0.676$,$P > 0.05$,说明处理因子和时间处理间无交互作用。

主体内效应检验

测量:MEASURE_1

源		III类平方和	自由度	均方	F	显著性
cell	假设球形度	65.929	3	21.976	11.704	.000
	格林豪斯－盖斯勒	65.929	2.290	28.792	11.704	.000
	辛－费德特	65.929	2.487	26.511	11.704	.000
	下限	65.929	1.000	65.929	11.704	.001
cell × group	假设球形度	3.810	3	1.270	.676	.568
	格林豪斯－盖斯勒	3.810	2.290	1.664	.676	.530
	辛－费德特	3.810	2.487	1.532	.676	.542
	下限	3.810	1.000	3.810	.676	.415
误差(cell)	假设球形度	236.591	126	1.878		
	格林豪斯－盖斯勒	236.591	96.175	2.460		
	辛－费德特	236.591	104.449	2.265		
	下限	236.591	42.000	5.633		

（7）在重复测量的数据中,除了影响因素,研究者有时只关心所测指标随时间变化的趋势,而不提供各次测量结果的两两比较的结果。此处检验假设为线性拟合、二次或三次方曲线拟合成立,故要求检验无统计学意义,以 cell 为例,其线性拟合的 $P > 0.01$,二次方曲线拟合的 P 值等于0.843,三次方曲线拟合的 $P = 0.053$,这说明二次方曲线拟合最好。

主体内对比检验

测量:MEASURE_1

源	cell	III类平方和	自由度	均方	F	显著性
cell	线性	61.959	1	61.959	23.392	.000
	二次	.080	1	.080	.040	.843
	三次	3.891	1	3.891	3.952	.053

续表

源	cell	Ⅲ 类平方和	自由度	均方	F	显著性
cell * group	线性	$4.931E-5$	1	$4.931E-5$	.000	.997
	二次	1.442	1	1.442	.721	.401
	三次	2.369	1	2.369	2.406	.128
误差(cell)	线性	111.244	42	2.649		
	二次	83.994	42	2.000		
	三次	41.353	42	.985		

（8）下表给出了组间因素的比较，即青光眼组和对照组的比较，$F=17.843$，$P<0.01$，说明两组眼角膜的培养细胞数的总体均数不同。

主体间效应检验

测量：**MEASURE_1**

转换后变量：**平均**

源	Ⅲ 类平方和	自由度	均方	F	显著性
截距	1548.506	1	1548.506	104.725	.000
group	263.837	1	263.837	17.843	.000
误差	621.029	42	14.786		

第五节 协方差分析

一、方法原理

实验设计的目的是排除非处理因素的干扰和影响，从而准确获得处理因素的实验效应。而实际工作中，某些因素在试验阶段无法控制，如评估用两种药物治疗高血压的效果，因舒张压必然受到年龄的影响，年龄在该研究中为混杂因素，在统计分析中称为协变量，对该数据需采取协方差分析。协方差分析（analysis of covariance）是将直线回归和方差分析结合起来的一种统计方法，其中协变量一般为连续变量，并假设协变量和因变量之间存在线性关系，且这种线性关系在各组一致，即由各组协变量与因变量建立的回归直线基本平行。

进行协方差分析应当符合平型性假设。

（1）各组协变量与因变量之间呈线性关系。

（2）各组残差呈正态分布。

（3）各组回归斜率相等，即各组回归线平行。

其中第3点最为重要，如果拒绝平行性要求，则需对资料进行处理，或选用其他分析方法。

二、分析示例

某医生欲了解成人中体重正常者与超重者的血清胆固醇含量有何不同,而胆固醇含量与年龄有关,资料见下表。

某研究者观察到的体重正常组和超重组的血清胆固醇含量情况

体重正常组		超重组	
年龄	胆固醇含量	年龄	胆固醇含量
48	3.5	58	7.3
33	4.6	41	4.7
51	5.8	71	8.4
43	5.8	76	8.8
44	4.9	49	5.1
63	8.7	33	4.9
49	3.6	54	6.7
42	5.5	65	6.4
40	4.9	39	6.0
47	5.1	52	7.5
41	4.1	45	6.4
41	4.6	58	6.8
56	5.1	67	9.2

三、研究假设

研究问题1:体重和年龄之间是否存在交互作用?

研究问题2:体重正常组和超重组两组研究对象的血清胆固醇含量是否相等?

四、数据录入

1. 变量视图

名称:group;标签:组别;值:0 = 正常组,1 = 超重组。

名称:age;标签:年龄。

名称:chol;标签:胆固醇。

	名称	类型	宽度	小数位数	标签	值
1	group	数字	8	0	组别	{0, 正常组}...
2	age	数字	8	0	年龄	无
3	chol	数字	8	1	胆固醇	无

2. 数据视图(部分)

在数据视图窗口的视图菜单下选择值标签,就可以显示值标签内容了。

	group	age	chol
1	0	48	3.5
2	0	33	4.6
3	0	51	5.8
4	0	43	5.8
5	0	44	4.9
6	0	63	8.7
7	0	49	3.6
8	0	42	5.5
9	0	40	4.9
10	0	47	5.1
11	0	41	4.1
12	0	41	4.6

五、操作流程和结果解释

1. Step1 预分析:线性趋势的判断

(1)操作流程。

```
图形 — 旧对话框 — 散点图/点图
散点图/点图:简单散点图—定义
简单散点图:Y 轴:胆固醇[chol]
          X 轴:年龄[age]
          标记设置依据:组别[group]
确定
```

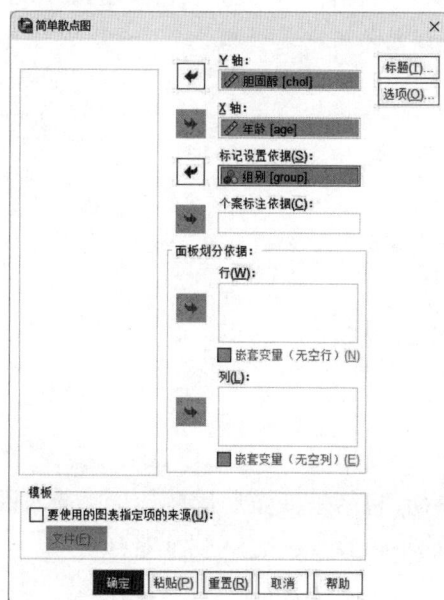

上图是散点图的主界面,Y 轴设定为胆固醇[chol],X 轴设定为年龄[age],而在标记设置依据(S)中选入分组变量组别[group]。

(2)结果解释。

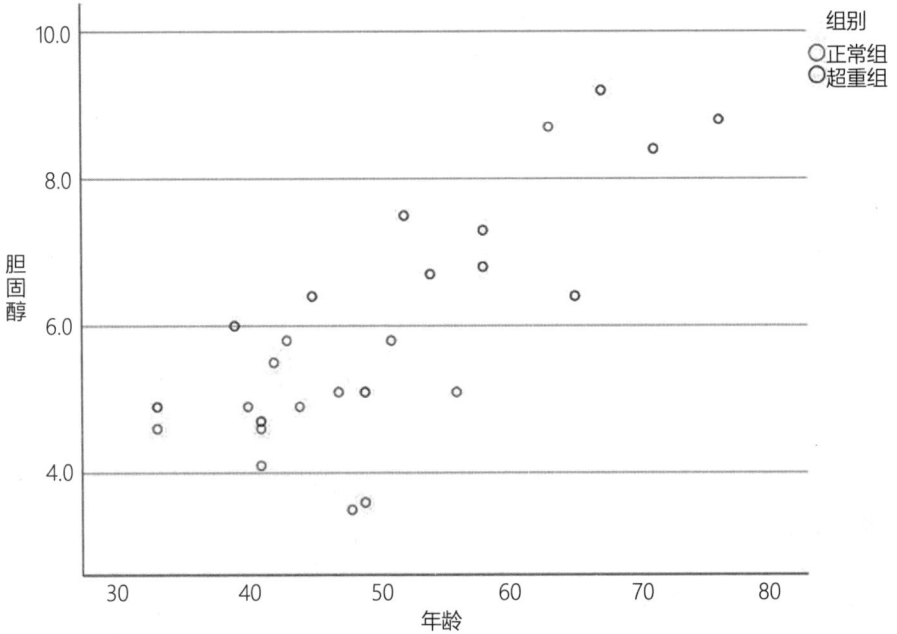

从上图我们可以看出如下信息。

- 正常组和超重组的年龄分布基本相同,没有明显的偏差。
- 两组中年龄和胆固醇含量都有明显的直线趋势。
- 两组直线趋势的斜率相同。

根据以上几点,初步判断资料符合协方差分析的要求,可以继续分析。

2. Step2 预分析:检验各组总体斜率是否相等

(1)操作流程。

```
分析 — 一般线性模型 — 单变量
因变量(D):胆固醇[chol]
固定因子(F):组别[group]
协变量(C):年龄[age]
模型(M):构建项(B)
  模型(M)框:group,age,group *age — 继续
确定
```

下图是方差分析的主界面,将结果变量胆固醇[chol]选入因变量(D),分组变量组别[group]选入固定因子(F),而将年龄[age]选入协变量(C)。

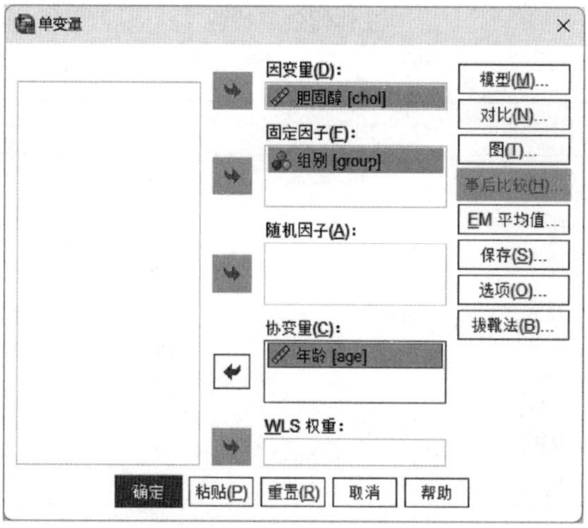

下图为模型设定界面,该步骤主要考察年龄和分组这两个变量之间是否存在交互作用,所以需要纳入 age * group,即交互因素。

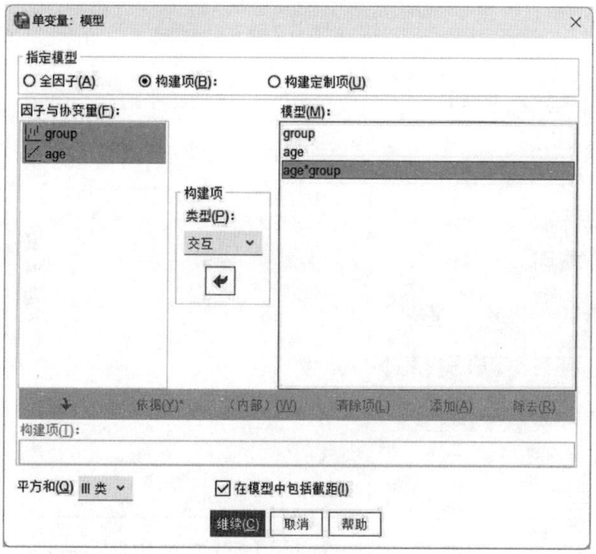

（2）结果解释。

下表是数据简单概要,正常组和超重组的样本量均为13。

主体间因子

		值标签	N
组别	0	正常组	13
	1	超重组	13

从下表可以看出,交互项 group * age 的 P 值等于0.935,大于0.05,这显示交互作用无统计学意义,即两组斜率基本相等,证明年龄为混杂因素,可进行协方差分析。若交互作用有统计学意义,则需先对资料进行一定处理,再做协方差分析,或选用其他方法分析。

主体间效应检验

因变量:胆固醇

源	Ⅲ类平方和	自由度	均方	F	显著性
修正模型	43.002ª	3	14.334	14.988	.000
截距	1.202	1	1.202	1.257	.274
group	.247	1	.247	.259	.616
age	19.053	1	19.053	19.922	.000
group * age	.006	1	.006	.007	.935
误差	21.040	22	.956		
总计	980.940	26			
修正后总计	64.042	25			

注: ª, $R^2 = 0.671$(调整后 $R^2 = 0.627$)

3. Step3 正式分析:比较修正均数有无差别

(1)操作流程。

```
分析 — 一般线性模型 — 单变量
  因变量(D):胆固醇[chol]
  固定因子(F):组别[group]
  协变量(C):年龄[age]
  模型(M):构建项(B)
    模型(M) 框:group age — 继续
  EM 平均值:显示下列各项的平均值(M):group
       ☑ 比较效应— 继续
  确定
```

此处和 step 2 一样,需对因变量胆固醇[chol]、自变量组别[group]、协变量年龄[age]进行设定。

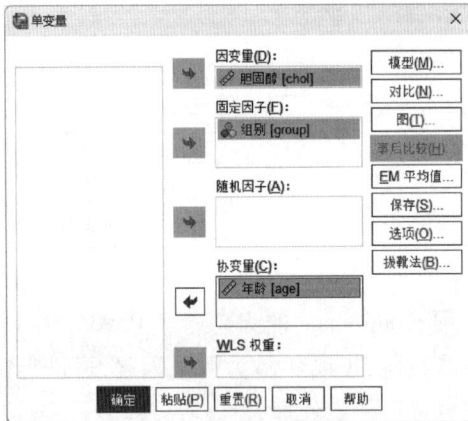

　　下图为模型设定界面,由于在 step 2 中交互作用 age ＊ group 无统计学意义,因此需去除,在模型中只需选入"group"和"age"这两个变量。

　　显示平均值,即对协变量年龄［age］进行计算,获取平均年龄(如下图),在此基础上,对两组的胆固醇含量平均值进行修正,而比较主效应则是对两组的修正均数进行方差分析。

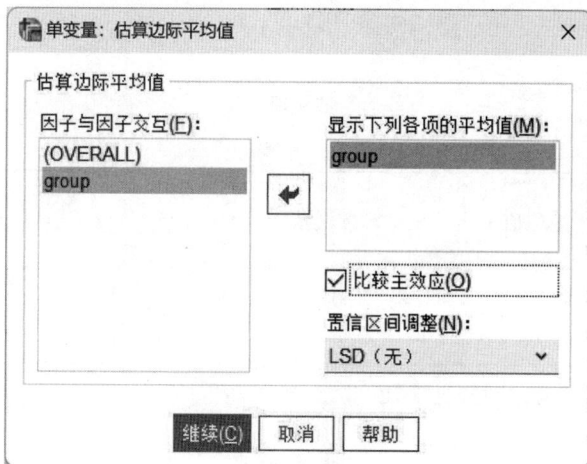

　　(2)结果解释。

　　下表是数据简单概要,正常组和超重组的样本量均为 13。

主体间因子

		值标签	N
组别	0	正常组	13
	1	超重组	13

下表是正式的分析结果,可见变量 group 下,$P = 0.038 < 0.05$,变量 age 下,$P < 0.01$,两者均有统计学意义,表示组别和年龄对胆固醇含量均有影响。

主体间效应检验

因变量:胆固醇

源	III 类平方和	自由度	均方	F	显著性
修正模型	42.995[a]	2	21.498	23.493	.000
截距	1.527	1	1.527	1.668	.209
group	4.458	1	4.458	4.872	.038
age	24.380	1	24.380	26.642	.000
误差	21.047	23	.915		
总计	980.940	26			
修正后总计	64.042	25			

注:[a],$R^2 = 0.671$(调整后 $R^2 = 0.643$)。

下表是两组的修正均数及其对应的置信区间,显然超重组的胆固醇含量均数较高。下表提示该修正均数是按照年龄 $= 50.23$ 来计算的。

估算值

因变量:胆固醇

组别	平均值	标准误差	95% 置信区间	
			下限	上限
正常组	5.491[a]	.276	4.919	6.062
超重组	6.386[a]	.276	5.815	6.958

注:[a],按下列值对模型中出现的协变量进行求值:年龄 $= 50.23$。

下表是校正年龄 X 后,计算不同胆固醇含量值 Y 的修正均数、标准误以及各组修正均数是否相等的假设检验结果。可见,扣除 X 对 Y 的影响后,两组胆固醇含量的差别具有统计学意义,此处采用 LSD 法进行两两比较,也可根据分析目的选用其他两两比较方法。

成对比较

因变量:胆固醇

(I)组别	(J)组别	平均值差值 (I – J)	标准误	显著性[b]	差值的 95% 置信区间[b]	
					下限	上限
正常组	超重组	− .895[a]	.406	.038	− 1.735	− .056
超重组	正常组	.895[a]	.406	.038	.056	1.735

注:基于估算边际平均值。

[a],平均值差值比较的显著性水平为 0.05。

[b],多重比较调节:最小显著性差异法(相当于不进行调整)。

下表是对修正均数按照方差分析法进行检验,结论和主体间效应的检验结果一致,变量 group 下,$P = 0.038$。

单变量检验

因变量:胆固醇

	平方和	自由度	均方	F	显著性
对比	4.458	1	4.458	4.872	.038
误差	21.047	23	.915		

注:F 检验组别的效应。此检验基于估算边际平均值之间的线性无关成对比较。

第六章

秩和检验

假设检验的方法可以分为：参数检验（parametric test）和非参数检验（nonparametric test）。

● 参数检验：若统计推断方法要求样本来自的总体分布已知（如正态分布），在此基础上才能对总体参数（如总体均数）进行估计或检验，故称为参数检验，但该检验对总体分布有严格要求（正态分布、方差齐等），若不满足这些要求就非常麻烦。我们常用的 t 检验和方差分析均属于参数检验。

● 非参数检验：不依赖特定的总体分布，也不对总体参数进行推断的一类统计方法称为非参数检验，又称任意分布检验（distribution – free test）。

1. 非参数检验适用的资料类型

● 总体呈非正态分布或分布形式未知的计量资料（尤其 $n < 30$ 时）。

● 等级资料（见列联表章节）。

● 个别数据偏大，或数据的一端或两端为不确定数值的资料，如 >150 mg。

● 各组数据离散程度相差悬殊的资料，即方差不齐的资料。

2. 非参数检验的检验效能

非参数检验的适用范围非常广泛，但是由于检验的是分布而不是参数，所以会损失部分资料信息，故通常认为非参数检验的检验效能低下。但实际上，根据国外的一项研究，它的检验效能大约为参数检验的 95%，并非低得不能接受。因此，当数据可能不符合参数检验要求时，最好直接采用相应的非参数检验。

3. 非参数检验的方法

非参数检验的方法很多，如符号检验、游程检验、等级相关分析、秩和检验、卡方检验等。本章讲述基于秩次的秩和检验（rank sum test）。

4. 非参数检验分析模块

SPSS 软件主要在分析下拉菜单项中的非参数检验实现，其包含的具体统计过程如下。

单样本：单样本秩和检验。

独立样本：两组或多组独立样本秩和检验。

相关样本：配对样本秩和检验。

第一节 单样本秩和检验

一、方法原理

威尔科克森(Wilcoxon)符号秩检验常用于不满足 t 检验条件的单样本连续变量资料的比较,其目的是推断样本中位数与已知总体中位数(常为标准值或大量观察的稳定值)是否相等。该检验方法类似参数检验中的单样本 t 检验,只因为总体不是正态分布或分布情况未知,所以不能比较均数,而只能比较中位数。

二、分析示例

已知某地正常人血铅含量的中位数为 2.50 μmol/L。今在该地随机抽取 16 名工人并测定其血铅含量,结果见下表。问该厂工人的血铅含量是否高于当地正常人?

某厂 16 名工人的血铅含量(单位:μmol/L)

0.62	0.78	2.13	2.48	2.54	2.68	2.73	3.01
3.13	3.27	3.54	4.38	4.38	5.05	6.08	11.27

三、研究假设

H_0:差值的总体中位数等于 0,即该厂工人的血铅含量与正常人的相同。

H_1:差值的总体中位数大于 0,即该厂工人的血铅含量高于正常人的。

单侧 $\alpha = 0.05$

四、数据录入

1. 变量视图

名称:x,标签:血铅含量。

	名称	类型	宽度	小数位数	标签	值
1	x	数字	8	2	血铅含量	无

2. 数据视图

	✏ x
1	.62
2	.78
3	2.13
4	2.48
5	2.54
6	2.68
7	2.73
8	3.01
9	3.13
10	3.27
11	3.54
12	4.38
13	4.38
14	5.05
15	6.08
16	11.27

五、操作流程

分析 — 非参数检验 — 单样本

目标 : 自动比较实测数据和假设数据(U)

字段 : 检验字段(T) : 血铅含量

设置 : 定制检验(T)

　　　　比较中位数和假设中位数(威尔科克森符号秩检验)(M)

　　　　假设中位数(H) : 2.5

运行

（1）下图指出了非参数检验对数据的要求：非参数检验不假定数据呈正态分布，默认设置为自动比较实测数据和假设数据(U)，我们先不管它，因为还需要在其他地方进行设置。

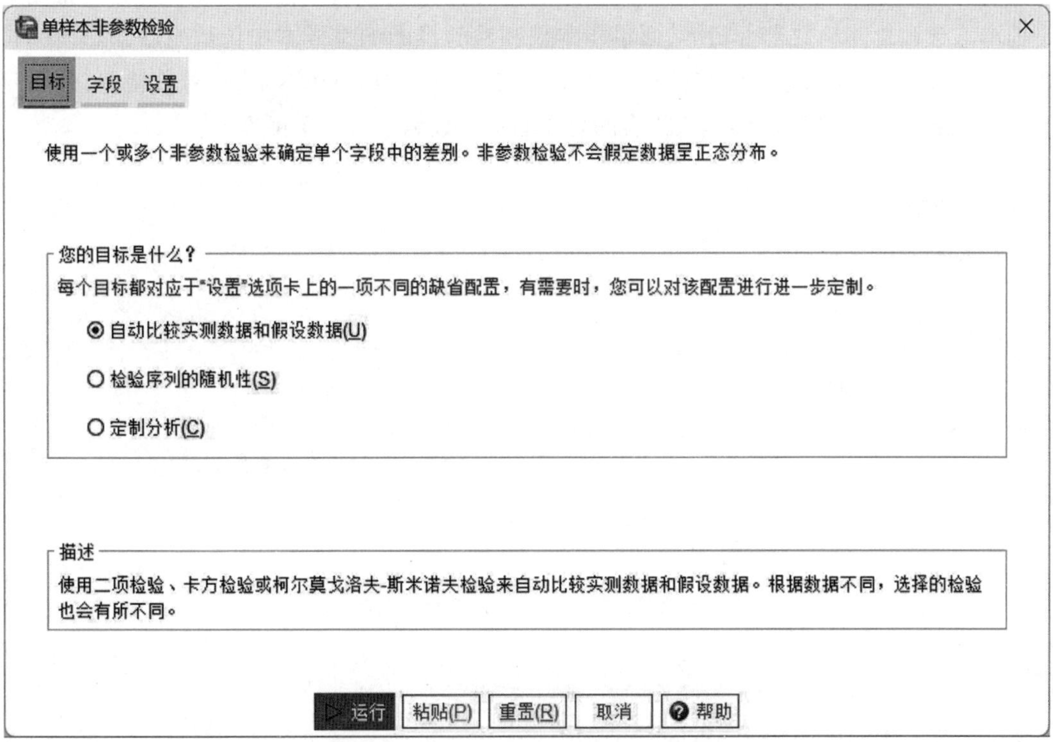

（2）下图为字段选项卡，由于为单变量数据，因此系统自动将分析变量血铅含量选入。

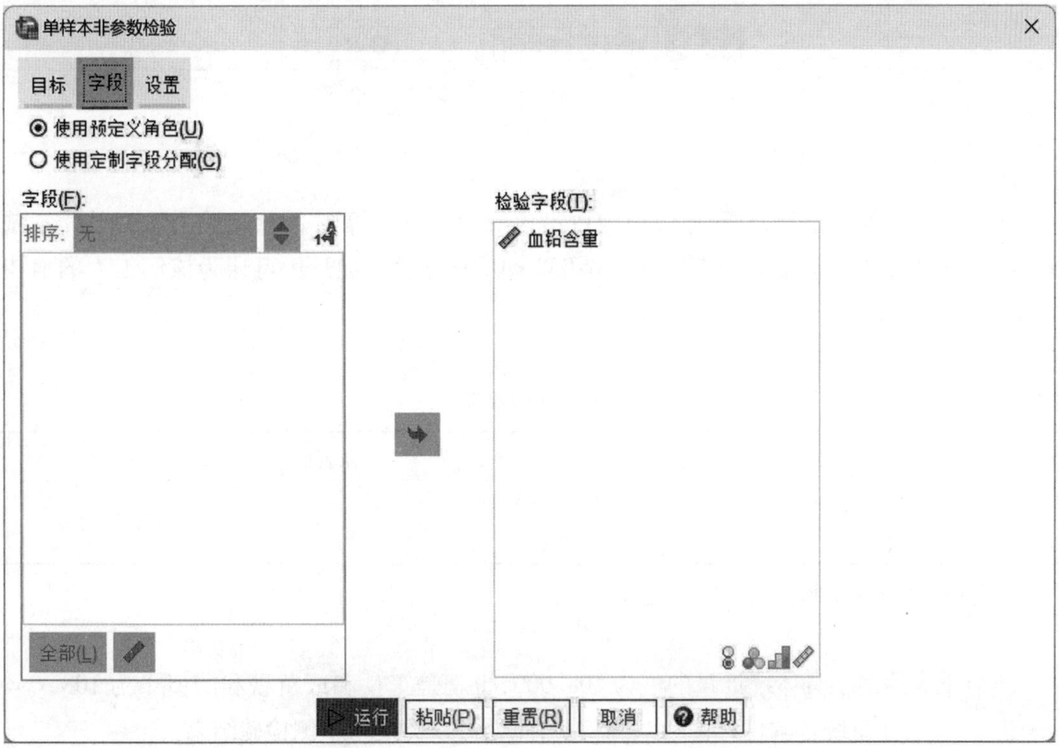

（3）下图是对检验方法的设定，单样本秩和检验类似单样本 t 检验，单样本 t 检验推断的是样本均数和总体均数是否相等，而单样本秩和检验推断的是样本中位数与已知总体中位数是否相等，因此我们选用比较中位数选项，即威尔科克森（Wilcoxon）符号秩检验，并设定假设中位数为 2.5，即判断样本所代表的总体的中位数是否与 2.5 相等。

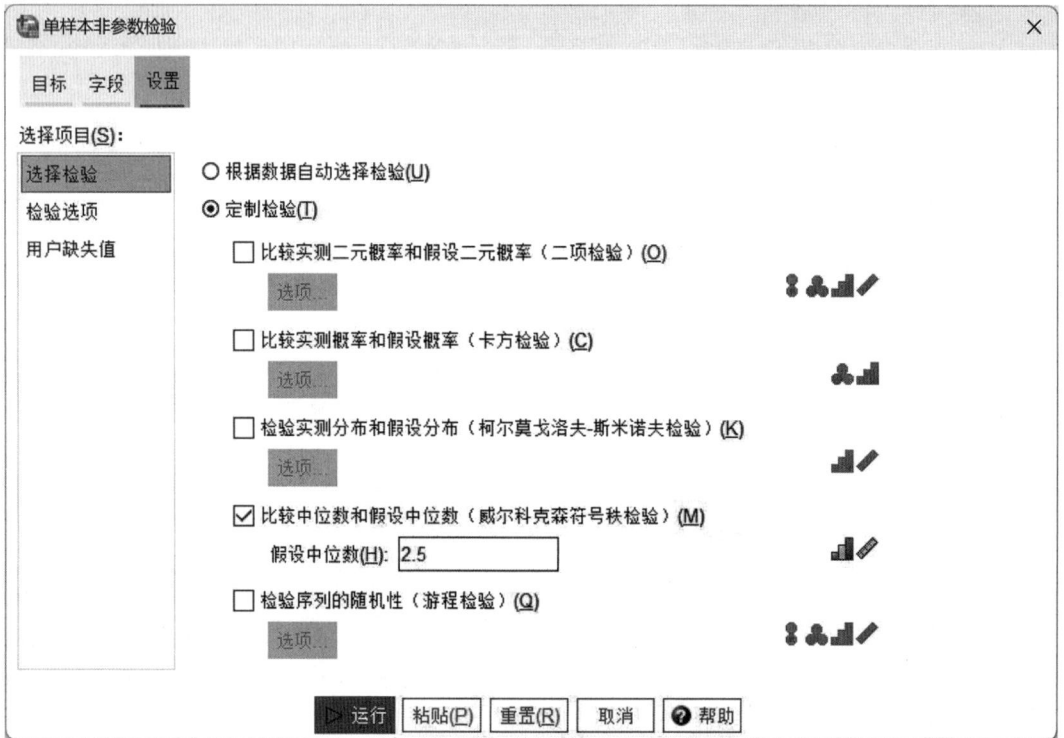

六、结果解释

（1）下表为假设检验摘要，原假设为血铅含量的中位数等于 2.5，检验方法为单样本威尔科克森符号秩检验。检验结果为 $P = 0.038 < 0.05$，拒绝原假设，可认为该厂工人的血铅含量高于正常人的。

假设检验摘要

	原假设	检验	显著性[a,b]	决策
1	血铅含量的中位数等于 2.5	单样本威尔科克森符号秩检验	.038	拒绝原假设

注：[a]，显著性水平为 0.050。[b]，显示了渐进显著性。

（2）下表给出了具体统计量的值为 108.000，也就是正秩和或负秩和的值 T 为 108，$P = 0.038 < 0.05$，注意统计软件标注为双侧检验，此处可以类推为单侧检验结果。

单样本威尔科克森符号秩检验摘要

总计 N	16
检验统计	108.000
标准误差	19.326
标准化检验统计	2.070
渐进显著性(双侧检验)	.038

- 检验水准有单侧和双侧之分,例如,对立假设为两个总体均数不相等,因为 $\mu_1 \neq \mu_2$ 包含 $\mu_1 > \mu_2$ 和 $\mu_1 < \mu_2$ 两种情形,故称双侧检验;如果凭借专业知识有充分把握可以排除某一侧的情况,则可将对立假设设为 $\mu_1 > \mu_2$ 或 $\mu_1 < \mu_2$,这就称为单侧检验。为了稳妥起见,一般情况下均采用双侧检验,但是本例结合专业知识,工厂工人的血铅含量不可能低于正常人,因此为单侧检验。

(3)下图横轴为血铅含量,纵轴为该含量对应的频率,同时给出了总体中位数为2.50,而实测中位数为3.07,至于二者的差值是否有统计学意义,还需要进一步分析。

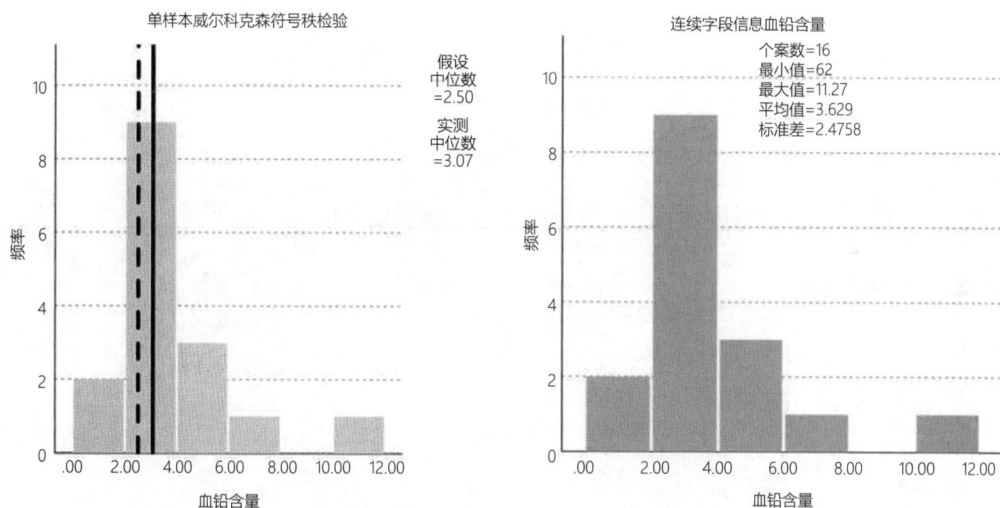

第二节　配对秩和检验

一、方法原理

配对设计资料主要对差值进行分析,通过检验配对样本的差值是否来自中位数为0的总体来判断两个总体中位数是否相等,即两种处理的效应是否相同。其基本思想为:在配对样本中,由于随机误差的存在,各对差值的产生不可避免。假设两种处理的效应相同,则差值的总体分布为对称分布,并且差值的总体中位数为0。若此假设成立,样本差值的正秩和与负秩和应相差不大,均接近 $n(n+1)/4$;当正、负秩和相差悬殊,超出抽样误差可解释范围时,则有理由怀疑该假设,从而拒绝该假设。

二、分析示例

测定 11 份工业污水的氟离子浓度(mg/L),每份水样同时采用电极法及分光光度法测定。就总体而言,问这两种方法的测定结果有无差别?

两法测定的 11 份工业污水中氟离子浓度结果(mg/L)

样品号	氟离子浓度	
	电极法	分光光度法
1	10.5	8.8
2	21.6	18.8
3	14.9	13.5
4	30.2	27.6
5	8.4	9.1
6	7.7	7.0
7	16.4	14.7
8	19.5	17.2
9	127.0	155.0
10	18.7	16.3
11	9.5	9.5

三、研究假设

H_0:差值的总体中位数等于 0。

H_1:差值的总体中位数不等于 0。

$\alpha = 0.05$

四、数据录入

1. 变量视图

名称:x1;标签:电极法。

名称:x2;标签:分光光度法。

	名称	类型	宽度	小数位数	标签	值
1	x1	数字	8	1	电极法	无
2	x2	数字	8	1	分光光度计	无

2. 数据视图

	✐ x1	✐ x2
1	10.5	8.8
2	21.6	18.8
3	14.9	13.5
4	30.2	27.6
5	8.4	9.1
6	7.7	7.0
7	16.4	14.7
8	19.5	17.2
9	127.0	155.0
10	18.7	16.3
11	9.5	9.5

五、操作流程

分析 — 非参数检验 — 相关样本

目标：自动比较实测数据和假设数据（U）

字段：检验字段（T）：电极法、分光光度法

设置：定制检验（C）

　　　比较中位数差值和假设中位数差值

　　　威尔科克森匹配符号秩检验（2 个样本）（W） 运行

（1）下图指出了非参数检验对数据的要求：非参数检验不假定数据呈正态分布。至于目的，默认为自动比较实测数据和假设数据，我们先不管它，因为还需要在其他地方进行设置。

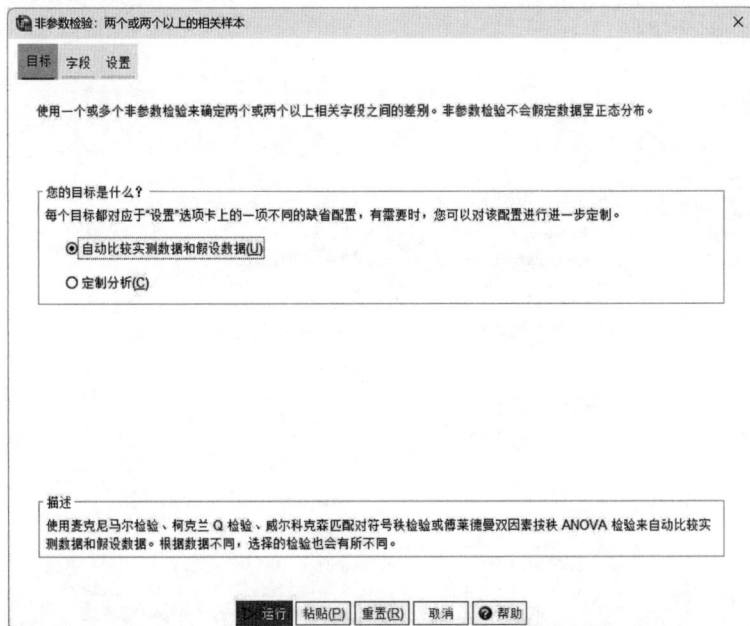

（2）下页上图为字段选项卡，配对变量必定选入两个变量，即将变量电极法 x1 和分光光

度计 x2 均选入。

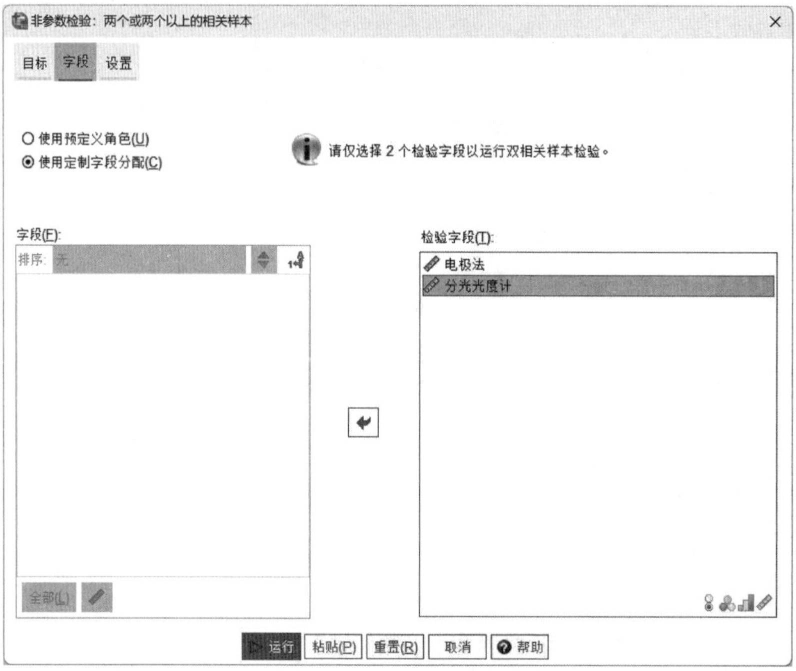

（3）下图是对检验方法的设定，研究目的为比较两个样本差值所代表的总体的中位数是否为 0，其对应的配对样本 t 检验的研究目的则是比较两样本差值所代表的总体的均数是否为 0。配对样本秩和检验包括符号检验和威尔科克森（Wilcoxon）匹配对符号秩检验，符号检验只利用了正负号，其检验效率低下，而威尔科克森匹配对符号秩检验利用了资料的秩序大小，检验效能高，因此采用。

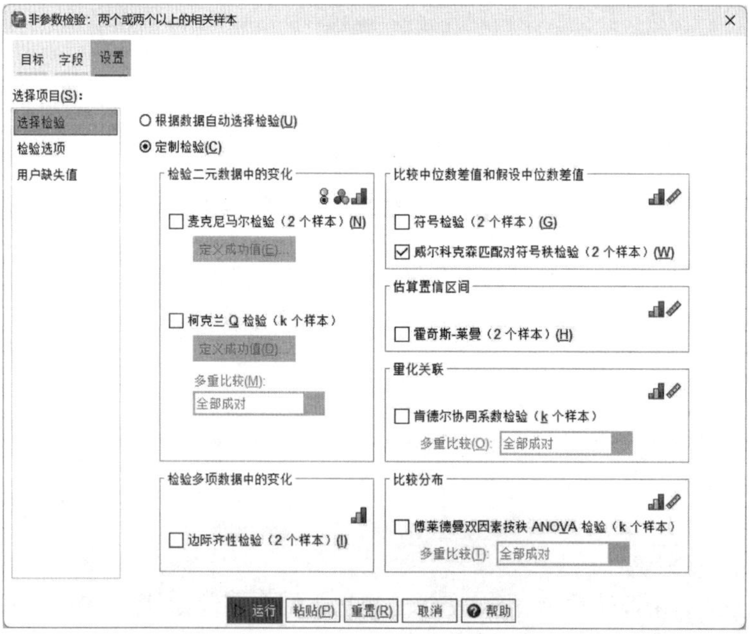

六、结果解释

（1）下表简单介绍了检验结果，原假设为电极法和分光光度法测得的氟离子浓度的差值所代表总体的中位数为0，检验方法为相关样本威尔科克森符号秩检验，即配对秩和检验，$P=0.102>0.05$，因此可认为电极法和分光光度法这两种方法的测定结果无差别。

假设检验摘要

	原假设	检验	显著性[a,b]	决策
1	电极法与分光光度计之间的差值的中位数等于0	相关样本威尔科克森符号秩检验	.102	保留原假设

注：[a]，显著性水平为0.050。[b]，显示了渐进显著性。

（2）下表给出的具体统计量值为11.500，即正秩和或负秩和 T 值为11.500，$P=0.102>0.05$。

相关样本威尔科克森符号秩检验摘要

总计 N	11
检验统计	11.500
标准误差	9.798
标准化检验统计	−1.633
渐进显著性（双侧检验）	.102

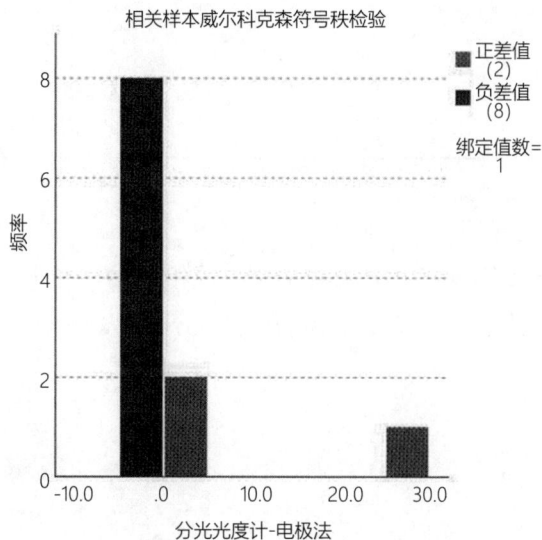

相关样本威尔科克森符号秩检验

"分光光度计 – 电极法"得到一个新变量,该变量可能为正值,也可能为负值,我们将所有值按照绝对值的大小进行排序,得到相应的频率图。从上页图可以看出,得到的正值较少($N=2$),而负值较多($N=8$),并且还有一对差值为 0,共计 11 对。

第三节 两组独立样本秩和检验

一、方法原理

Wilcoxon 秩和检验(Wilcoxon rank sum test),目的是推断连续变量资料或有序变量资料的两个独立样本所代表的两个总体的分布是否有差别。理论上零假设(H_0)为两总体分布相同,即两样本来自同一总体;其对立假设 H_1 为两总体分布不同。由于秩和检验对两总体分布形状的差别不敏感,对位置相同、形状不同但类似的两总体分布,推断不出两总体分布形状有差别,故对立的备择假设 H_1 不能为两总体分布不同,而只能为两总体分布位置不同。在实际应用中,检验假设 H_0 为两总体分布位置相同,可简化为两总体中位数相等。

二、分析示例

用两种药物杀灭钉螺,每批用 $200 \sim 300$ 只活钉螺,用药后清点死亡钉螺的数量,并计算死亡率(%),结果见下表。问这两种药物杀死钉螺的效果有无差别?

两种药物对应的钉螺死亡率的比较(%)

甲药对应的死亡率	乙药对应的死亡率
32.5	16.0
35.5	22.5
40.5	26.0
40.5	28.5
49.0	32.5
49.5	38.0
51.5	40.5

三、研究假设

H_0:两种药物对应的钉螺死亡率的总体的中位数相等。

H_1:两种药物对应的钉螺死亡率的总体的中位数不相等。

$\alpha = 0.05$

四、数据录入

1. 变量视图

名称:group;标签:药物;值:1 = 甲,2 = 乙。

名称：x；标签：死亡率。

	名称	类型	宽度	小数位数	标签	值
1	group	数字	8	0	药物	{1, 甲}…
2	x	数字	8	1	死亡率	无

2. 数据视图

	group	x
1	1	32.5
2	1	35.5
3	1	40.5
4	1	40.5
5	1	49.0
6	1	49.5
7	1	51.5
8	2	16.0
9	2	22.5
10	2	26.0
11	2	28.5
12	2	32.5
13	2	38.0
14	2	40.5

五、操作流程

分析 — 非参数检验 — 独立样本

目标：在各个组之间自动比较分布(U)

字段：检验字段(T)：死亡率

  组(G)：药物

设置：定制检验(C)

  曼－惠特尼 U(2 个样本)(H)

运行

(1)下图指出了非参数检验对数据的要求：非参数检验不假定数据呈正态分布。至于目的，默认为在各个组之间自动比较分布，我们先不管它，因为还需要在其他地方进行设置。

（2）下图为字段选项卡，检验字段（T）选入测量指标（死亡率），而组（G）选入分组变量（药物）。值得注意的是，有时检验字段的类型必须为数字，分组变量的类型必须为字符，变量类型可在变量视图窗口进行修改。

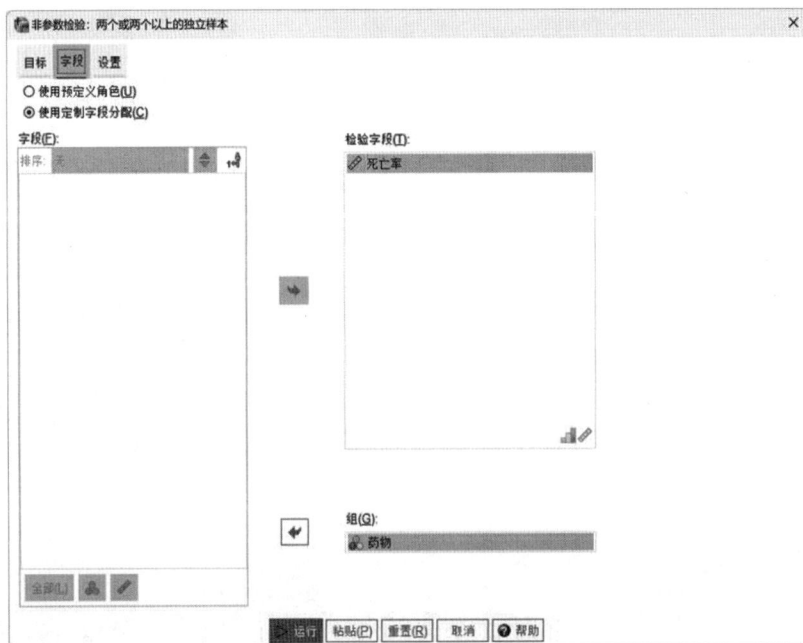

（3）统计类型采用默认的曼－惠特尼（Mann－Whitney）检验，即常说的两样本秩和检验，该方法是与成组 t 检验相对应的一种非参数检验方法，在检验时利用大小次序，即检验 A 样本中的数值是否大于 B 样本的数值。

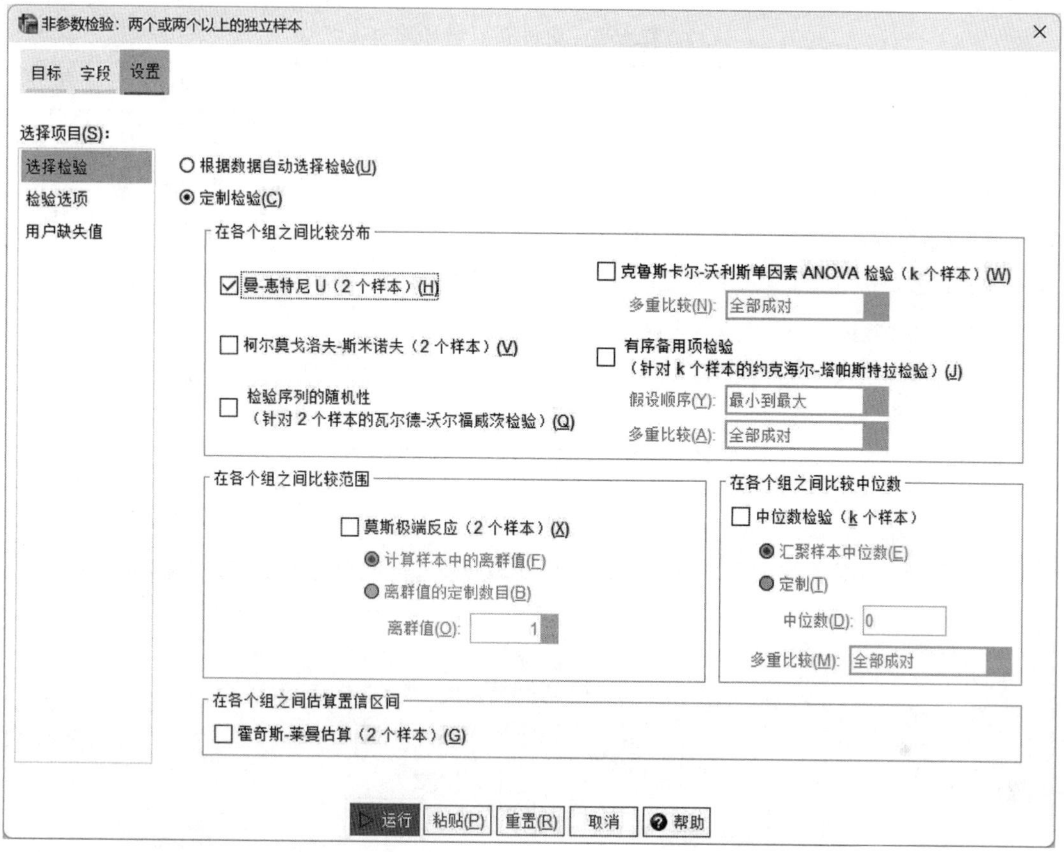

六、结果解释

（1）下表对检验结果做了简单介绍，原假设为死亡率的分布位置在药物的类别间相同，检验方法为曼－惠特尼检验，即两组独立样本秩和检验，其检验结果为 $P = 0.011 < 0.05$，因此可认为两种药物杀死钉螺的效果有差别。

假设检验摘要

	原假设	检验	显著性[a,b]	决策
1	在药物的类别中，死亡率的分布相同	独立样本曼－惠特尼 U 检验	.011[c]	拒绝原假设

注：[a]，显著性水平为 0.050；[b]，显示了渐进显著性；[c]，对于此检验，显示了精确显著性。

（2）下表为两组秩和检验结果，给出了曼－惠特尼 U 统计量、威尔科克森 W 统计量、近

似法计算出的 P 值(渐进显著性)和确切概率法计算的 P 值(精确显著性),可见 $P < 0.05$,说明两组死亡率的分布位置差异具有显著性,结合实际数据,可推断甲药对应的死亡率高于乙药对应的死亡率。

独立样本曼 – 惠特尼 U 检验摘要

总计 N	14
曼 – 惠特尼 U	5.500
威尔科克森 W	33.500
检验统计	5.500
标准误差	7.783
标准化检验统计	−2.441
渐进显著性(双侧检验)	.015
精确显著性(双侧检验)	.011

(3)下图为条形图,显示了两组死亡率的频率分布情况,图中明显可见,甲药对应的死亡率集中于40%,乙组的集中于20%,两组差异比较明显,但具体统计结果如何,还需进一步统计分析。

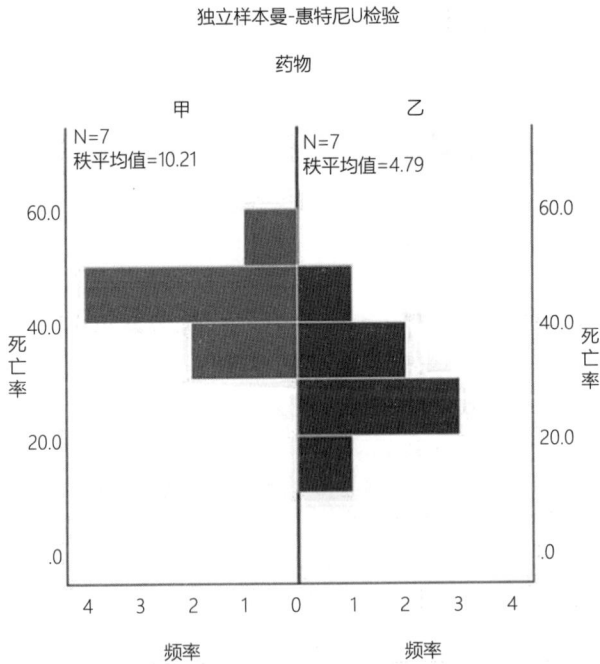

第四节 多组独立样本比较的秩和检验

一、方法原理

多组独立样本比较的秩和检验是由克鲁斯卡尔(Kruskal)和沃利斯(Wallis)在威尔科克森两样本秩和检验的基础上扩展而来,又称 Kruskal – Wallis H 检验,用于推断连续变量或有序分类变量的多个总体的分布有无差别。对于多组连续变量独立样本的比较,首选单因素方差分析,但根据经验,本例中生存月数通常不服从正态分布,不满足方差齐的条件,故应用 Kruskal – Wallis H 检验。而有关多组有序分类变量的比较内容,详见列联表章节中的单向有序的列联表分析。

二、分析示例

某医院用三种方法治疗 15 例胰腺癌患者,每种方法各治疗 5 例,治疗后患者的生存月数见下表。问这三种方法对胰腺癌患者的疗效有无差别?

三种方法治疗胰腺癌后患者的生存月数比较(单位:个月)

甲法	乙法	丙法
3	6	2
4	9	3
7	10	5
8	12	7
8	13	8

三、研究假设

H_0:三种方法治疗后患者的生存月数的总体的中位数相等。

H_1:三种方法治疗后患者的生存月数的总体的中位数不全相等。

$\alpha = 0.05$

四、数据录入

1. 变量视图

名称:treat;标签:治疗方法;值:1 = 甲法,2 = 乙法,3 = 丙法。

名称:month;标签:生存月数。

	名称	类型	宽度	小数位数	标签	值
1	treat	数字	8	0	治疗方法	{1, 甲法}…
2	month	数字	8	0	生存月数	无

2. 数据视图

	treat	month
1	1	3
2	1	4
3	1	7
4	1	8
5	1	8
6	2	6
7	2	9
8	2	10
9	2	12
10	2	13
11	3	2
12	3	3
13	3	5
14	3	7
15	3	8

五、操作流程

分析 — 非参数检验 — 独立样本

目标:在各个组之间自动比较分布(U)

字段:检验字段(T):生存月数

　　　　组(G):治疗方法

设置:定制检验(C)

　　　　克鲁斯卡尔－沃利斯单因素 ANOVA(K 个样本)(W)

运行

（1）下图指出了非参数检验对数据的要求:非参数检验不假定数据呈正态分布。至于目的,默认为在各个组之间自动比较分布,我们先不管它,因为还需要在其他地方进行设置。

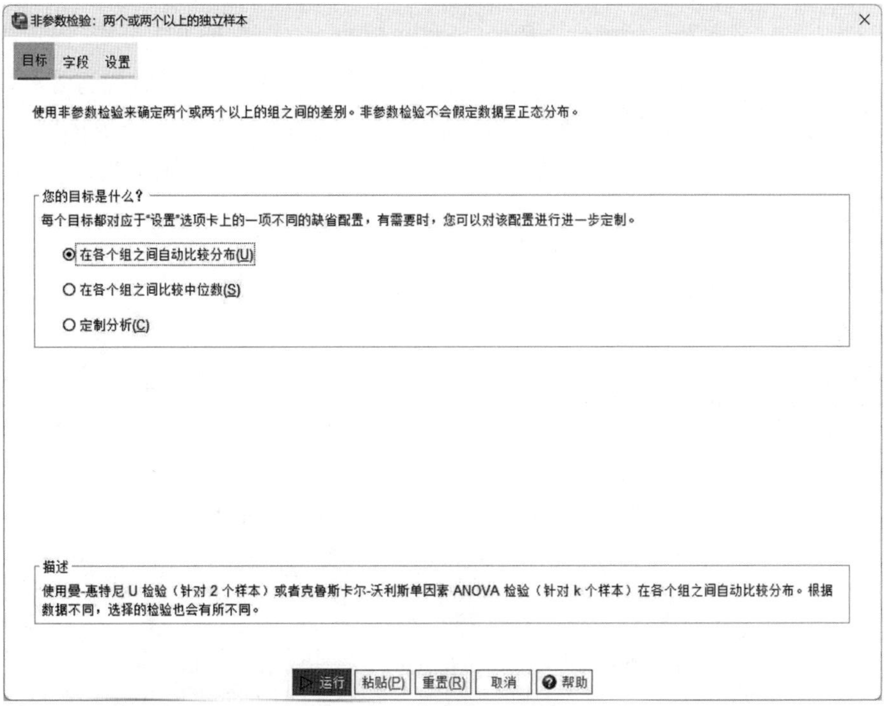

（2）下图为字段选项卡，检验字段（T）选入测量指标（生存月数），而组（G）选入分组变量（治疗方法）。值得注意的是，有时检验字段类型必须为数字，分组变量类型必须为字符，变量类型可在变量视图窗口进行修改。

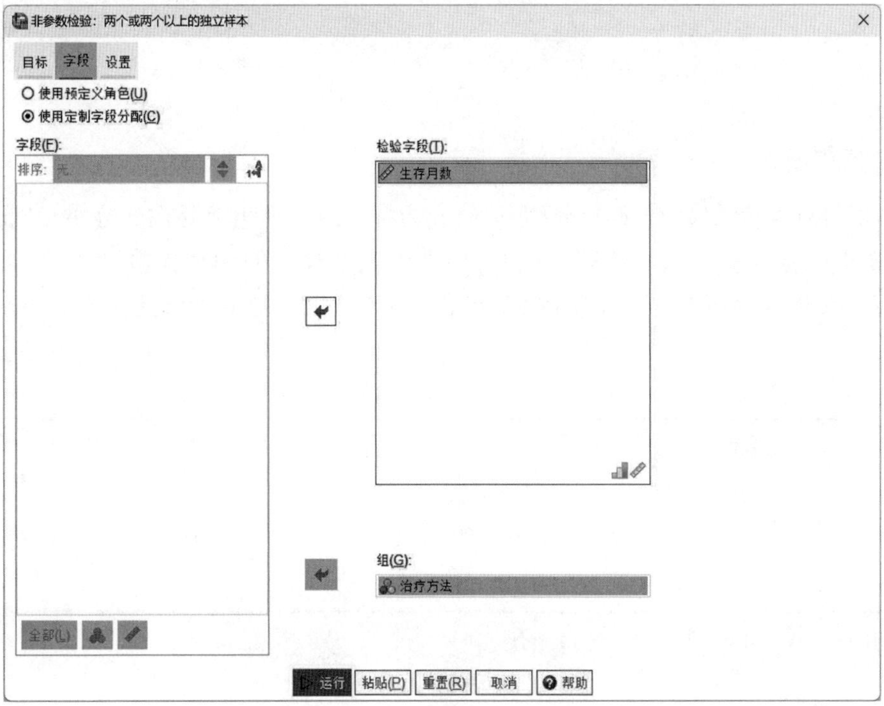

（3）在选择检验项目中,我们选用克鲁斯卡尔－沃利斯(Kruskal－Wallis)单因素 ANO-VA 检验,即常用的多样本比较的秩和检验,此处出现的 ANOVA,即方差分析,提示该检验与方差分析存在某种联系,其实克鲁斯卡尔－沃利斯单因素 ANOVA 就是首先将各组数据一起进行排序,将排序的结果形成新的秩变量,然后对新生成的秩变量进行常规单因素 ANOVA 分析。我们不应选择中位数检验,它虽然能直接检验多个样本所代表的各总体的中位数是否相同,但检验效能低,很难发现组间差别。

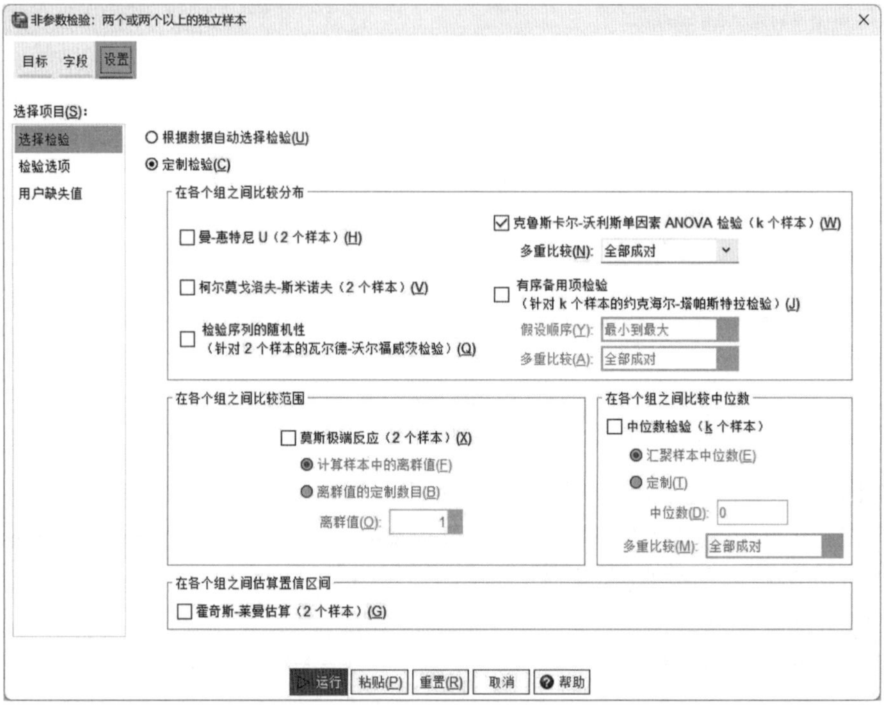

六、结果解释

（1）下表对检验结果做了简单介绍,原假设为各组患者的生存月数的分布相同,检验方法为独立样本克鲁斯卡尔－沃利斯检验,即多组独立样本的秩和检验,检验结果为 $P = 0.041 < 0.05$,因此可认为三种方法治疗后患者的生存月数的总体中位数有差异。

假设检验摘要

	原假设	检验	显著性[a,b]	决策
1	在治疗方法的类别中, 生存月数的分布相同	独立样本 克鲁斯卡尔－沃利斯 检验	.041	拒绝原假设

注:[a],显著性水平为 0.050;[b],显示了渐进显著性。

（2）下页上表给出了具体统计值,检验统计量校正 H 为 6.388,$P = 0.041 < 0.05$。

独立样本克鲁斯卡尔－沃利斯检验摘要

总计 N	15
检验统计	6.388[a]
自由度	2
渐进显著性（双侧检验）	.041

注：[a]，检验统计将针对绑定值进行调整。

（3）下图为箱式图（box plot），常用于描述不符合正态分布的连续变量的分布特征，它表现了连续型变量的 5 个特征值，即最小值、下四分位数（Q_1，即 25% 百分位数）、中位数（M，Median）、上四分位数（Q_3，即 75% 百分位数）和最大值。由 Q_1 和 Q_3 构成箱式图箱体部分，箱体的距离为四分位数间距（interquartile range，IQR）。Q_1 和最小值之间、Q_3 和最大值之间分别为"箱子"的上下两条"触须"，箱体中间的横线为该组的中位数。但需注意，纵轴所代表的生存月数并非原始数据，而是排序后形成的生存月数秩次，图形能帮助大家直观地感受各组的数据分布。

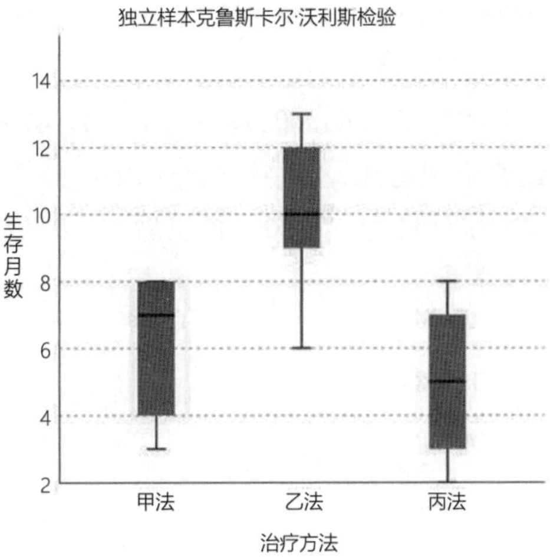

独立样本克鲁斯卡尔·沃利斯检验

（4）下表为三种治疗方法的两两比较结果。

治疗方法的成对比较

Sample 1 – Sample 2	检验统计	标准误差	标准检验统计	显著性	Adj. 显著性[a]
丙法－甲法	1.600	2.813	.569	.570	1.000
丙法－乙法	6.800	2.813	2.417	.016	.047
甲法－乙法	－5.200	2.813	－1.848	.065	.194

注：每行都检验"样本 1 与样本 2 的中位数相同"这一原假设。显示了渐进显著性（双侧检验）。显著性水平为 0.050。

[a]，已针对多项检验通过 Bonferroni 校正法调整显著性值。

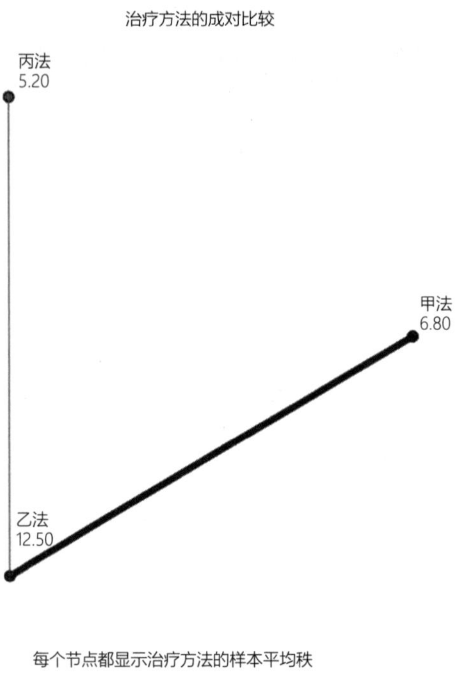

治疗方法的成对比较

每个节点都显示治疗方法的样本平均秩

- 丙法与甲法相比,检验统计量为 1.600,校正后 $P=1$,表明两组数据中位数不存在差异,差异无统计学意义。
- 丙法与乙法相比,检验统计量为 6.800,校正后 $P=0.047<0.05$,表明两组数据存在差异,差异有统计学意义;结合上图可知,乙法疗效优于丙法。
- 甲法与乙法相比,检验统计量为 -5.200,校正后 $P=0.194>0.05$,表明两组数据中位数不存在差异,差异无统计学意义。

相关分析

相关分析用于描述两个变量间联系的密切程度,它能反映当控制了其中一个变量取值后,另一个变量还有多大的变异程度。相关分析有一个显著的特点是变量不分主次,被置于同等地位。线性相关仅适用于二元正态分布资料,秩相关则适用于不服从二元正态分布或总体分布未知的资料以及等级资料。

一、相关分析与回归分析的关系

相关分析:两个变量均为结局变量,两变量共同变化,即互相依赖,如一个人的身高和体重。

回归分析:一个变量的变化依赖于另一个变量的变化,如儿子的身高与父亲的身高有某种依赖关系。

二、SPSS 相关分析模块

SPSS 软件中主要在分析下拉菜单项中的相关项实现,其包含的具体统计过程如下。

1. 双变量(bivariate):用于进行两个/多个变量间的参数/非参数相关分析,如果为多变量,则给出两两相关的分析结果。这是最常用的相关分析过程,本章所述的线性相关和秩相关均在此过程中进行。

2. 偏相关(partial):如果需要进行相关分析的两个变量其取值均受其他变量的影响,可利用偏相关分析对其他变量进行控制,输出控制其他变量影响后的相关系数。

3. 距离(Distance):此过程可对同一变量内部各观察单位的数值或在各个不同变量间进行相似性或不相似性(距离)分析,前者可用于检测观察值的接近程度,后者则常用于考察各变量的内在联系。该过程一般不单独使用,而是作为因子分析、聚类分析和多维尺度分析的预分析过程,以帮助了解复杂数据集的内在结构,为进一步分析做准备。

第一节　线性相关

一、方法原理

两个随机变量 X、Y 呈线性趋势的关系称为线性相关(linear correlation),又称简单相关(simple correlation),其统计学指标为皮尔逊积矩相关系数(Pearson product moment coefficient)。

二、分析示例

某地一项膳食调查中,随机抽取了 14 名 40~60 岁的健康妇女,测得每人的基础代谢(kJ/d)与体重(kg)数据,试分析这两项指标间有无关联。

14 名中年健康妇女的基础代谢与体重的测量值

编号	基础代谢 (kJ/d)	体重 (kg)	编号	基础代谢 (kJ/d)	体重 (kg)
1	4175.6	50.7	8	3970.6	48.6
2	4435.0	53.7	9	3983.2	44.6
3	3460.2	37.1	10	5050.1	58.6
4	4020.8	51.7	11	5355.5	71.0
5	3987.4	47.8	12	4560.6	59.7
6	4970.6	62.8	13	4874.7	62.1
7	5359.7	67.3	14	5029.2	61.5

三、研究假设

研究问题:基础代谢与体重是否呈直线相关关系。

四、数据录入

1. 变量视图

名称:x1;标签:基础代谢。

名称:x2;标签:体重。

	名称	类型	宽度	小数位数	标签	值
1	x1	数字	8	1	基础代谢	无
2	x2	数字	8	1	体重	无

2. 数据视图

	x1	x2
1	4175.6	50.7
2	4435.0	53.7
3	3460.2	37.1
4	4020.8	51.7
5	3987.4	47.8
6	4970.6	62.8
7	5359.7	67.3
8	3970.6	48.6
9	3983.2	44.6
10	5050.1	58.6
11	5355.5	71.0
12	4560.6	59.7
13	4874.4	62.1
14	5029.2	61.5

五、操作流程

1. step1 预分析:散点图

```
图形 — 图形画板模板选择器

基本:按住 CTRL 键选择基础代谢、体重两个变量 — 用鼠标选择右侧 散点图

详细:X:体重　Y:基础代谢

确定
```

（1）图形画板模板选择器是一个傻瓜式的操作程序,下图的基本界面用于设定入选变量和显示图形,选择多个变量时需要按住计算机键盘上的 CTRL 键,此处同时选择基础代谢和体重两个变量,右侧则选择需要的图形——散点图。

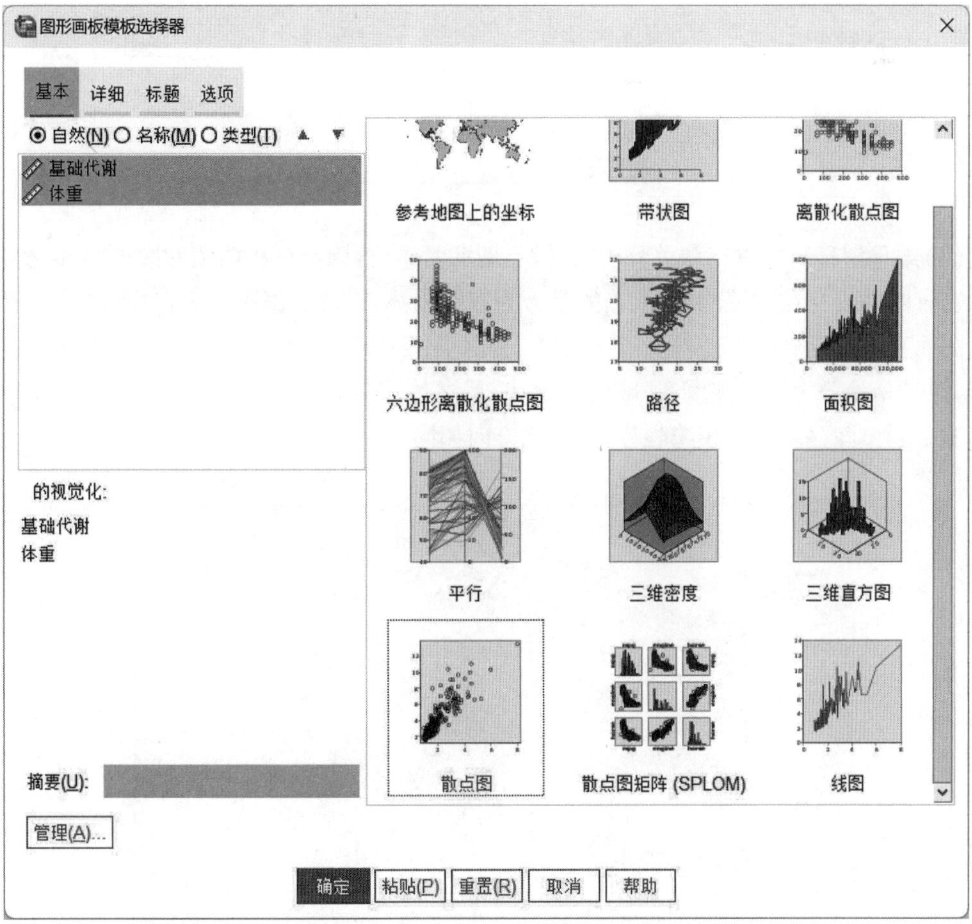

（2）如下图所示,详细对话框需设定 X 轴和 Y 轴,如果按照默认,图形 X 轴为基础代谢,Y 轴为体重,此处需重新设置,将 X 轴设为体重、Y 轴设为基础代谢。

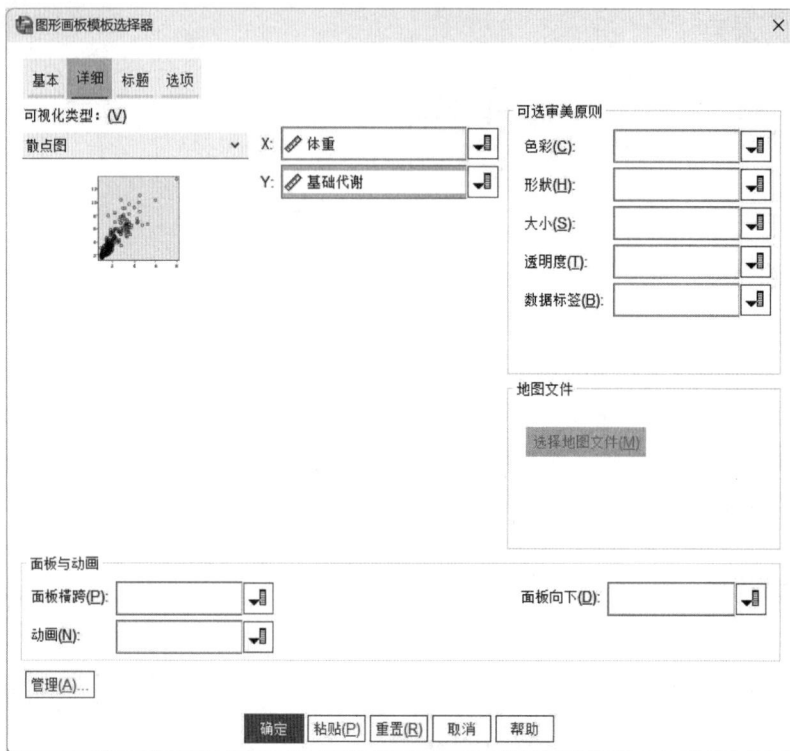

（3）结果解释。在进行相关分析时,散点图非常重要,因此分析前须做散点图,以初步判断两变量间是否存在相关趋势、该趋势是否为直线趋势,以及数据中是否存在异常点。忽视散点图而直接进行分析可能得出错误结论。从下图可以看出,基础代谢相同的人,体重存在差异,但是总趋势为体重越重,基础代谢越快,反之体重越轻,基础代谢越慢,说明基础代谢与体重之间可能存在线性相关趋势,且变化方向相同。

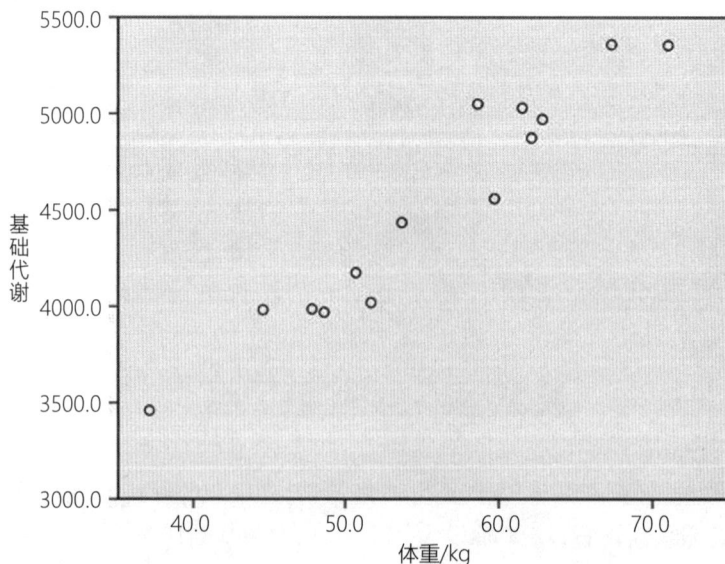

2. Step 2 正式分析

> 分析 —— 相关 —— 双变量
>
> 变量(V):基础代谢[x1],体重[x2]
>
> 相关系数:☑ 皮尔逊
>
> 确定

(1)下图的相关系数有三个选项,其主要区别体现在对两个变量的要求不同。

● 皮尔逊(N):皮尔逊相关系数,又称线性相关系数,是定量表述两个连续变量间线性关系密切程度和相关方向的统计指标。

● 肯德尔(Kendall)tau – b(K)和斯皮尔曼(S):两者均为等级相关统计指标。

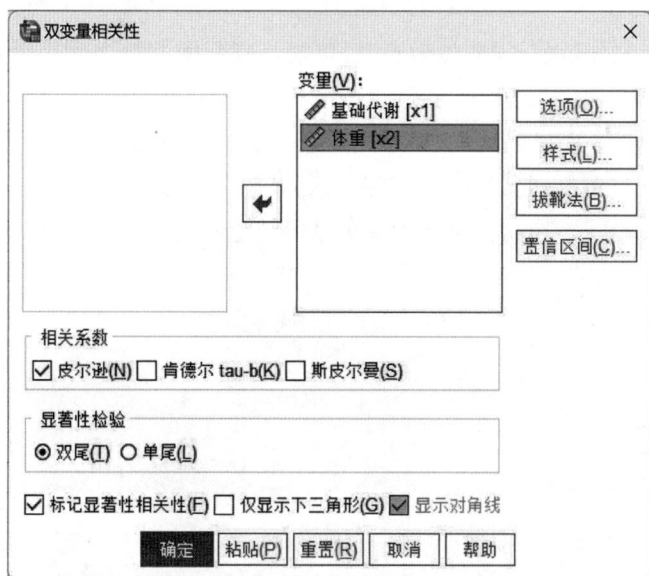

(2)结果解释。在下表的结果中,可见皮尔逊相关系数为 0.964,该数值给出两个信息,相关性大小为 0.964,相关系数绝对值为 0 到 1 之间(该值越大,代表相关性越强);并且给出了相关的方向,由于 0.964 > 0,说明两变量为正相关,即体重越重,则基础代谢越快。相关系数双侧检验的 P 值小于 0.01,说明该相关系数具有统计学意义。

● 皮尔逊相关系数用于描述线性相关,其数值介于 – 1 到 1 之间,当两变量相关性达到最大、散点呈一条直线时,取值为 – 1 或 1,正负号表示相关的方向;如两变量完全无关,则取值为 0。

相关性

变量		基础代谢	体重
基础代谢	皮尔逊相关性	1	.964**
	显著性（双尾）		<0.01
	个案数	14	14
体重	皮尔逊相关性	.964**	1
	显著性（双尾）	<0.01	
	个案数	14	14

注：**，在0.01级别（双尾），相关性显著。

六、注意事项

- 进行直线相关分析前，须先做散点图，以初步判断两变量之间是否存在相关趋势、该趋势是否为线性趋势，以及数据中是否存在异常点。
- 相关分析不代表因果关系，如某对夫妇生儿时种树，儿长树也高，相关关系有统计学意义，可两者并非因果关系，是时间变量与两者的潜在联系，造成了身高与树高相关的假象。两变量的相关系数有统计学意义，欲下因果关系的结论时，还需从专业角度进一步考量。

第二节　秩相关

一、方法原理

皮尔逊相关分析仅适用于呈二元正态分布的资料，对于不服从双变量正态分布的资料、总体分布未知的资料和原始数据用等级表示的资料，均不宜用皮尔逊相关系数来描述相关性，可采用秩相关（rank correlation），也称等级相关来描述两变量间的相关程度和方向。这类分析对原变量的分布无要求，属于非参数统计方法，其中最常用的统计量为斯皮尔曼（Spearman）秩相关系数，又称等级相关系数。

二、分析示例

某研究者观测了10例6个月到7岁的贫血患儿的血红蛋白与贫血体征，欲研究其相关性，结果见表，试进行秩相关分析。

贫血患儿的血红蛋白含量和贫血体征

患者编号	1	2	3	4	5	6	7	8	9	10
血红蛋白含量（g/dL）	5.0	5.8	6.1	7.3	8.8	9.1	11.1	12.3	13.5	13.8
贫血体征	+++	++	+	−	++	++	−	−	−	−

三、研究假设

研究问题:血红蛋白和贫血体征之间是否具有相关性。

四、数据录入

1. 变量视图

名称: x1;标签:血红蛋白含量。

名称: x2;标签:贫血体征。

	名称	类型	宽度	小数位数	标签	值
1	x1	数字	8	1	血红蛋白含量	无
2	x2	数字	8	1	贫血体征	无

2. 数据视图

贫血体征为等级变量,需用数值来表示,0 代表"−",1 代表"＋",2 代表"＋＋",3 代表
"＋＋＋"。

	x1	x2
1	5.0	3.0
2	5.8	2.0
3	6.1	1.0
4	7.3	.0
5	8.8	2.0
6	9.1	2.0
7	11.1	.0
8	12.3	.0
9	13.5	.0
10	13.8	.0

五、操作流程

分析 —— 相关 —— 双变量相关性

变量(V):血红蛋白含量[x1] 贫血体征[x2]

相关系数: ☑ 斯皮尔曼(S)

确定

下图中相关系数有三个选项,此处选择斯皮尔曼(S)。

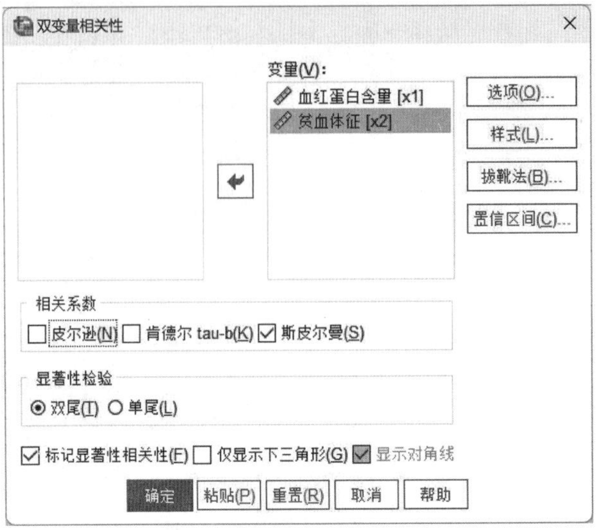

六、结果解释

从下表可见,斯皮尔曼相关系数为 −0.741,该数值给出两个信息,相关性大小为0.741,相关系数绝对值大小在0到1之间(此值越大,代表相关性越强);并且给出了相关的方向,由于 −0.741 <0,说明两变量为负相关,即血红蛋白含量越高,则贫血体征等级越低。相关系数的双侧检验结果,$P = 0.014 < 0.05$,说明该相关系数具有统计学意义。

相关性

			血红蛋白含量	贫血体征
斯皮尔曼 Rho	血红蛋白含量	相关系数	1.000	− .741[*]
		显著性(双尾)	.	.014
		N	10	10
	贫血体征	相关系数	− .741[*]	1.000
		显著性(双尾)	.014	.
		N	10	10

注:[*],在0.05级别(双尾),相关性显著。

七、注意事项

- 对于相同数据,斯皮尔曼相关系数和肯德尔相关系数的绝对值均小于皮尔逊相关系数,这是在秩变换或者数据有序分类处理时损失信息所致。
- 斯皮尔曼相关系数的计算公式可以完全套用皮尔逊相关系数的计算公式,公式中的X值和Y值用对应的秩次代替即可。

第八章

线性回归分析

一、模型概述

皮尔逊积矩相关系数或斯皮尔曼秩相关系数描述两变量联系的密切程度和方向,两变量均为结果变量,不分主次。但在实际研究中,常需要通过可测或易测的变量对未知或难测的变量进行估计,以达到预测目的。例如,用患病幼儿月龄预测其体重,从而方便医生确定用药剂量,避免幼儿称重带来的不便;或用身高或体重这些易测量指标来估计体表面积等相对难测的指标等。回归分析(regression analysis)是研究一个变量如何随另一些变量变化的常用方法。

二、因变量与自变量

被估计或被预测的变量称为因变量(dependent variable)、反应变量(response variable)或结果变量,常用 y 表示。y 所依存的变量称为自变量(independent variable)、解释变量(explanatory variable)或预测因子(predictor),常用 x 表示。

三、模型解释

因变量只能有一个,自变量可有一个或多个,若自变量为 p 个,那么 p 个自变量用向量形式表示为 $(x_1, x_2, \ldots, x_p)$,设有 n 例观察对象,第 i 例($i = 1, 2, \ldots, n$)的一组观察值为 $(y_i, x_{i1}, x_{i2}, \ldots, x_{ip})$。当自变量和因变量之间存在线性关系时,应用线性模型能很好刻画它们之间的关系:

$$y_i = \hat{y}_i + e_i = b_0 + b_1 x_{i1} + \ldots + b_p x_{ip} + e_i$$

可见,实测值 y_i 由两部分组成,第一部分为估计值,用 $\hat{y}$ 表示,读作 y hat,即给定各自变量取值时因变量 y 的估计值,表示由自变量决定的部分;第二部分为残差 e_i,是因变量实测值 y 与估计值 $\hat{y}$ 之间的差值,表示不由自变量决定的部分。残差对于判断数据是否符合线性回归分析的条件、判断当前建立的模型是否成立、判断是否还有别的变量需要引入模型等一系列问题有重要参考价值。

模型如果剔除残差 e_i,就可以得到公式 $\hat{y}_i = b_0 + b_1 x_{i1} + \ldots + b_p x_{ip}$

b_0 为截距(intercept),在回归方程中又称为常数项(constant),表示各自变量取值为 0 时 y 的估计值。

$b_n x_{in}$ 中 b_n 为偏回归系数(partial regression coefficient),简称回归系数,表示其他自变量不变,x_{in} 每改变一个单位时,所预测的 y 的平均变化量。

第一节　简单线性回归分析

一、方法原理

简单线性回归分析是寻找因变量数值随自变量的变化而变化的直线趋势,并在散点图上找到一条这样的直线,相应的方程称为直线回归方程,通过回归方程可解释两变量之间的关系。如果将两事物的取值分别定义为变量 x 和 y,则可用回归方程 $\hat{y} = a + bx$ 来描述其关系,但需要注意以下两点。

- 变量 x 称为自变量,而 y 为因变量,一般来讲应当有理由认为是 x 的变化致使 y 发生变化。
- $\hat{y}$ 不是一个确定的数值,而是对某个确定 x 的总体相应的 y 值平均值的估计。

二、分析示例

某地一项膳食调查中,随机抽取了 14 名 40～60 岁的健康妇女,测得每人的基础代谢(kJ/d)与体重(kg)数据,试拟合直线回归模型。

14 名中年健康妇女的基础代谢与体重的测量值

编号	基础代谢（kJ/d）	体重（kg）	编号	基础代谢（kJ/d）	体重（kg）
1	4175.6	50.7	8	3970.6	48.6
2	4435.0	53.7	9	3983.2	44.6
3	3460.2	37.1	10	5050.1	58.6
4	4020.8	51.7	11	5355.5	71.0
5	3987.4	47.8	12	4560.6	59.7
6	4970.6	62.8	13	4874.7	62.1
7	5359.7	67.3	14	5029.2	61.5

三、研究假设

研究问题:基础代谢与体重之间的回归分析。

四、数据录入

1. 变量视图

名称:y;标签:基础代谢。

名称:x;标签:体重。

	名称	类型	宽度	小数位数	标签	值
1	y	数字	8	1	基础代谢	无
2	x	数字	8	1	体重	无

2. 数据视图

	y	x
1	4175.6	50.7
2	4435.0	53.7
3	3460.2	37.1
4	4020.8	51.7
5	3987.4	47.8
6	4970.6	62.8
7	5359.7	67.3
8	3970.6	48.6
9	3983.2	44.6
10	5050.1	58.6
11	5355.5	71.0
12	4560.6	59.7
13	4874.4	62.1
14	5029.2	61.5

五、操作流程

1. Step 1 预分析：散点图

图形 — 图形画板模板选择器

基本：按住 CTRL 键选择基础代谢、体重两个变量 — 用鼠标选择右侧 散点图

详细：X：体重　Y：基础代谢

确定

（1）图形画板模板选择器是一个傻瓜式的操作程序，下图的基本界面是用来设定入选变量和显示图形的，选择多个变量时需要按住计算机键盘上的 CTRL 键，同时选择基础代谢和体重两个变量，在右侧选择需要的图形——散点图。

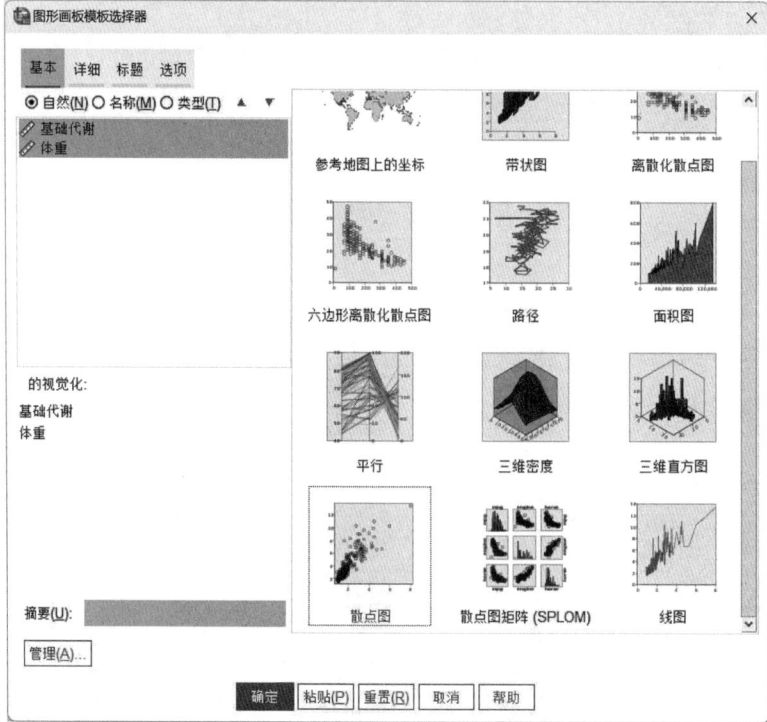

（2）如下图所示，详细对话框需要设定 X 轴和 Y 轴，如果按照默认，图形 X 轴为基础代谢、Y 轴为体重，此处需要重新设置，将 X 轴设为体重、Y 轴设为基础代谢。

（3）结果解释：从下图可以看出，因变量 Y 基础代谢和自变量 X 体重之间呈直线趋势，线性关系（linear）成立。

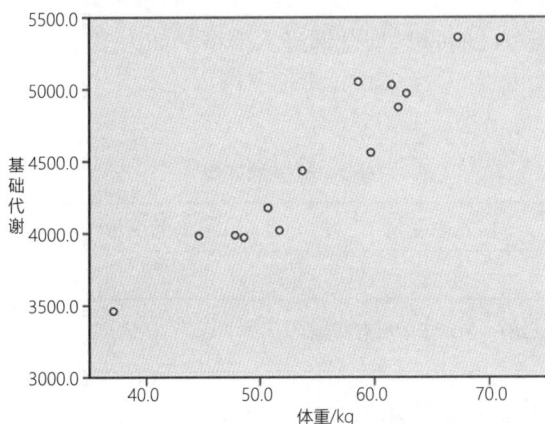

2. Step 2 正式分析

```
分析 — 回归 — 线性
因变量(D)：基础代谢［y］
自变量(I)：体重［x］
确定
```

（1）下图为线性回归方程的主对话框，设定非常简单。

• 因变量（D）：因变量，又称反应变量，在简单线性回归和多重线性回归中因变量只有一个，本例指基础代谢。

• 自变量（I）：自变量，又称解释变量或预测因子，本例指体重。自变量与因变量的关系，即判断体重是否影响基础代谢。

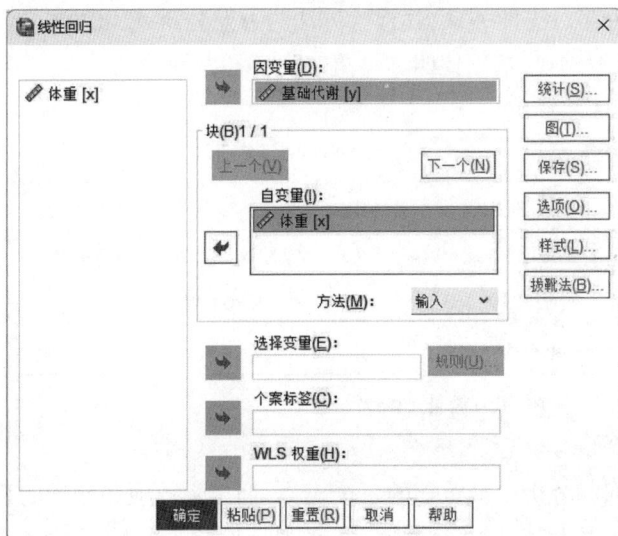

（2）结果解释。

1）下表是拟合过程中变量进入/退出模型的记录，由于此处只引入一个自变量，故只出现模型1（多重回归中会依次出现多个回归模型）。该模型中体重 X 为进入变量，没有除去变量，进入/退出方法为输入（enter），即全部进入模型。如为多重线性回归，该表内容会因拟合方法的不同而不同。

输入/除去的变量[a]

模型	输入的变量	除去的变量	方法
1	体重[b]	.	输入

注:[a],因变量:基础代谢;[b],已输入所请求的所有变量。

2）下表为拟合模型的拟合优度简报，其重要指标为 R^2（R square），称为决定系数（coefficient determination），为相关系数的平方。R^2 取值在 0 到 1 之间，且无单位。它反映回归贡献的相对程度，即在因变量 Y 的总变异中回归关系所能解释的比例。在实际应用中，通过决定系数反映回归的实际效果。如下表中，$R^2 = 0.930$，说明 40~60 岁健康妇女的体重信息大约可以解释自身基础代谢信息量的 93%，还有剩余 7% 的信息量则应通过体重以外的因素来解释，这说明用体重来预测基础代谢的实际效果较佳。

模型摘要

模型	R	R^2	调整后 R^2	标准估算的错误
1	.964[a]	.930	.924	165.1311

注:[a],预测变量:(常量),体重。

3）下表对拟合模型进行检验，其假设检验为总体回归系数 β 是否为 0，在本例中指基础代谢与体重之间是否存在线性关系，其检验方法为方差分析或 t 检验。本例中 $F = 158.361$，$P < 0.05$，说明 $\beta = 0$ 不成立，基础代谢和体重之间存在线性关系。

ANOVA[a]

模型		平方和	自由度	均方	F	显著性
1	回归	4318227.549	1	4318227.549	158.361	.000[b]
	残差	327219.463	12	27268.289		
	总计	4645447.012	13			

注:[a],因变量:基础代谢。[b],预测变量:(常量),体重。

4）下表是线性回归分析中最重要的一个表格，列出常数项和变量的系数（包括非标准化系数和标准化系数），并对其是否有统计学意义进行检验，一般常数项检验值不用看，t 检验的结果与上一个表格的方差分析结果是一致的。最后得到的回归方程为 $Y = 1106.788 + 61.423X$。

系数[a]

模型		未标准化系数		标准化系数	t	显著性
		B	标准错误	Beta		
1	（常量）	1106.788	274.534		4.032	.002
	体重	61.423	4.881	.964	12.584	.000

注：[a]，因变量：基础代谢。

六、注意事项

• 进行直线回归分析前，应先做散点图，以初步判断两变量之间是否存在回归趋势、该趋势是否为线性趋势，以及数据中是否存在异常点。

• 相关分析和回归分析具有密切联系，如果要用统计指标对变量联系的密切程度进行描述，则应进行相关分析；如果希望反映一个变量的变化对另一变量的影响大小，则应使用回归分析。相关系数大小反映了两个变量联系的密切程度，而回归系数反映了 x 和 y 对应的平均变化量关系，两者的正负号和假设检验是一致的，但两者没有定量的对应关系。

• 估计值与每个实测值之间的差称为残差，反映了因变量 y 除自身 x 以外的其他所有未进入该模型或未知但可能与 y 有关的随机和非随机因素共同引起的变异，是不能由 x 直接估计的部分。

• 回归方程中的参数 a 和 b 一般通过最小二乘法原理来估计。所谓最小二乘法原理是使坐标中从每一对 x 变量和 y 变量所对应的点到回归直线的纵向距离的平方和最小，即使残差平方和最小。

第二节 多重线性回归分析

一、方法原理

多重线性回归（multiple linear regression）是研究一个连续性因变量和多个自变量之间线性关系的统计学分析方法，是简单线性回归的延伸和拓展，其基本原理与简单线性回归一致。

二、分析示例

为了研究有关糖尿病患者体内脂联素水平的影响因素，某医师测定了 30 名患者的体重指数（kg/m²）、病程（年）、瘦素（ng/mL）、空腹血糖（mmol/L）及脂联素（ng/mL）水平，数据见下表。

脂联素水平与相关因素的测量数据

体重指数 (X_1)	病程 (X_2)	瘦素 (X_3)	空腹血糖 (X_4)	脂联素 (Y)	体重指数 (X_1)	病程 (X_2)	瘦素 (X_3)	空腹血糖 (X_4)	脂联素 (Y)
24.22	10.0	5.75	13.6	29.36	24.14	5.0	10.21	7.4	16.01
24.22	3.0	9.32	6.2	14.31	26.45	4.0	19.31	5.1	19.03
19.03	15.0	2.50	11.1	26.08	25.22	2.3	8.65	7.6	17.46
23.39	3.0	5.66	9.7	19.62	27.22	3.0	8.54	8.6	20.36
19.49	4.0	2.83	7.3	42.82	25.93	6.0	7.21	8.9	15.92
24.38	6.0	6.86	7.3	22.76	26.99	12.0	8.75	7.0	15.34
19.03	2.9	3.22	7.7	31.00	25.71	7.0	13.07	13.5	8.05
21.11	9.0	4.90	6.0	17.28	28.41	4.0	8.90	13.5	12.31
23.32	5.0	3.54	6.7	30.25	26.39	4.0	23.26	8.2	5.59
24.34	2.0	4.51	7.2	24.28	28.73	10.0	19.05	6.9	8.59
23.82	8.0	8.47	9.1	18.94	27.46	16.0	19.44	6.5	8.89
22.86	20.0	9.92	8.1	16.08	27.99	10.0	17.33	6.1	14.10
24.49	12.0	6.01	7.0	29.50	28.41	2.0	14.59	6.8	11.74
23.37	6.0	4.31	6.3	25.64	30.69	1.5	22.06	8.1	5.18
20.81	7.0	3.46	7.1	32.26	29.39	3.0	20.56	7.5	6.12

三、研究假设

研究问题:研究脂联素水平 Y 与相关因素(体重指数 X_1、病程 X_2、瘦素 X_3、空腹血糖 X_4)之间的关系。

四、数据录入

1. 变量视图

名称：X1;标签:体重指数。

名称：X2;标签:病程。

名称：X3;标签:瘦素。

名称：X4;标签:空腹血糖。

名称：Y;标签:脂联素。

	名称	类型	宽度	小数位数	标签	值
1	X1	数字	8	2	体重指数	无
2	X2	数字	8	2	病程	无
3	X3	数字	8	2	瘦素	无
4	X4	数字	8	2	空腹血糖	无
5	Y	数字	8	2	脂联素	无

2. 数据视图(部分)

	X1	X2	X3	X4	Y
1	24.22	10.00	5.75	13.60	29.36
2	24.22	3.00	9.32	6.20	14.31
3	19.03	15.00	2.50	11.10	26.08
4	23.39	3.00	5.66	9.70	19.62
5	19.49	4.00	2.83	7.30	42.82
6	24.38	6.00	6.86	7.30	22.76
7	19.03	2.90	3.22	7.70	31.00
8	21.11	9.00	4.90	6.00	17.28
9	23.32	5.00	3.54	6.70	30.25
10	24.34	2.00	4.51	7.20	24.28
11	23.82	8.00	8.47	9.10	18.94
12	22.86	20.00	9.92	8.10	16.08

五、操作流程

分析—回归—线性

因变量(D):脂联素[Y]

自变量(I):体重指数[X1],病程[X2],瘦素[X3],空腹血糖[X4]

方法(M):步进

图(T) 直方图(H),正态概率图(R) — 继续

确定

1. 下图为线性回归方程的主对话框,设定与简单线性回归类似

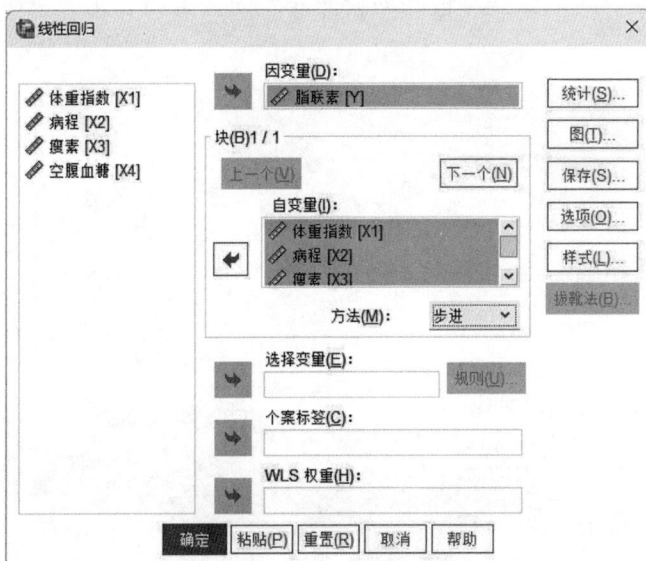

（1）因变量（D）：因变量，又称反应变量，在简单线性回归和多重回归中因变量只有一个，本例指脂联素 Y。

（2）自变量（I）：自变量，又称解释变量或预测因子，本例指体重指数 X_1、病程 X_2、瘦素 X_3 和空腹血糖 X_4 这四个变量。

（3）方法（M）：多重线性回归有输入法、步进法、除去法、后退法和前进法，本例选择步进法。下面重点介绍两种常用的方法——输入法和步进法。

● 输入法（enter）：即候选自变量全部纳入模型，不进行任何筛选，输入法为默认选项。输入法的结果使所有候选变量的 P 值均显示出来，当然也包括无统计学意义的变量，仅适用于自变量数量不太多的情况。

● 步进法（stepwise）：又称逐步回归法，对自变量按照一定的纳入和排除标准反复进行引入、剔除，直到没有变量被引入也没有变量被剔除为止。从实际应用上说，步进法应用最广泛。

2. 线性回归模型有四个基本条件

（1）线性趋势：自变量和因变量的关系是线性的，如果不是，则不能采用线性回归来分析，这可以通过散点图来判断。

（2）独立性：可表述为因变量 Y 的取值互相独立，它们之间没有联系。在模型中，要求残差间相互独立，不存在自相关。

（3）正态性：对于自变量的任何一个线性组合，因变量 Y 服从正态分布，实际要求残差服从正态分布。

（4）方差齐性：对于自变量的任何一个线性组合，因变量 Y 的方差均相同，实际要求残差的方差齐。

故残差分析是回归诊断的一个重要环节，考察残差是否服从正态分布可以通过绘制标准化残差的直方图和正态概率图（PP 图）进行（如下图）。因变量与自变量呈非线性关系、残差方差不齐、观察值间不独立等情况均会使残差的直方图和正态概率图表现出非正态特征。

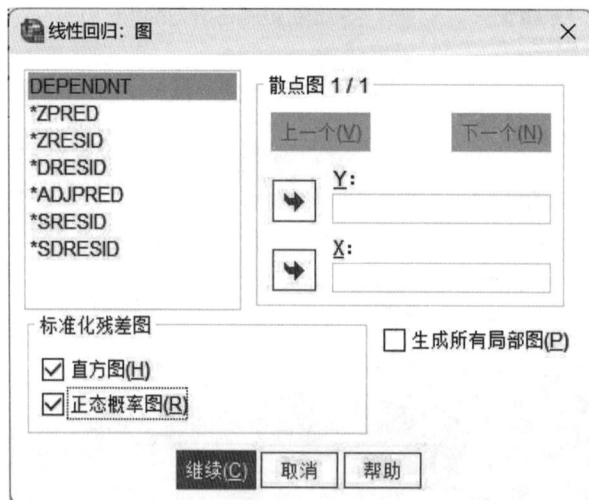

六、结果解释

（1）下表依次列出了模型筛选过程，模型 1 引入了变量瘦素 X3，而模型 2 引入了变量体重指数 X1，另外两个变量均未达到进入标准，最终没有被纳入。右侧注明的方法为步进法，即逐步回归法，其纳入标准为要输入的 F 的概率 $\leqslant 0.050$，排除标准为要除去的 F 的概率 $\geqslant 0.100$。

输入/除去的变量[a]

模型	输入的变量	除去的变量	方法
1	瘦素	.	步进(条件:要输入的 F 的概率 < =0.050,要除去的 F 的概率 > =.100)。
2	体重指数	.	步进(条件:要输入的 F 的概率 < =0.050,要除去的 F 的概率 > =.100)。

注:[a],因变量:脂联素。

（2）下表为拟合模型的拟合优度情况简报，其重要指标为 R^2。R^2 取值在 0 到 1 之间，且无单位，反映了回归贡献的相对程度，即在因变量 Y 的总变异中回归关系所能解释的比例。在实际应用中，通过决定系数反映回归的实际效果。如模型 1 中有变量瘦素，$R^2 = 0.657$，说明瘦素可以解释脂联素信息量的 65.7%，而模型 2 中有变量瘦素和体重指数，$R^2 = 0.707$，说明这两个变量可解释脂联素信息量的 70.7%。可见，从上至下随着新变量的引入，模型可解释的变异占总变异的比例越来越高。

模型摘要[c]

模型	R	R^2	调整后 R^2	标准估算的错误
1	.811[a]	.657	.645	5.45091
2	.841[b]	.707	.685	5.13104

注:[a],预测变量:(常量),瘦素。[b],预测变量:(常量),瘦素,体重指数。[c],因变量:脂联素。

（3）下表继续对各拟合模型进行检验，即两个模型是否有统计学意义，模型 1 中，$F = 53.626$，$P < 0.01$；模型 2 中，$F = 32.560$，$P < 0.01$，可见两模型均有统计学意义。

ANOVA[a]

模型		平方和	自由度	均方	F	显著性
1	回归	1593.353	1	1593.353	53.626	.000[b]
	残差	831.948	28	29.712		

续表

模型		平方和	自由度	均方	F	显著性
2	总计	2425.301	29			
	回归	1714.458	2	857.229	32.560	.000[c]
	残差	710.844	27	26.328		
	总计	2425.301	29			

注:[a],因变量:脂联素。[b],预测变量:(常量),瘦素。[c],预测变量:(常量),瘦素,体重指数。

（4）下表是线性回归分析中最重要的一个表格,给出了模型 1 和模型 2 的常数项和各变量系数(包括非标准化系数和标准化系数),并对其是否有统计学意义进行检验。模型 2 为最终拟合结果,变量瘦素:$t = -3.112$,$P < 0.01$;体重指数:$t = -2.145$,$P < 0.05$,说明变量各项偏回归系数均有统计学意义,最后的回归方程为 $Y = 53.481 - 0.753X3 - 1.087X1$。

系数[a]

模型		未标准化系数		标准化系数	t	显著性
		B	标准错误	β		
1	（常量）	30.528	1.882		16.219	.000
	瘦素	−1.161	.159	−.811	−7.323	.000
2	（常量）	53.481	10.848		4.930	.000
	瘦素	−.753	.242	−.525	−3.112	.004
	体重指数	−1.087	.507	−.362	−2.145	.041

注:[a],因变量:脂联素。

（5）该表格反映了没进入模型的各个变量的检验结果。模型 1 中未引入模型的体重指数 X1 有统计学意义,说明模型需继续拟合;模型 2 中未引入模型的各变量均无统计学意义,因此模型不需要继续拟合,模型 2 为最终模型。

排除的变量[a]

模型		输入 Beta	t	显著性	偏相关	共线性统计
						容差
1	体重指数	−.362[b]	−2.145	.041	−.382	.381
	病程	−.027[b]	−.237	.814	−.046	.998
	空腹血糖	−.185[b]	−1.707	.099	−.312	.974

模型		输入 Beta	t	显著性	偏相关	共线性统计
						容差
2	病程	−.082[c]	−.756	.457	−.147	.947
	空腹血糖	−.147[c]	−1.385	.178	−.262	.937

注:[a],因变量:脂联素。[b],模型中的自变量:(常量),瘦素。[c],模型中的自变量:(常量),瘦素,体重指数。

残差统计[a]

	最小值	最大值	平均值	标准偏差	个案数
预测值	3.5096	30.9125	18.8290	7.68890	30
残差	−9.56432	12.65605	.00000	4.95094	30
标准预测值	−1.992	1.572	.000	1.000	30
标准残差	−1.864	2.467	.000	.965	30

注:[a],因变量:脂联素。

(6)下图是残差分析的直方图,图中的曲线为正态参考曲线,可见残差基本呈正态分布,说明该数据比较符合线性回归模型的适用条件,如独立性、正态性和方差齐性。

直方图
因变量: 脂联素

平均值=−1.81E-15
标准差=0.965
个案数=30

回归标准化残差

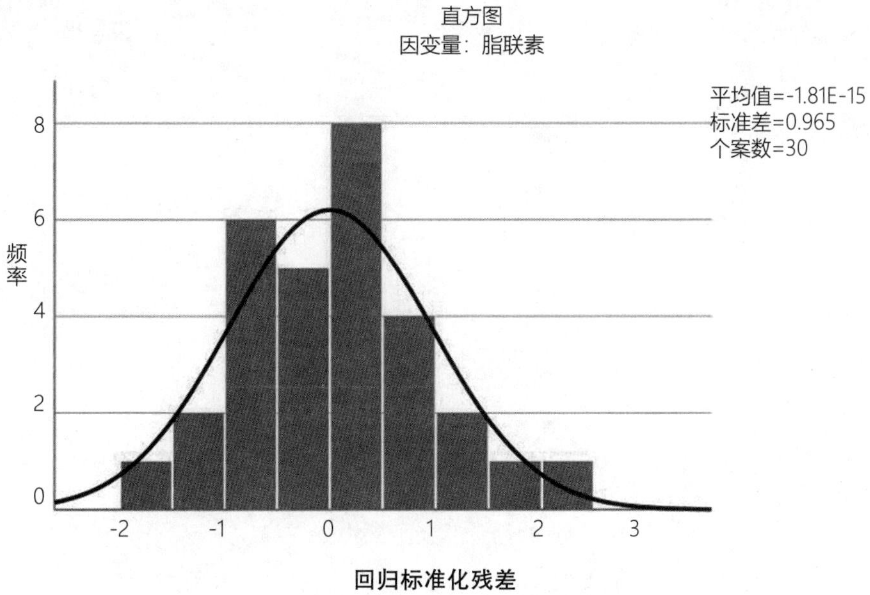

(7)下图为因变量实测累计概率和模型预期累计概率的正态 P – P 图,也可用于观察残差是否呈正态分布。可见散点基本围绕参考直线均匀分布,说明该数据比较符合线性回归模型的适用条件,如独立性、正态性和方差齐性。

回归 标准化残差 的正态P-P图
因变量：脂联素

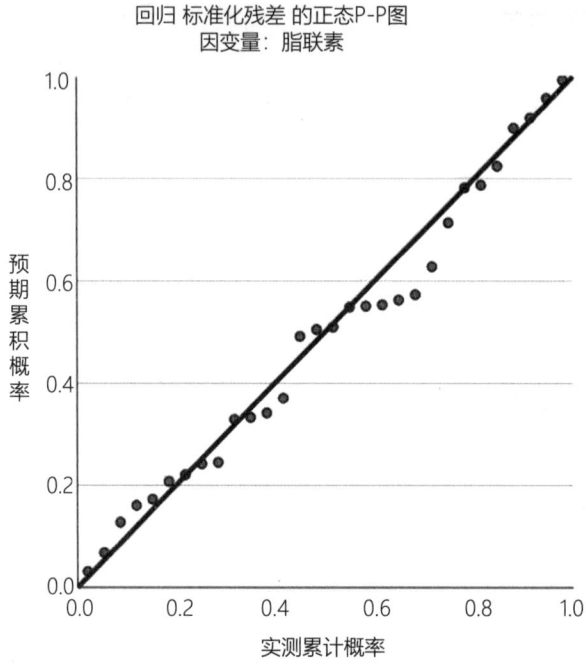

卡方（χ^2）检验

一、卡方（χ^2）检验的基本思想

χ^2检验判断的实际频数和理论频数的差别是否由抽样误差引起的，χ^2值的大小反映了实际频数与理论频数的吻合程度，在 H_0 成立的条件下，二者相差不会太大，即χ^2值不大。若χ^2值很大，超过了事先设定的检验水准所对应的χ^2界值（$\chi^2 \geqslant \chi^2_{0.05}$），则 $P < 0.05$，说明二者的较大差异由抽样误差引起的可能性很小，则拒绝 H_0，接受 H_1。

二、χ^2检验的用途

- 频数分布的拟合优度检验。
- 推断两变量或特征之间有无关联性。
- 推断完全随机设计下的两组或多组频数分布概率是否相同。
- 推断配对设计下两组频数分布概率是否相同。

三、SPSS 卡方分析模块

- 拟合优度检验在 分析 下拉菜单中 非参数检验 下的 单样本非参数检验 中实现。

- 关联性分析和四格表资料卡方检验均在 分析 下拉菜单中 描述统计 下的 交叉表 中实现。

➢ 交叉表（cross table）：是多个频数表的重组，表格中每个格子为列表变量特定值的组合。交叉列表可以检验属于多个变量的观察对象的频数。通过观察频数，可以辨别交叉列表中变量间的关系。2×2 表（四格表）是最为简单的交叉列表，只有两个变量，每个变量只有两个特定值。

第一节　一般四格表资料的卡方检验

一、方法原理

一般四格表资料的χ^2检验可以检验两个样本的总体分布是否相同，或者两个样本是否来自同一总体。

二、分析示例

将病情相似的 169 名消化性溃疡患者随机分成两组,分别用奥美拉唑镁片(洛赛克)与雷尼替丁两种药物治疗,4 周后疗效见下表。问两种药物治疗消化性溃疡所对应的愈合率有无差别?

两种药物治疗消化性溃疡 4 周后疗效(例)

处理	愈合 (疗效 =1)	未愈合 (疗效 =2)	合计
洛赛克(药物 =1)	64	21	85
雷尼替丁(药物 =2)	51	33	84
合计	115	54	169

三、研究假设

H_0:两药治疗消化性溃疡所对应的愈合率相同,$\pi_1 = \pi_2$

H_1:两药治疗消化性溃疡所对应的愈合率不同,$\pi_1 \neq \pi_2$

$\alpha = 0.05$

四、数据录入

1. 变量视图

名称:treat;标签:处理;值:1 = 洛赛克,2 = 雷尼替丁。

名称:result;标签:疗效;值:1 = 愈合,2 = 未愈合。

名称:weight;标签:权重。

	名称	类型	宽度	小数位数	标签	值
1	treat	数字	8	0	处理	{1, 洛赛克}…
2	result	数字	8	0	疗效	{1, 愈合}…
3	weight	数字	8	0	权重	无

2. 数据视图

需注意下图所示数据和四格表的差别。

	treat	result	weight
1	1	1	64
2	1	2	21
3	2	1	51
4	2	2	33

五、操作流程

```
数据(D) — 个案加权
⊙个案加权依据(W)
频率变量(F):权重[weight] — 确定
分析 — 描述统计 — 交叉表
行(O):处理[treat]  列(C):疗效[result]
统计(S) — ☑卡方(H) — 继续
单元格(E) — 计数  ☑实测
        百分比  ☑行(R)  ☑列(C) 总计(T) — 继续
确定
```

（1）下图是对数据的预定义，在 数据(D) 下拉菜单框中完成，即设置权重变量，该操作是四格表运算的基本操作。

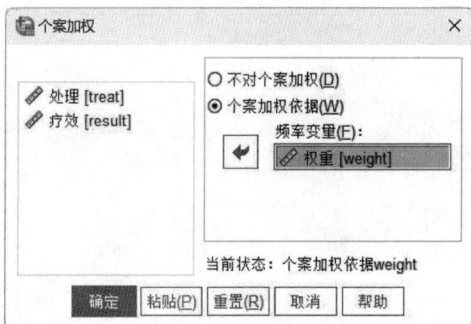

（2）下表是四格表 χ^2 检验的主对话框，主要设置行变量和列变量。该例中行变量指分组变量"处理[treat]"，列变量指结果变量"疗效[result]"。行变量和列变量的设置只对结果的排列产生影响，并不影响其统计结果。

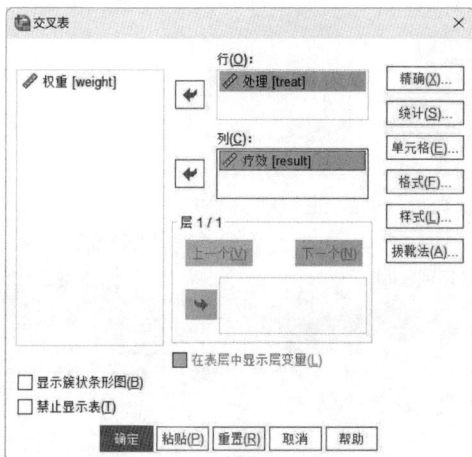

（3）如下图，选用卡方（H），该检验用于判断行变量、列变量是否独立。如果数据不满足卡方检验要求[不能有单元格的期望值（理论数 T）小于 1，不能有 20% 以上单元格的期望值小于 5]，则系统会在分析结果的最后给出警告，提示操作者采用确切概率法。

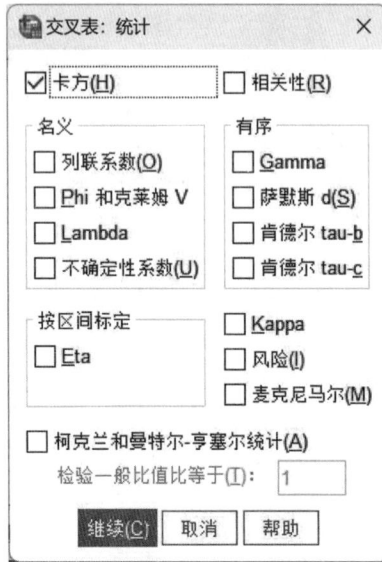

（4）下图所示选项是设置四格表资料 χ^2 检验的统计描述指标。实测（O）指原始数据，期望（E）指统计过程中的理论数，一般用处不大。各种百分比，如行（R）、列（C）及合计（T），均为四格表资料 χ^2 检验的统计描述内容，比较重要。

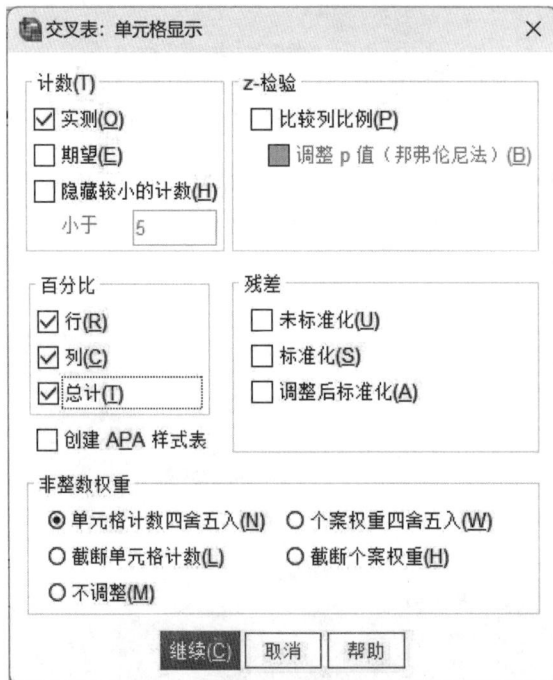

六、结果解释

(1)下表是处理记录缺失值情况报告,可见 169 例均为有效值。

个案处理摘要

	个案					
	有效		缺失		合计	
	N	百分比	N	百分比	N	百分比
处理 ＊ 疗效	169	100.0%	0	0.0%	169	100.0%

(2)下表标明了各百分比结果,百分比的含义关键是确定分子和分母,分子好确定,即各单元格的观察值(计数),分母则需要确定所对应的100%项,如洛赛克组中有3个百分比,占处理的百分比为75.3%,对应的100%项为处理的横向合计,即在洛赛克处理组中,治愈率为75.3%;占疗效的百分比值为55.7%,对应的100%项为纵向疗效值,即在所有愈合的病例中,由洛赛克治疗而愈合的占55.7%;占总计的百分比为37.9%,对应的100%项为右下角的总合计值,即洛赛克治疗愈合的病例占总病例的37.9%。在本例中,最重要的百分比为占处理的百分比,当然根据需要,大家可以选择不同的百分比作为统计描述值。

处理 ＊ 疗效交叉表

			疗效		总计
			愈合	未愈合	
处理	洛赛克	计数	64	21	85
		占处理的百分比	75.3%	24.7%	100.0%
		占疗效的百分比	55.7%	38.9%	50.3%
		占总计的百分比	37.9%	12.4%	50.3%
	雷尼替丁	计数	51	33	84
		占处理的百分比	60.7%	39.3%	100.0%
		占疗效的百分比	44.3%	61.1%	49.7%
		占总计的百分比	30.2%	19.5%	49.7%
总计		计数	115	54	169
		占处理的百分比	68.0%	32.0%	100.0%
		占疗效的百分比	100.0%	100.0%	100.0%
		占总计的百分比	68.0%	32.0%	100.0%

(3)下页表给出了一堆检验结果,如何选择统计结果,可参考如下判断标准:

当 $n \geqslant 40$ 且所有 $T \geqslant 5$ 时,用皮尔逊卡方检验,若所得 $P \approx 0.05$ 时,用 Fisher 确切概率法。

当 $n \geqslant 40$ 但有 $1 \leqslant T \leqslant 5$ 时,用连续性修正卡方检验。

当 $n < 40$ 或 $T < 1$ 时,用 Fisher 确切概率法。

本例 N = 169 $\geqslant$ 40,且下表[a]注释中说明 0 单元格的期望值(理论数,T)小于 5,即 $T \geqslant 5$ 成立,符合条件 1。皮尔逊卡方值检验,$\chi^2 = 4.130$,$P = 0.042 < 0.05$,说明两样本频率的差异具有统计学意义。结合前表中的百分比,可知洛赛克对应的愈合率为 75.3%,雷尼替丁对应的愈合率为 60.7%,可以认为用洛赛克治疗的愈合率比用雷尼替丁治疗的愈合率高。

卡方检验

	值	自由度	渐进显著性(双侧)	精确显著性(双侧)	精确显著性(单侧)
皮尔逊卡方	4.130[a]	1	.042		
连续性修正[b]	3.487	1	.062		
似然比	4.156	1	.041		
费希尔确切概率法				.049	.031
线性关联	4.106	1	.043		
有效个案数	169				

注:[a],0 个单元格(0.0%)的期望计数小于 5。最小期望计数为 26.84。[b],仅针对 2×2 表进行计算。

七、注意事项

· 连续性修正卡方检验只在四格表资料中才计算。

· 研究表明,在皮尔逊卡方检验、似然比卡方检验和 Fisher 确切概率法这三种方法中,似然比卡方检验最为准确,即使对于小样本也是如此。而 Fisher 确切概率法的分布假设在很多时候并不成立,因此建议大家多参考似然比卡方检验的结果。

第二节　配对四格表资料的卡方检验

一、方法原理

配对四格表资料的卡方检验又称为 McNemar(麦克尼马尔)检验,该检验方法将行变量与纵变量不一致的总例数(b + c)视为固定值,在此条件下进行推断无须考虑两变量一致的总例数 a 和 d 的大小,这类方法在统计学上称为条件推断方法。常用于配对设计的计数资料,如比较两种检验方法、培养方法或诊断方法的计算结果,其资料特点为对样本中各观察单位分别用两种方法处理,然后观察两种处理方法的计数结果。

二、分析示例

设有 132 份食品样本,把该样本一分为二,分别用两种检验方法进行沙门菌检验,检验结果如下,试比较两种检验方法的阳性结果是否有差别?

两种检验方法检验结果比较

甲法(a)	乙法(b)		合计
	阳性(b = 1)	阴性(b = 0)	
阳性(a = 1)	80	10	90
阴性(a = 0)	31	11	42
合计	111	21	132

三、研究假设

研究问题1:两种检验方法的阳性结果是否一致(一致性检验)?

研究问题2:两种检验方法结果的一致性程度如何(Kappa 检验)?

四、数据录入

1. 变量视图

名称:a;标签:甲法;值:0 = 阴性,1 = 阳性。

名称:b;标签:乙法;值:0 = 阴性,1 = 阳性。

名称:weight;标签:权重。

	名称	类型	宽度	小数位数	标签	值
1	a	数字	8	0	甲法	{0, 阴性}…
2	b	数字	8	0	乙法	{0, 阴性}…
3	weight	数字	8	0	权重	无

2. 数据视图

需注意下图中数据视图与四格表的差别。

	a	b	weight
1	1	1	80
2	0	1	31
3	1	0	10
4	0	0	11

五、操作流程

数据 — 个案加权(W)

⊙个案加权依据(W)

频率变量(F):权重[weight] — 确定

分析 — 描述统计 — 交叉表

行(O):甲法[a]　　　列(C):乙法[b]

统计(S) — ☑ Kappa　　☑ 麦克尼马尔(M) — 继续

确定

（1）下图是对数据的预定义界面，在 数据(D) 下拉菜单框中完成，即设置频率变量(F)权重，该操作是对四格表运算的基本操作。

（2）下图是四格表资料 χ^2 检验的基本对话框，主要设置行变量和列变量，在配对四格表资料中，行变量和列变量的地位是相等的。本例中，甲法和乙法的地位是相等的，因此无须特别区分，选入即可。行变量和列变量的设置只会对结果的排列产生影响，并不影响其统计结果。

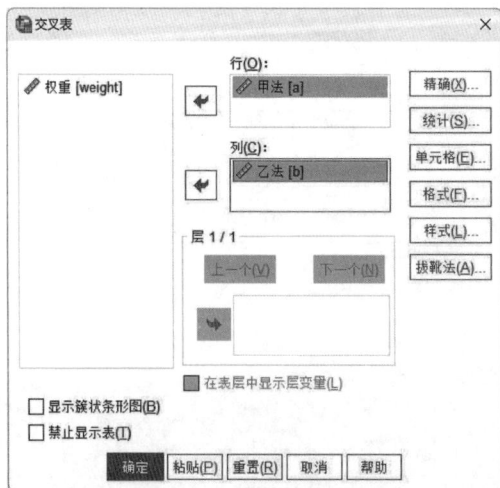

（3）选择相应统计量

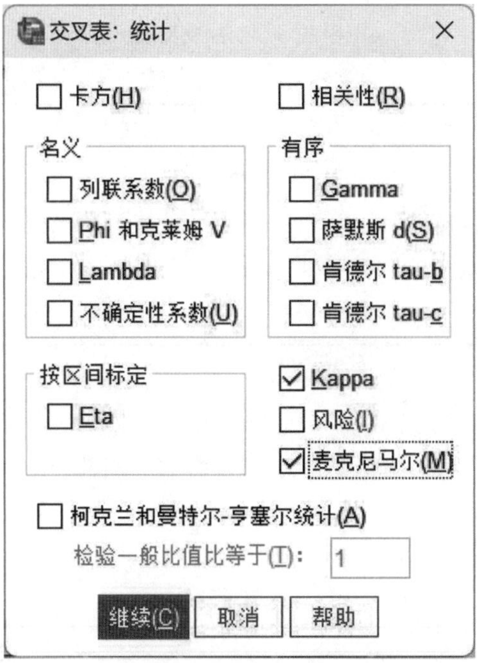

● Kappa(K)检验：又称一致性检验，反映两种方法检验结果的一致性，希望所有的频数都出现在主对角线上，这样一致性最好。一般认为 Kappa≥0.75 时表示两者一致性较好，0.75 > Kappa≥0.4 时表示两者一致性一般，Kappa < 0.4 时表示两者一致性较差。

● 麦克尼马尔(M)检验：即 McNemar 检验，配对卡方检验，研究两者在哪些地方不一致，即两者的诊断结果有怎样的偏向，计算时只利用不在主对角线的数据。

六、结果解释

（1）下表是处理记录缺失值情况报告，可见 132 例均为有效值。

个案处理摘要

	个案					
	有效		缺失		总计	
	N	百分比	N	百分比	N	百分比
甲法 ＊ 乙法	132	100.0%	0	0.0%	132	100.0%

（2）下表为原始四格表。

甲法 ＊ 乙法 交叉表

计数

		乙法		总计
		阴性	阳性	
甲法	阴性	11	31	42
	阳性	10	80	90
总计		21	111	132

（3）下表中，配对卡方检验结果，$P = 0.001 < 0.01$，认为甲法和乙法的阳性结果有差别。鉴于甲法阳性率 ＝ 90/132 ＝ 68.20％，乙法阳性率 ＝ 111/132 ＝ 84.09％，可认为乙法阳性率高于甲法的。

卡方检验

	值	精确显著性（双侧）
麦克尼马尔检验		.001[a]
有效个案数	132	

注：[a]，使用了二项分布。

（4）如下表，Kappa ＝ 0.174 ＜ 0.4，说明两者一致性较差；$P = 0.027 < 0.05$，说明 Kappa 值具有统计学意义。

对称测量

		值	渐近标准误差[a]	近似 T[b]	渐进 Sig.
协议测量	Kappa	.174	.086	2.206	.027
有效个案数		132			

注：[a]，未假定原假设。[b]，在假定原假设的情况下使用渐近标准误。

七、注意事项

- 有时可能出现 Kappa 检验与麦克尼马尔检验的结果相矛盾的情况，如 Kappa ≥ 0.75，说明两者一致性较好，但是麦克尼马尔检验的 $P < 0.05$ 说明两者的检验结果有差别。出现这样矛盾的结果是由于两者对信息的利用不一致造成的，Kappa 检验会利用列联表中的所用信息，而麦克尼马尔检验只利用非对角线单元格中的信息，即它只关心两者不一致的信息。因此，当两者出现矛盾时，主要参考 Kappa 检验结果。
- 甲、乙两种方法的配对检验中，若其中甲法为金标准（golden standard），研究乙法与甲法的一致性情况,来探讨是否可以用乙法替代甲法。这里就会出现假阳性和假阴性的概念。

➤ 假阳性率(false positive rate,FPR),又称误诊率或第 I 类错误,指实际无病但被认为有病的百分比。

➤ 假阴性率(false negative rate,FNR),又称漏诊率或第 II 类错误,指实际有病但被认为无病的百分比。

➤ 如本例以甲法为金标准,在 90 个病例中,乙法将 10 个病例被视为阴性,即假阴性率为 $10/90 = 11.1\%$;在 42 个非病例中,31 个被视为阳性,即假阳性率为 $31/42 = 73.8\%$,说明乙法的假阳性率较高,乙法容易将没病的人错判为有病。

第三节 分层卡方检验

一、方法原理

当层间存在混杂因素的时候,我们需要先对数据进行分层来消除该混杂因素对结果的影响,同时系统地对统计量进行调整。

二、分析示例

国外的口服避孕药(OC)剂量相当大,某次病例对照研究调查了口服避孕药与心肌梗死的关系,考虑到年龄是一个可能的混杂因素,将其也纳入调查,得到如下数据,请分析服用 OC 与心肌梗死有无关系。

	年龄 <40 岁		年龄 ≥40 岁	
	服用 OC	未服用 OC	服用 OC	未服用 OC
病例	21	26	18	88
对照	17	59	7	95
合计	38	85	25	183

三、研究假设

H_0:行变量与列变量无关联。

H_1:行变量与列变量有关联。

$\alpha = 0.05$

四、数据录入

1. 变量视图

名称:OC;标签:是否服用 OC;值:0 = 未服用,1 = 服用。

名称:case;标签:分组;值:0 = 对照,1 = 病例。

名称:age;标签:年龄;值:1 <40,2 ≥40。

名称：weight；标签：权重。

	名称	类型	宽度	小数位数	标签	值
1	OC	数字	8	0	是否服用OC	{0, 未服}...
2	case	数字	8	0	分组	{0, 对照}...
3	age	数字	8	0	年龄	{1, <40}...
4	weight	数字	8	0	权重	无

2. 数据视图

	OC	case	age	weight
1	1	1	1	21
2	1	0	1	17
3	0	1	1	26
4	0	0	1	59
5	1	1	2	18
6	1	0	2	7
7	0	1	2	88
8	0	0	2	95

五、操作流程

数据 — 个案加权（W）

个案加权依据（W）

频率变量（F）:权重［weight］ — 确定

分析 — 描述统计 — 交叉表

行（O）:是否服用 OC［OC］　列（C）:分组［case］　层 1/1:年龄［age］

统计（S） — ☑ 风险　☑ 柯克兰和曼特尔 – 亨塞尔统计（A） — 继续

确定

（1）下图是对数据的预定义界面,在 数据（D） 下拉菜单框中完成,即设置频率变量权重［weight］,该操作是对四格表运算的基本操作。

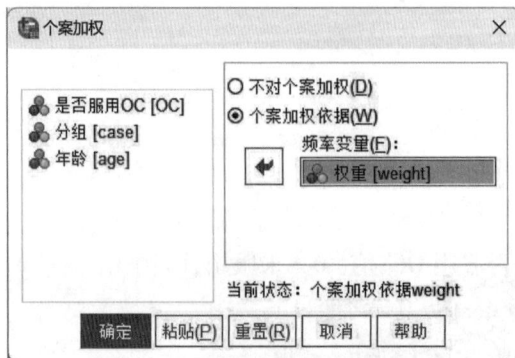

（2）下表是四格表 χ^2 检验的基本对话框,主要设置行变量和列变量,行变量指是否服用了 OC［OC］,列变量指分组［case］,分层变量指年龄［age］,也就是混杂因素。

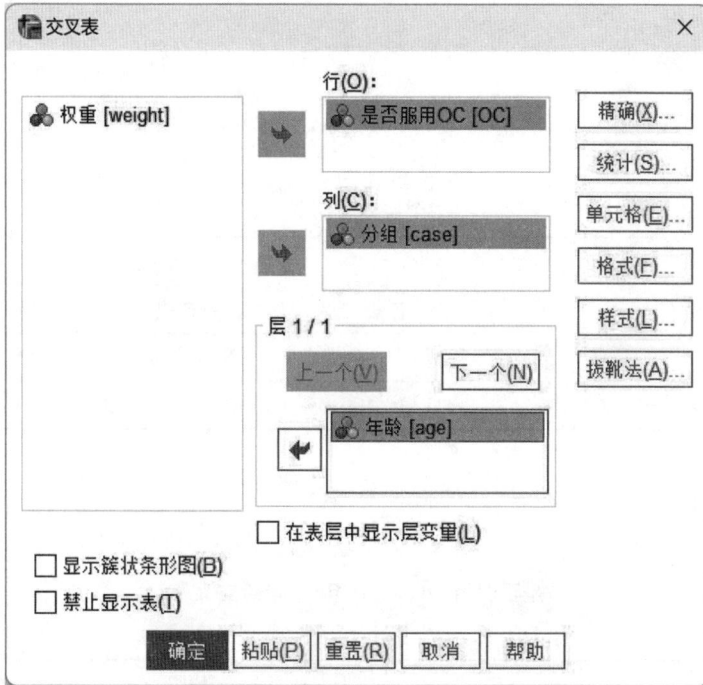

（3）选择相应统计量。

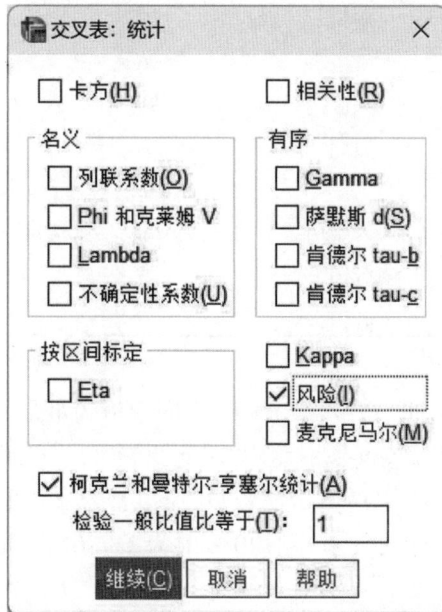

- 风险(I):软件会同时给出 *OR* 和 *RR* 值,研究者可根据研究的类型特征进行选择。
- 柯克兰(Cochran)统计和曼特尔 – 亨塞尔(Mantel-Haenszel)统计:即通常所说的

CMH 检验,适用于分类数据中含有混杂因素的情况,如此处的病例对照研究中,病例与是否服用 OC 中混杂了年龄因素,因此应进行分层卡方检验。最常见的应用是在多中心研究中进行调整而进行两组率的比较。

六、结果解释

(1)下表是处理记录缺失值情况报告,可见 331 例均为有效值。

个案处理摘要

	个案					
	有效		缺失		总计	
	N	百分比	N	百分比	N	百分比
是否服用 OC * 分组 * 年龄	331	100.0%	0	0.0%	331	100.0%

(2)下表为原始数据表格。

是否服用 OC * 分组 * 年龄交叉表

计数

年龄			分组		总计
			对照	病例	
<40 岁	是否服用 OC	未服用	59	26	85
		服用	17	21	38
	总计		76	47	123
≥40 岁	是否服用 OC	未服用	95	88	183
		服用	7	18	25
	总计		102	106	208
总计	是否服用 OC	未服用	154	114	268
		服用	24	39	63
	总计		178	153	331

(3)下表分层给出了 OR 值、以变量 case 的不同取值为准的 RR 值(cohort 指队列资料,为前瞻性资料,结局可是发病,也可是不发病,因此此处给出两种可能的计算方式),以及其相应的置信区间。由于本数据为病例对照资料,所以计算 RR 值没有意义。而计算的 OR 值,当年龄小于 40 岁时为 2.803,大于等于 40 岁时为 2.776,且置信区间没有包含 1,均具有统计学意义。

风险评估

年龄		值	95% 置信区间	
			下限	上限
<40 岁	是否服用 OC(未服用 / 服用)的比值比	2.803	1.274	6.167
	对于 cohort 分组 = 对照	1.552	1.061	2.270
	对于 cohort 分组 = 病例	.554	.360	.850
	有效个案数	123		
≥40 岁	是否服用 OC(未服用 / 服用)的比值比	2.776	1.106	6.965
	对于 cohort 分组 = 对照	1.854	.974	3.530
	对于 cohort 分组 = 病例	.668	.501	.890
	有效个案数	208		
总计	是否服用 OC(未服用 / 服用)的比值比	2.195	1.250	3.855
	对于 cohort 分组 = 对照	1.508	1.083	2.101
	对于 cohort 分组 = 病例	.687	.541	.872
	有效个案数	331		

(4)下表给出了 OR 在同一层的一致性检验,可见一致性检验的结果中 $P = 0.987$,表明在不同层间 OR 值相同,即层间同质。

比值比的齐性检验

	卡方	自由度	渐进显著性(双侧)
Breslow-Day	.000	1	.987
塔罗内	.000	1	.987

(5)下表给出了分层卡方检验的结果,可见 $\chi^2_{MH} = 10.729$,$P = 0.001$,表明去除了混杂因素年龄的作用后,心肌梗死和服用 OC 有关。

条件独立性检验

	卡方	自由度	渐进显著性(双侧)
柯克兰	11.782	1	.001
曼特尔 – 亨塞尔	10.729	1	.001

注:在条件独立性假定下仅当层数固定,而曼特尔 – 亨塞尔统计始终渐近分布为 1 自由度卡方分布时,柯克兰统计才渐近分布为 1 自由度卡方分布。请注意,当实测值与期望值之差的总和为 0 时,曼特尔 – 亨塞尔统计将不会进行连续性修正。

（6）下表给出了 OR_{MH} 值（调整了年龄混杂效应后的综合 OR 值）、OR_{MH} 值的自然对数、置信区间及其相应 P 值，可见统计检验结论和前面一致，相应的 $OR_{MH} = 2.791$，即去除了年龄的混杂效应后，服用 OC 的女性患心肌梗死的风险大约为未服用 OC 女性的 2.79 倍。

曼特尔－亨塞尔一般比值比值估算

估算				2.791
ln(估算值)				1.026
ln(Estimate)标准误差				.306
渐进显著性(双侧)				.001
渐近 95% 置信区间	一般比值比		下限	1.532
			上限	5.084
	ln(一般比值比)		下限	.427
			上限	1.626

注:曼特尔－亨塞尔一般比值比估算在假定一般比值比为 1.000 的前提下进行渐近正态分布。自然对数估算也是如此。

第十章

列联表分析

一、基本概念

列联表(contingency table)指对一组观察对象,分别观察其两种分类变量的表现,归纳成双向交叉排列的统计表,用于描述行变量和列变量之间的关系,列联表又称交叉表。$R \times C$ 联列表可以看成是四格表的扩展。

二、统计分析策略

变量的统计性质及其专业属性	列联表分类	可选用的统计方法
X、Y 皆为分类变量且属性不同	双向无序表	卡方检验,Fisher 确切概率法
X 为分类变量,Y 为有序变量	单向有序表	秩和检验,Ridit 分析,有序变量的 logistic 回归分析
X、Y 皆为等级变量且属性不同	双向有序表	关心组间差别,按单向有序的列联表处理
		关心是否有相关性,用斯皮尔曼秩相关或典型相关分析
		关心是否有直线变化,用线性趋势检验
X、Y 皆为等级变量且属性相同	双向有序表	一致性检验(即 Kappa 检验)

注:几乎所有的列联表资料都可以用对数线性模型或 logistic 回归模型来分析。

第一节　双向无序的列联表分析

一、方法原理

双向无序列联表是指行变量和列变量均为无序分类变量的列联表,统计方法和一般四格表卡方检验一致。

二、分析示例

某省随机抽查了 1043 位居民的 ABO 血型和 MN 血型,资料如下表所示。问两种血型的构成比有无差别(或两种血型有无相关性)?

某地 1043 位居民的血型（人）

ABO 血型	MN 血型			
	M	N	MN	合计
O	85	100	150	335
A	56	78	120	254
B	98	132	170	400
AB	23	25	6	54
合计	262	335	446	1043

三、研究假设

H_0:两种血型系统分布无差别。

H_1:两种血型系统分布有差别。

$\alpha = 0.05$

四、数据录入

1. 变量视图

名称：x1；标签：ABO 血型。

名称：x2；标签：MN 血型。

名称：weight；标签：权重。

	名称	类型	宽度	小数位数	标签	值
1	x1	数字	8	0	ABO血型	无
2	x2	数字	8	0	MN血型	无
3	weight	数字	8	0	权重	无

2. 数据视图

	x1	x2	weight
1	1	1	85
2	2	1	56
3	3	1	98
4	4	1	23
5	1	2	100
6	2	2	78
7	3	2	132
8	4	2	25
9	1	3	150
10	2	3	120
11	3	3	170
12	4	3	6

注意该数据视图和 R×C 表的差别。

五、操作流程

```
数据 — 个案加权 — 个案加权依据(W)
   频率变量(F):权重[weight]— 确定
分析 — 描述统计 — 交叉表
   行(O):ABO 血型[x1]      列(C):MN 血型[x2]
   统计(S) — ☑卡方(H) — 继续
   单元格(E) — 计数   ☑实测
          百分比(C)  ☑行(R)   ☑列(C)   ☑总计 — 继续
确定
```

（1）这是对数据的预定义,在数据(D)下拉菜单框中完成,即设置权重变量,该操作是 R ×C 表运算的基本操作。

（2）该图是 R×C 表的基本对话框,主要设置行变量和列变量,一般行变量指分组变量,列变量指结果变量,该例中行变量与列变量可以随便设定,但行变量和列变量的设置只对结果的排列产生影响,并不影响其统计结果,因此大家可以任意指定行变量和列变量。

（3）选用卡方（Chi‐square）检验，用于判断行变量、列变量是否独立，如果数据不满足卡方检验要求（不能有单元格的期望值小于1，不能有20%以上单元格的期望值小于5），则系统会提示。

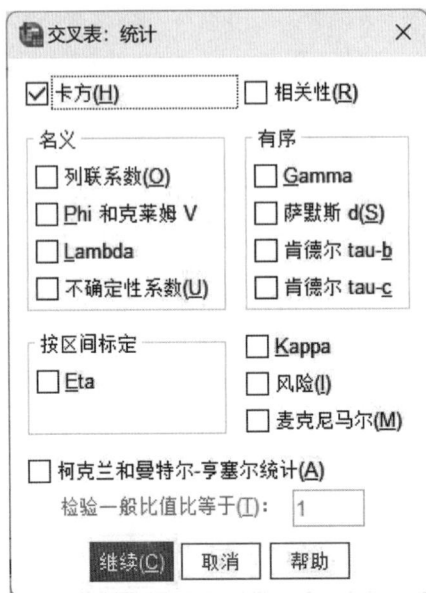

（4）该选项是对列联表单元格中需要显示的指标的设置。实测（observed）指原始数据，期望（expected）指统计过程中的理论数，一般用处不大。各种百分比，如行百分比（Row）、列百分比（Column）及合计百分比（Total），这是 R×C 表的统计描述内容，比较重要。

六、结果解释

（1）该表是处理记录缺失值情况报告，可见 1043 例均为有效值。

个案处理摘要

	个案					
	有效		缺失		总计	
	N	百分比	N	百分比	N	百分比
ABO 血型 * MN 血型	1043	100.0%	0	0.0%	1043	100.0%

（2）该表标明了各百分比结果。百分数的解表，关键是确定其分子和分母，分子好确定，即各单元格的实测值（计数），分母则需要确定所对应的 100% 项，主要有三类 100%，各横向总计 100%，各纵向总计 100%，总数共计 100%。大家可根据需要进行选取，本例中各百分比并不重要，不需要用百分比进行统计描述。

ABO 血型 * MN 血型交叉表

			MN 血型			合计
			1	2	3	
ABO 血型	1	计数	85	100	150	335
		占 ABO 血型的百分比	25.4%	29.9%	44.8%	100.0%
		占 MN 血型的百分比	32.4%	29.9%	33.6%	32.1%
		占总计的百分比	8.1%	9.6%	14.4%	32.1%
	2	计数	56	78	120	254
		占 ABO 血型的百分比	22.0%	30.7%	47.2%	100.0%
		占 MN 血型的百分比	21.4%	23.3%	26.9%	24.4%
		占总计的百分比	5.4%	7.5%	11.5%	24.4%
	3	计数	98	132	170	400
		占 ABO 血型的百分比	24.5%	33.0%	42.5%	100.0%
		占 MN 血型的百分比	37.4%	39.4%	38.1%	38.4%
		占总计的百分比	9.4%	12.7%	16.3%	38.4%
	4	计数	23	25	6	54
		占 ABO 血型的百分比	42.6%	46.3%	11.1%	100.0%
		占 MN 血型的百分比	8.8%	7.5%	1.3%	5.2%
		占总计的百分比	2.2%	2.4%	0.6%	5.2%

		MN 血型			合计
		1	2	3	
总计	计数	262	335	446	1043
	占 ABO 血型的百分比	25.1%	32.1%	42.8%	100.0%
	占 MN 血型的百分比	100.0%	100.0%	100.0%	100.0%
	占总计的百分比	25.1%	32.1%	42.8%	100.0%

（3）R×C 表卡方检验的结果一般看首行的皮尔逊卡方值，若 1/5 以上格子的理论频数小于 5，或有一个格子的理论频数小于 1，则可采用似然比作为结果。本例 0 个单元格的期望值（理论频数）小于 5，最小期望值（最小理论频数）为 13.56，故结果采用皮尔逊卡方值 25.925，$P<0.01$ 说明两种血型系统分布不同。

卡方检验

	值	自由度	渐进显著性（双侧）
皮尔逊卡方	25.925[a]	6	.000
似然比	29.743	6	.000
线性关联	5.533	1	.019
有效个案数	1043		

注：[a]，0 个单元格（0.0%）的期望值小于 5，最小期望值为 13.56。

七、注意事项

• 卡方检验的两两比较：当总体出现差别时，可进行消耗函数的校正（即对 a 系数进行校正），然后进行多组之间的两两比较。

• 卡方的精确分割：当 R×C 表资料中含有较多小格频数时，最好结合专业知识对资料进行合并，即对原先分组过细的列联表的行或列进行合并，使调整后的列联表能更好揭示两个变量之间的关系。合并原则：将相邻的无显著性差别的行或列进行合并，且合并在专业上应具有实际意义；各分表的自由度之和应等于总表的自由度，各分表的卡方值之和应等于总表的卡方值。

第二节　单向有序的列联表分析

一、方法原理

单向有序列联表通常指列变量为有序变量的 R×C 表，常见于临床治疗的疗效分析中，对于这种资料大家常会误用普通卡方检验来分析，其实由于列变量为等级变量，应当采用多组独立样本的秩和检验来分析，属于非参数检验的一种。

二、分析示例

某医院用3种方法治疗慢性喉炎,结果见下表。问这三种方法的疗效是否有差别?

3种方法治疗慢性喉炎的疗效比较

疗效等级	例数			
	甲法(1)	乙法(2)	丙法(3)	合计
无效(疗效=1)	24	20	20	64
好转(疗效=2)	26	16	22	64
显效(疗效=3)	72	24	14	110
治愈(疗效=4)	186	32	22	240
合计	308	92	78	478

三、研究假设

H_0:三种方法疗效的总体分布位置相同。

H_1:三种方法疗效的总体分布位置不全相同。

$\alpha = 0.05$

四、数据录入

1. 变量视图

名称:result;标签:疗效等级;值:1=无效,2=好转,3=显效,4=治愈。

名称:treat;标签:治疗方法;值:1=甲法,2=乙法,3=丙法。

名称:weight;标签:权重。

	名称	类型	宽度	小数位数	标签	值
1	result	数字	8	0	疗效等级	{1, 无效}...
2	treat	数字	8	0	治疗方法	{1, 甲法}...
3	weight	数字	8	0	权重	无

2. 数据视图

	result	treat	weight
1	1	1	24
2	2	1	26
3	3	1	72
4	4	1	186
5	1	2	20
6	2	2	16
7	3	2	24
8	4	2	32
9	1	3	20
10	2	3	22
11	3	3	14
12	4	3	22

五、操作流程

```
数据 ─ 个案加权 ─ 个案加权依据(W)
  频率变量(F):权重[weight] ─ 确定
分析 ─ 非参数检验 ─ 两个或两个以上的独立样本
目标:在各个组之间自动比较分布
字段:检验字段(T):疗效等级
      组(G):治疗方法
设置:定制检验(C)
      在各个组之间比较分布
      ☑ 克鲁斯卡尔 – 沃利斯单因素 ANOVA 检验(K 个样本)(W)
运行(R)
```

(1)这是对数据的预定义,在数据(D)下拉菜单中完成,即设置权重变量,该操作是对 R ×C 表运算的基本操作。

(2)该图指出了非参数检验对数据的要求:非参数检验不假定你的数据呈正态分布。至于目标,默认为自动比较不同组间的分布,这里我们先不用管它,因为还需要在其他地方进行设置。

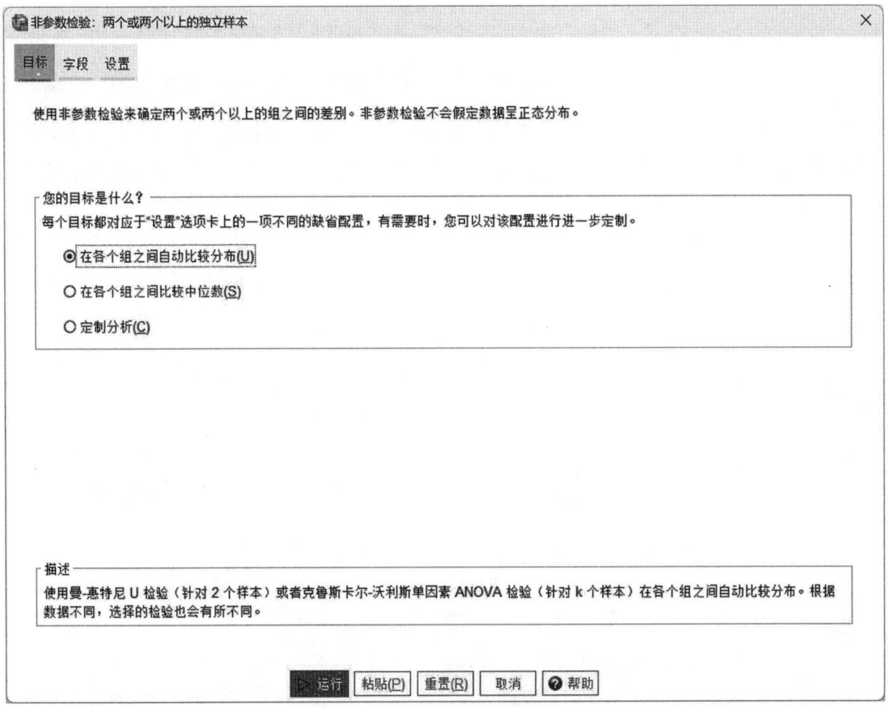

（3）该图为字段选项卡。检验字段（测量指标）框选入疗效等级 result，而组（分组变量）框则选入治疗方法 treat。值得注意的是，有时检验字段的类型必须为数值，组变量的类型必须为字符，变量类型可在变量视图窗口进行修改。

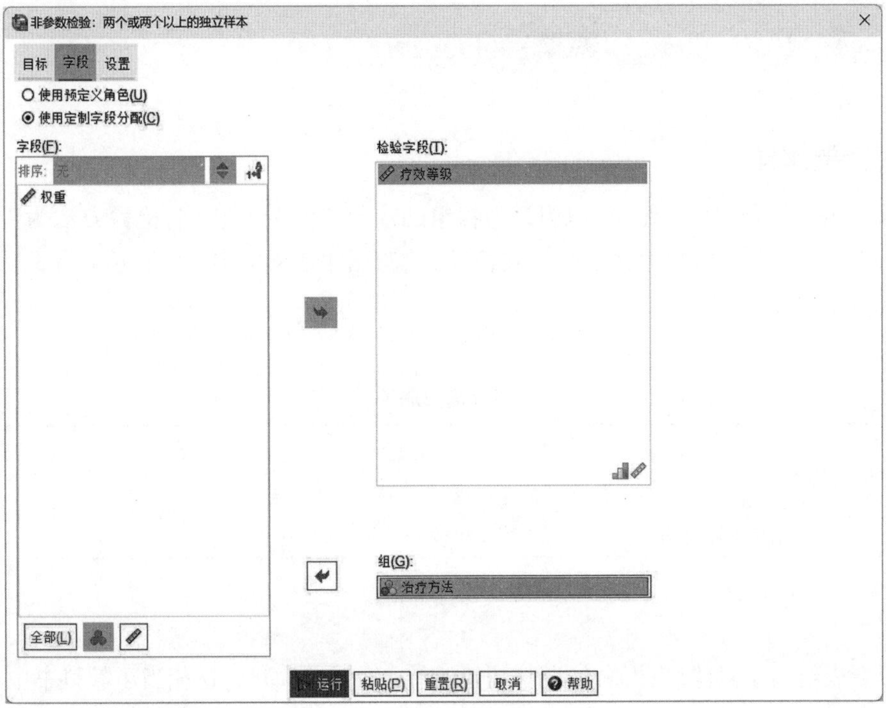

（4）在选择检验类型中,选用克鲁斯卡尔－沃利斯(Kruskal－Wallis)单因素 ANOVA 检验,即多样本比较的秩和检验。检验方法与多组连续变量,但不符合方差分析条件的数据的分析方法一致。这种资料经常用于多种药物疗效的比较,但大家通常会错误地选用 R × C 表卡方检验,而非多组独立样本的秩和检验,以致无法得出正确结论。我们不应选择中位数检验,它虽然直接检验多个样本所代表的各总体的中位数是否相同,但检验效能低,很难发现组间的差别。

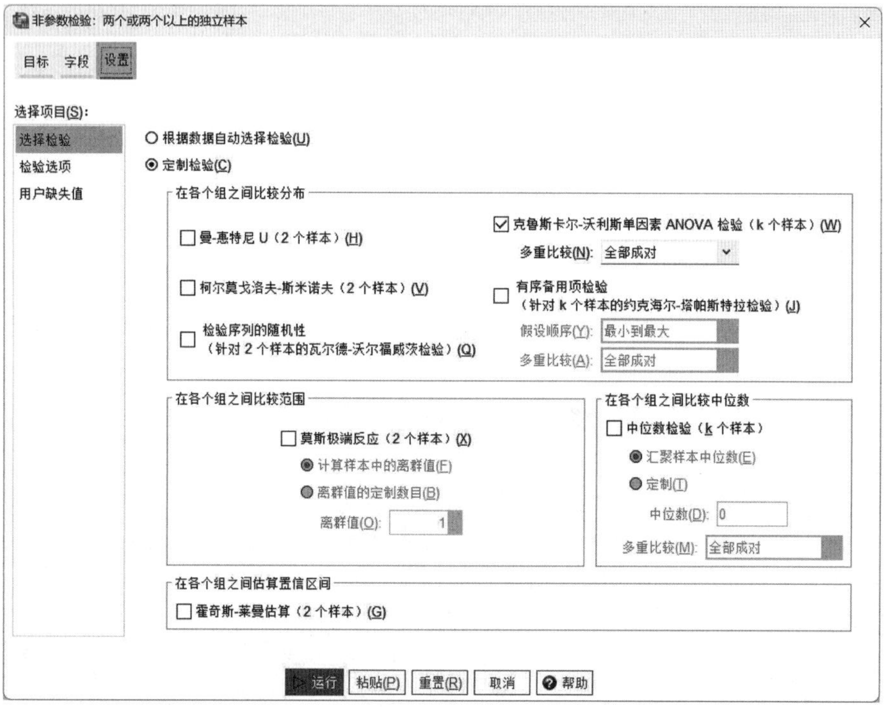

六、结果解释

（1）该表简单介绍检验结果,原假设为各组的疗效等级分布相同,检验方法为克鲁斯卡尔－沃利斯检验,即多组独立样本的秩和检验,检验结果 $P < 0.01$,因此可认为 3 种方法治疗慢性喉炎的效果有差别。

假设检验摘要

	原假设	检验	显著性[a,b]	决策
1	在治疗方法的类别中,疗效等级的分布相同	独立样本克鲁斯卡尔－沃利斯检验	.000	拒绝原假设

注:[a],显著性水平为 0.050。[b],显示了渐进显著性。

（2）下表给出了具体统计值,经调整的检验统计量为 51.388,这相当于教科书中 H 值,$P < 0.01$,可以认为 3 种方法治疗慢性喉炎的效果有差别。

独立样本克鲁斯卡尔－沃利斯检验摘要

总计(N)	478
检验统计	51.388[a]
自由度	2
渐进显著性(双侧检验)	.000

注:[a],检验统计将针对绑定值进行调整。

（3）这是常见的箱式图（box plot），常用于描述不符合正态分布的连续变量的分布特征，此处用其表示多组等级资料，但该图中大家需要特别注意，纵轴所代表的疗效等级并非原始数据，而是排序后形成的疗效等级秩次的总体，图形能帮助大家直观感受各组之间的数据分布差异。

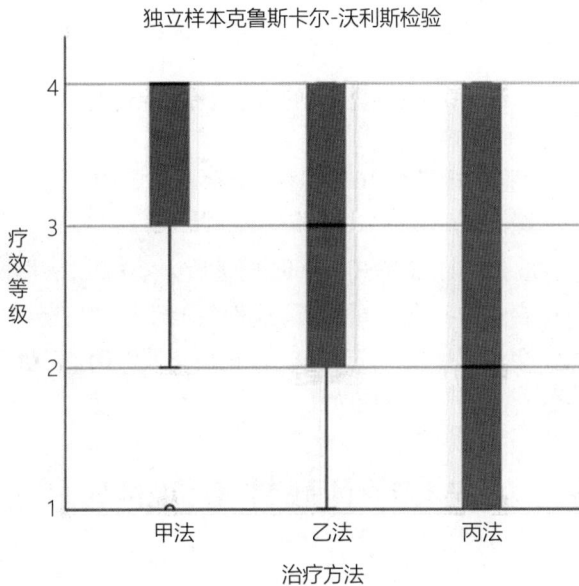

独立样本克鲁斯卡尔-沃利斯检验

（4）成对比较。

治疗方法的成对比较

Sample 1 – Sample 2	检验统计	标准误差	标准检验统计	显著性	Adj. 显著性[a]
丙法－乙法	26.810	19.675	1.363	.173	.519
丙法－甲法	100.469	16.204	6.200	.000	.000
乙法－甲法	73.658	15.188	4.850	.000	.000

治疗方法的成对比较

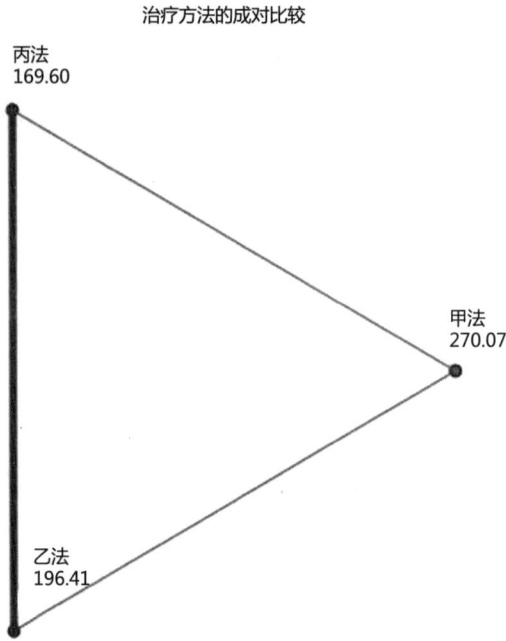

每个节点都是显示治疗方法的样本平均秩

- 丙法与乙法相比,检验统计量为 26.810,校正后 $P = 0.519$,表明两组数据分布不存在差异,差异无统计学意义。

- 丙法与甲法相比,检验统计量为 100.469,校正后 $P < 0.01$,表明两组数据分布存在差异,差异有统计学意义;结合上方三角图可知,丙法疗效低于甲法疗效。

- 乙法与甲法相比,检验统计量为 73.658,校正后 $P < 0.01$,表明两组数据分布存在差异,差异有统计学意义;结合上方三角图可知,乙法疗效低于甲法。

第三节 双向有序且属性不同的列联表分析

一、方法原理

当列联表中列变量为有序变量(等级变量),且行变量也为属性不同的有序变量时,我们对这种资料有两种处理方法:第一是将行变量视为无序变量,则资料可转化为单向有序列联表,可采用多组独立样本秩和检验进行分析;第二可将行变量视为有序变量,来考察行变量和列变量之间的关系,采用斯皮尔曼等级相关分析。

二、分析示例

现有一份 170 例某病患者的治疗效果资料,按年龄和疗效两种属性交叉分类,结果见下表。

170 例某病患者的治疗效果资料

患者年龄(岁)	疗效(例)			
	无效(0)	好转(1)	治愈(2)	合计
<18(1)	5	32	20	57
18~50(2)	30	38	10	78
50~(3)	15	10	10	35
合计	50	80	40	170

三、数据录入

1. 变量视图

名称：age;标签：患者年龄。

名称：result;标签：疗效。

名称：weight;标签：权重。

	名称	类型	宽度	小数位数	标签	值
1	age	数字	8	0	患者年龄	无
2	result	数字	8	0	疗效	无
3	weight	数字	8	0	权重	无

2. 数据视图

	age	result	weight
1	1	0	5
2	2	0	30
3	3	0	15
4	1	1	32
5	2	1	38
6	3	1	10
7	1	2	20
8	2	2	10
9	3	2	10

四、数据预处理

数据 — 个案加权 — 个案加权依据(W)

频率变量(F):权重[weight] — 确定

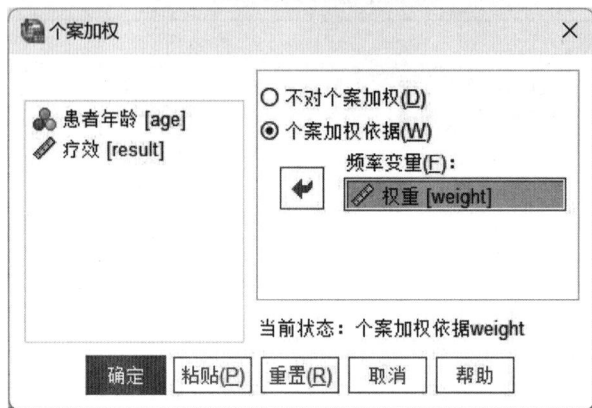

这是对数据的预定义,在数据(D)下拉菜单框中完成,设置权重变量,该操作为 R×C 表运算的基本操作。

五、研究方向

(一)研究方向 1:关心组间差别(秩和检验)

1. 研究假设

H_0:三个年龄组疗效的总体分布位置相同。

H_1:三个年龄组疗效的总体分布位置不全相同。

$\alpha = 0.05$

2. 操作流程

(1)该图指出了非参数检验对于数据的要求:非参数检验不假定你的数据呈正态分布。至于目标,默认为自动比较不同组间的分布,这里我们先不用管它,因为还需在其他地方进行设置。

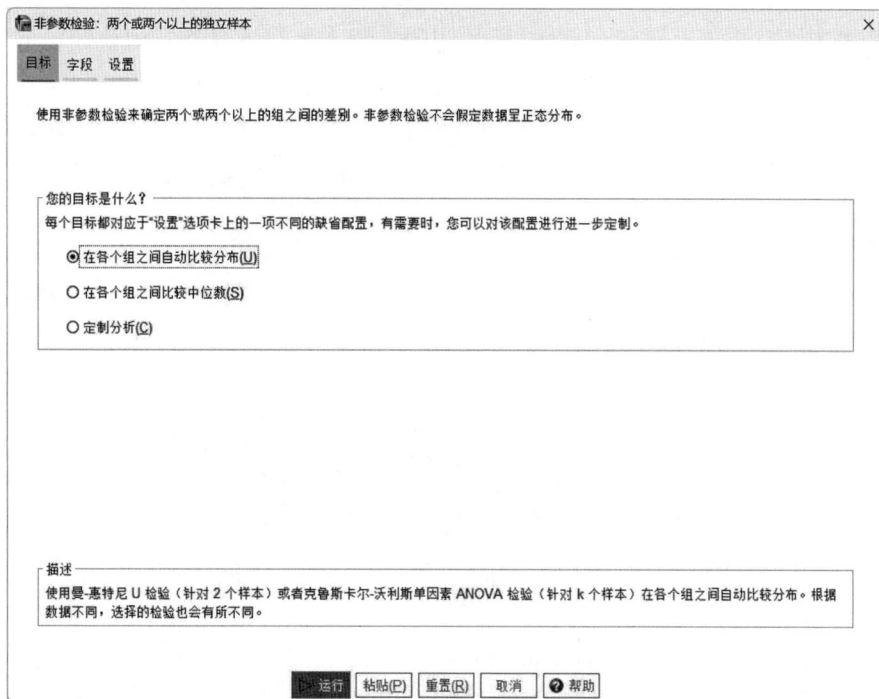

（2）该图为字段选项卡，检验字段（测量指标）框选入疗效 result，而组（分组变量）框则选入患者年龄 age。值得注意的是，有时检验字段的类型必须为数值，组变量的类型必须为字符，变量类型可以在变量视图窗口进行修改。

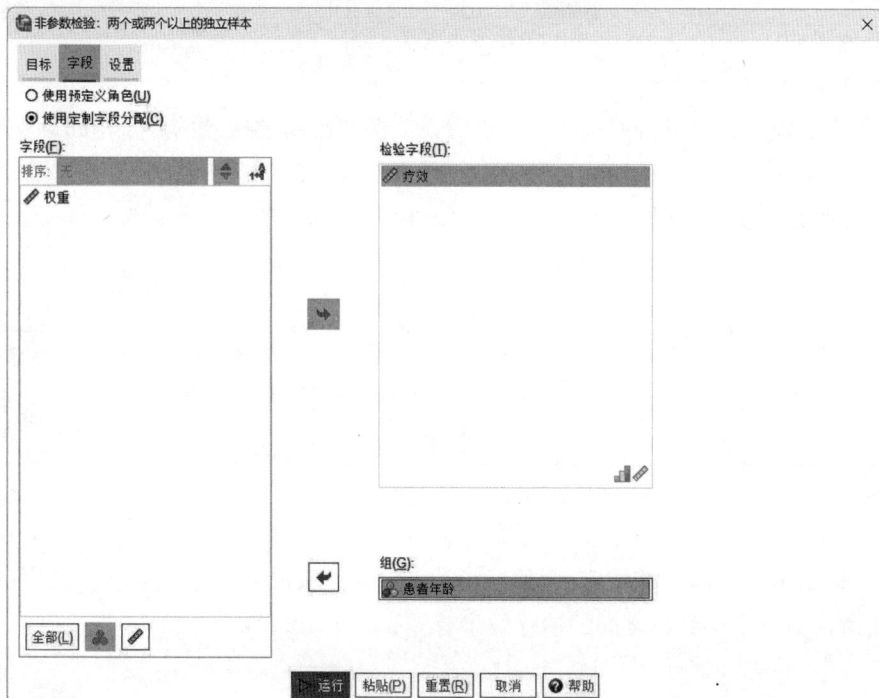

（3）我们的研究问题为三个年龄组之间疗效是否存在差异,因此将三个年龄组之间视为无序,该资料转变为单向有序的列联表,所采用的方法为多组独立样本的秩和检验,检验方法选用克鲁斯卡尔－沃利斯单因素 ANOVA 检验。可见同一数据可根据分析目的的不同而采用不同的方法分析,从而得出不同结论。我们不应选择中位数检验,它虽然直接检验多个样本所代表的各总体的中位数是否相同,但是检验效能低,很难发现组间的差别。

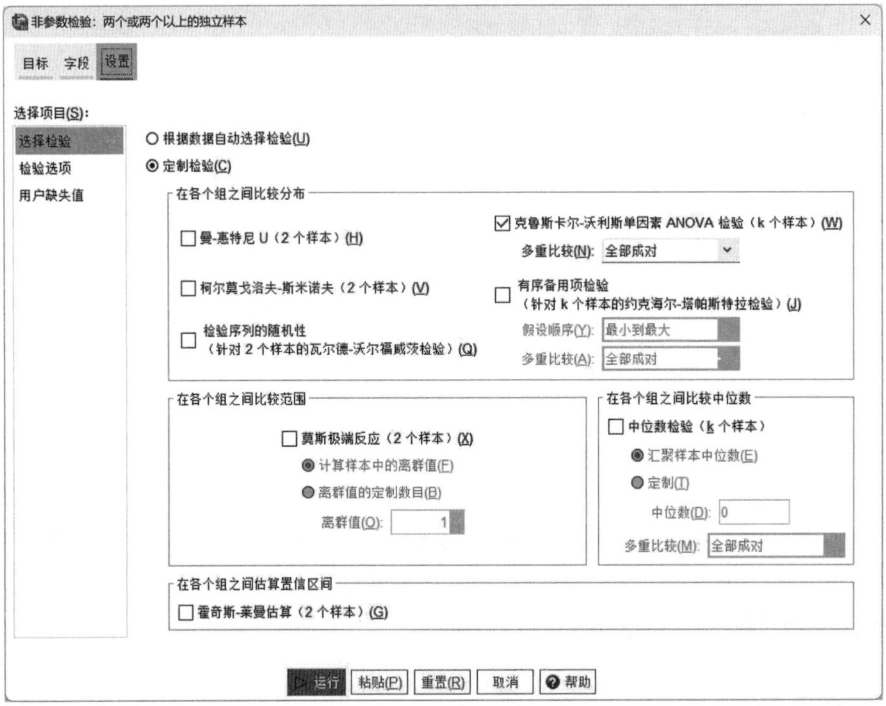

3. 结果解释

（1）下表对检验结果进行简单介绍。原假设为各年龄组的疗效的分布相同,检验方法为克鲁斯卡尔－沃利斯检验,即多组独立样本的秩和检验,检验结果为 $P < 0.01$,因此可认为各年龄组之间的疗效有差别。

假设检验摘要

	原假设	检验	显著性[a,b]	决策
1	在患者年龄的类别中,疗效的分布相同	独立样本克鲁斯卡尔－沃利斯检验	.000	拒绝原假设

注：[a],显著性水平为 0.050。[b],显示了渐进显著性。

（2）下表给出了具体的统计值,调整后检验统计量为 17.605,相当于教科书中的 H 值,$P < 0.01$,可认为三个年龄组之间的治疗效果有差别。

独立样本克鲁斯卡尔－沃利斯检验摘要

总计(N)	170
检验统计	17.605[a]
自由度	2
渐进显著性(双侧检验)	.000

注:[a],检验统计将针对绑定值进行调整。

(3)箱式图(box plot)常用于描述不符合正态分布的连续变量的分布特征,此处用于表示多组等级资料,但该图中需注意,纵轴所代表的疗效并非原始数据,而是排序后形成的疗效秩次的总体,图形能帮助大家直观感受各组之间的数据分布差异。

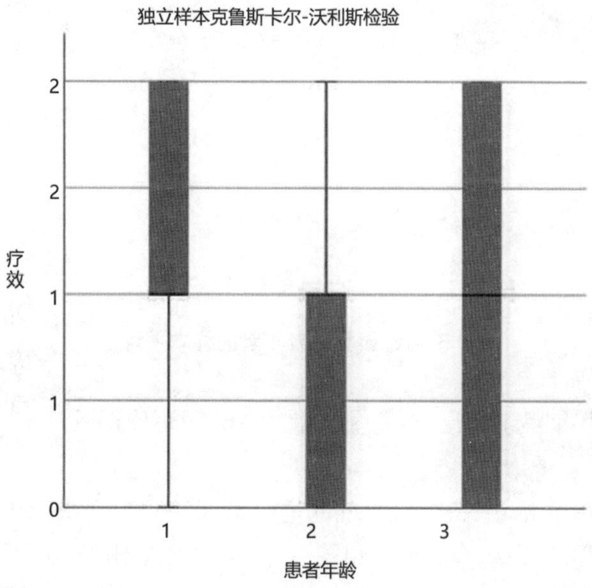

独立样本克鲁斯卡尔-沃利斯检验

(4)成对比较。

患者年龄的成对比较

Sample 1 – Sample 2	检验统计	标准误差	标准检验统计	显著性	Adj. 显著性[a]
2 – 3	− 6.593	9.272	− .711	.477	1.000
2 – 1	32.659	7.941	4.112	.000	.000
3 – 1	26.065	9.787	2.663	.008	.023

注:每行都检验"样本 1 与样本 2 的分布相同"这一原假设。显示了渐进显著性(双侧检验)。显著性水平为 0.050。
[a],已针对多项检验通过 Bonferroni 校正法调整显著性值。

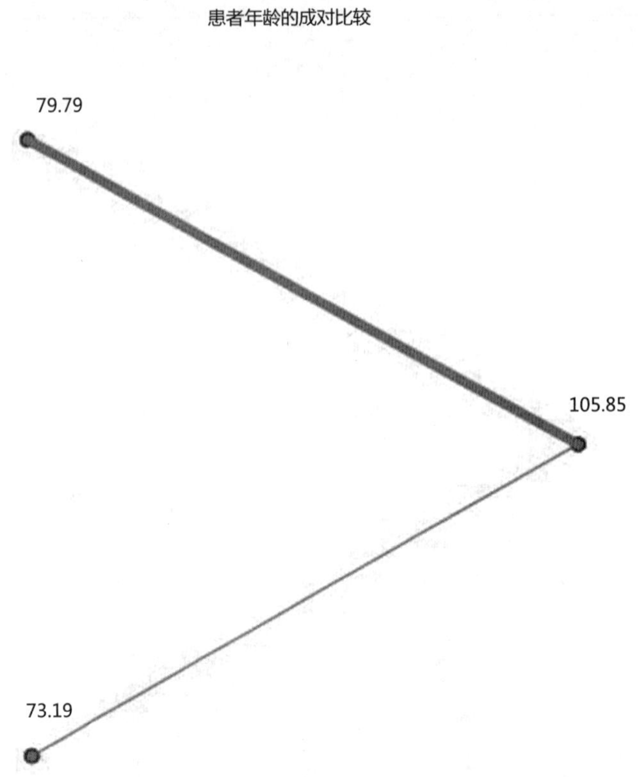

患者年龄的成对比较

每个节点都显示患者年龄的样本平均秩

- 18～50 与 >50 年龄组相比,检验统计量为 -6.593,校正后 $P=1.00$,表明两组数据不存在差异。
- 18～50 与 <18 年龄组相比,检验统计量为 32.659,校正后 $P<0.01$,表明两组数据存在差异,差异有统计学意义;结合上方三角图可知,<18 年龄组的效果更好。
- >50 与 <18 年龄组相比,检验统计量为 26.065,校正后 $P=0.023<0.05$,表明两组数据存在差异,差异有统计学意义;结合上方三角图可知,<18 年龄组的效果更好。

(二)研究方向 2:关心两变量之间是否相关(秩相关)

1. 研究假设

研究问题:疗效和年龄之间是否相关。

2. 操作流程

```
分析 —— 相关 —— 双变量
变量(V):患者年龄[age]   疗效[result]
相关系数   ☑ 斯皮尔曼(S)
确定
```

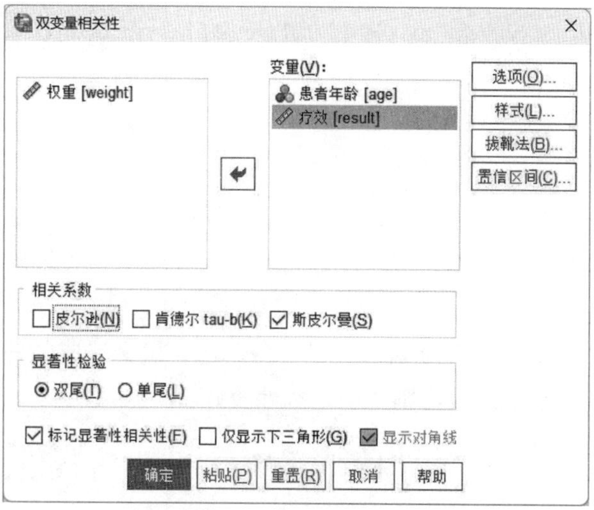

这里相关系数有三个选项,主要差别体现在对两个变量的要求不同。

● 皮尔逊(N):皮尔逊相关系数,又称线性相关系数(linear correlation coefficient),是定量描述两个连续变量间线性关系密切程度和相关方向的统计指标。

● 肯德尔 tau – b(K)和斯皮尔曼(S):斯皮尔曼相关系数(秩相关系数)和肯德尔等级相关系数均对数据进行排序,但区别在于秩相关系数是对复合样本整体进行排序,而肯德尔等级相关系数则对每个样本单独进行排序,考察其方向的一致性。斯皮尔曼等级相关系数比较常用。

3. 结果解释

在下表所示结果中,可见斯皮尔曼相关系数为 – 0.255,该数值给出了两个信息,相关性大小为 0.255,相关系数绝对值为 0 到 1 之间,值越大,相关性越强,可见年龄与治疗效果的相关性并不很大;并给出了相关的方向,由于 – 0.255 < 0,说明两变量为负相关,即年龄越大,治疗效果越差。对相关系数双侧检验,$P = 0.001 < 0.05$,说明该相关系数具有统计学意义。

相关性

			患者年龄	疗效
斯皮尔曼 Rho	患者年龄	相关系数	1.000	– .255**
		显著性(双尾)	.	.001
		N	170	170
	疗效	相关系数	– .255**	1.000
		显著性(双尾)	.001	.
		N	170	170

注:**,在 0.01 级别(双尾),相关性显著。

第四节　双向有序且属性相同的列联表分析

一、方法原理

McNemar 检验,将行变量与列变量不一致的总例数视为固定值,在此条件下进行推断,无须考虑两变量一致的总例数大小,这类方法在统计学上称为条件推断方法。

Kappa 值实际上为两差值之比,分子为实际观察到的一致率和可能由偶然机会造成的期望一致率之差值。差值越大,说明观察到的一致率越比机会造成的期望一致率高,分母为(1－期望一致率),若 Kappa 值较大则说明一致性较好。

二、分析示例

对 150 名冠心病患者用两种方法检查室壁收缩运动的情况,检查结果见下表。

两种方法检查室壁收缩运动情况(150 例)

甲法测定结果	乙法测定结果			
	正常(0)	减弱(1)	异常(2)	合计
正常(0)	60	3	2	65
减弱(1)	0	42	9	51
异常(2)	8	9	17	34
合计	68	54	28	150

三、研究假设

研究问题 1:两种方法的检查结果是否一致?
研究问题 2:两种方法检查结果的一致性是多大?

四、数据录入

1. 变量视图
名称: x1;标签:甲法。
名称:x2;标签:乙法。
名称: weight;标签:权重。

	名称	类型	宽度	小数位数	标签	值
1	x1	数字	8	0	甲法	无
2	x2	数字	8	0	乙法	无
3	weight	数字	8	0	权重	无

2. 数据视图

	x1	x2	weight
1	0	0	60
2	1	0	0
3	2	0	8
4	0	1	3
5	1	1	42
6	2	1	9
7	0	2	2
8	1	2	9
9	2	2	17

五、操作流程

数据 — 个案加权 — 个案加权依据(W)

频率变量(F):权重[weight] — 确定

分析 — 描述统计 — 交叉表

行(D):甲法[x1]　　列(C):乙法[x2]

统计量(S)　☑ Kappa　☑ 麦克尼马尔(M) — 继续

确定

（1）这是对数据的预定义,在数据(D)下拉菜单框中完成,即设置权重变量,该操作是 R×C表运算的基本操作。

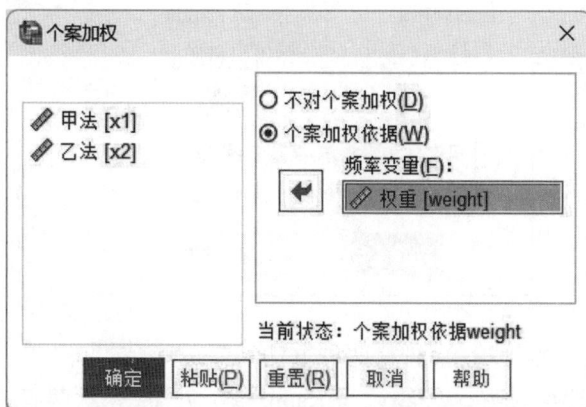

（2）该表是 R×C 表的主对话框,主要设置行变量和列变量,行变量一般指分组变量,列变量指结果变量,本例中 x1 和 x2 地位相等,故可以任意设定。行变量和列变量的设置只对

结果的排列产生影响,并不影响其统计结果,因此大家可以将行变量与列变量随意调换。

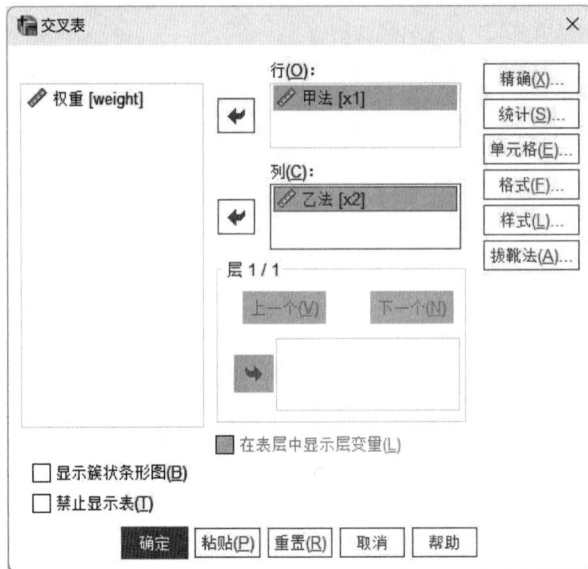

(3)统计方法选择。

Kappa 检验:又称一致性检验,研究两种方法结果的一致性,希望所有的频数都出现在主对角线上,这样一致性最好。一般认为 Kappa ≥0.75 时表示两者一致性较好,0.75 > Kappa ≥0.4 时一致性一般,Kappa <0.4 时表示两者一致性较差。

麦克尼马尔(M)检验:配对卡方检验,研究两者在哪些地方不一致,即两者的诊断结果有怎样的偏向,计算时只利用不在主对角线上的数据。

六、结果解释

（1）下表是处理记录缺失值情况报告，可见 150 例均为有效值。

个案处理摘要

	个案					
	有效		缺失		总计	
	N	百分比	N	百分比	N	百分比
甲法 * 乙法	150	100.0%	0	0.0%	150	100.0%

（2）该表为原始列联表。

甲法 * 乙法 交叉表（例）

		乙法			总计
		0	1	2	
甲法	0	60	3	2	65
	1	0	42	9	51
	2	8	9	17	34
总计		68	54	28	150

（3）配对卡方检验结果：$P = 0.086 > 0.05$，认为甲法和乙法检查的结果无差别。

卡方检验

	值	自由度	渐进显著性（双侧）
麦克尼马尔 - 鲍克检验	6.600	3	.086
有效个案数	150		

（4）Kappa $= 0.676$，说明两者的一致性一般；$P < 0.01$，说明 Kappa 值具有统计学意义。

对称测量

		值	渐近标准误差[a]	近似 T[b]	渐进显著性
协议测量	Kappa	.676	.050	11.436	.000
有效个案数	150				

注：[a]，未假定原假设。[b]，在假定原假设的情况下使用渐近标准误差。

第十一章

Logistic 回归

一、基本思想

多重线性回归模型分析某个连续性因变量与一组自变量之间的关系,但若因变量为分类变量,那么因变量与自变量之间就丧失了这种线性关系,若进行 Logit 变换,将模型转变为线性关系,这便是 Logistic 回归模型。

二、医学应用

- 校正混杂因素:医学研究中,观察对象的某一结局(生存或死亡、阳性或阴性等)常受诸多因素的综合影响,包括研究因素与混杂因素,采用 Logistic 回归分析方法可将研究因素、混杂因素及其交互作用均体现在模型中,因此能够在控制混杂因素的作用下,对研究因素与结局变量间的联系做出定量描述。
- 筛选危险因素:在设计阶段,根据基础理论知识纳入对结局可能有影响的变量,由于一些变量的作用尚不清楚,或纳入变量太多,则需要按照事先规定的检验标准,将有统计学意义的变量纳入模型,将无统计学意义的变量剔除在外,以保证模型最优。
- 预测与判断:非条件 Logistic 回归的重要应用之一即是预测与判断,如通过检验,所建立的方程能很好地表达变量间的关系,具有较好的拟合优度。若给定自变量的数值,则可以通过非条件 Logistic 回归方程计算相应的概率预测值,对个体所属类别做出概率性的判断。但由于条件 Logistic 回归模型不能估计常数项,其结果只能帮助分析变量的效应,不能用于预测。

三、SPSS Logistic 分析模块

- 非条件 Logistic 回归(二分类 Logistic 回归):回归模块中的二元 Logistic 回归分析。
- 1:1 条件 Logistic 回归(1:1 配对 Logistic 回归):回归模块中多项 Logistic 回归分析。

第一节　非条件 Logistic 回归

一、方法原理

多重回归分析研究一个正态随机因变量 Y 与一组自变量 $X(X_1, X_2, X_3, \cdots, X_P)$ 的数量关系,但我们经常遇到因变量为二分类变量的情况,如发病与否、死亡与否等,需研究该分类

变量与一组自变量之间的关系,此时可采用二分类 Logistic 回归,又称非条件 Logistic 回归。

二、分析示例

某医师希望研究患者的性别(0 为女性、1 为男性)、心电图检查是否异常(0 为正常、1 为轻度异常、2 为重度异常)、年龄(岁)与患冠心病与否的关系,其具体数据见下表。

是否患病 Y	性别 X_1	心电图 X_2	年龄 X_3	是否患病 Y	性别 X_1	心电图 X_2	年龄 X_3
0	0	0	28	0	1	1	32
1	1	0	42	1	0	2	60
0	0	1	46	1	1	2	43
0	1	1	45	0	0	0	59
0	0	0	34	0	1	1	37
1	1	0	44	0	1	0	30
1	0	1	48	1	1	2	47
1	1	1	45	1	0	0	60
0	0	0	38	1	1	1	38
0	1	0	45	0	1	0	34
1	1	1	63	0	0	1	55
0	0	0	51	1	1	1	59
1	1	0	59	0	0	0	50
0	0	2	48	0	1	0	54
0	1	2	35	1	0	1	57
0	0	0	53	1	1	1	60
1	1	0	59	0	0	0	51
1	0	2	57	0	1	0	55
1	1	2	37	1	0	2	46
1	0	0	55	1	1	1	63

三、数据录入

1. 变量视图

名称:y;标签:是否患冠心病;值:0 = 未患病,1 = 患病。

名称:x1;标签:性别;值:0 = 女性,1 = 男性。

名称:x2;标签:心电图表现;值:0 = 正常,1 = 轻度异常,2 = 重度异常。

名称:x3;标签:年龄。

	名称	类型	宽度	小数位数	标签	值
1	y	数字	1	0	是否患冠心病	{0, 未患病}...
2	x1	数字	1	0	性别	{0, 女性}...
3	x2	数字	1	0	心电图表现	{0, 正常}...
4	x3	数字	2	0	年龄(岁)	无

2. 数据视图(部分)

	y	x1	x2	x3
1	0	0	0	28
2	1	1	0	42
3	0	0	1	46
4	0	0	1	45
5	0	0	0	34
6	1	1	0	44
7	1	0	1	48
8	1	1	1	45
9	0	0	0	38
10	0	0	1	45
11	1	1	1	63
12	0	0	0	51
13	1	1	0	59

四、操作流程

```
分析 — 回归 — 二元 Logistic
    因变量(D):是否患冠心病 Y
    协变量(C):X1,X2,X3
  分类(G)
    分类协变量(T):X2
    参考类别 ◉ 第一个 变化量(H) — 继续
  选项(O) Exp(B)的置信区间:95% — 继续
  确定
```

(1)下图为二分类 Logistic 回归的主对话框,其中因变量框(Dependent)中选入二分类因变量,且只能选入一个,本例选入变量"是否患冠心病[y]";协变量框(Covariates)中选入自变量,本例选入自变量性别[x_1]、心电图表现[x_2]和年龄[x_3];方法框(Method)用于选入自变量进入模型的方法,一般分为输入(enter)、向前(forward)和向后(backward)三种,向前和向后又可分为有条件(conditional)、偏似然比(LR)和瓦尔德(Wald)检验三种。如果自变量较少,通常采用输入法;如果自变量太多,则选用向前 LR,相当于多重线性分析中的逐步回归。本例采用输入法。

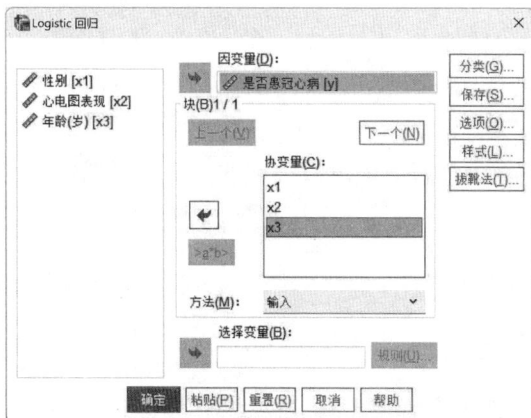

(2)如果自变量为多分类变量(如血型等),由于多分类变量和因变量之间不存在线性关系,须用哑变量的方式来分析。系统将产生 K－1 个哑变量(K 为该变量的水平数),哑变量的设置有对比方式和参考类别两个设置项目。设置方式指各哑变量之间的对比方式,有指示符(indicator)、简单(simple)、差值(difference)、赫尔默特(Helmert)、重复(repeated)、多项式(polynomial)、偏差(deviation)等形式。我们通常用到的为默认的指示符,并且需要以最后一个或第一个为参考类别,其他水平都与参考水平进行比较。本例中心电图表现[x_2]有三个水平(正常 $x_2 = 0$,轻度异常 $x_2 = 1$,重度异常 $x_2 = 2$),按默认的指示符(indicator)方法,若选用最后一个(L)为参考类别,则系统生成的两个哑变量的赋值如下:

1　0　该组反映正常与重度异常的比较;

0　1　该组反映轻度异常与重度异常的比较;

0　0　该组为参考差别,在统计结果中无法体现。

若选用第一个(F)为参考类别,则系统生成的两个哑变量的赋值如下:

0　0　该组为参考差别,在统计结果中无法体现;

1　0　该组反映轻度异常与正常的比较;

0　1　该组反映重度异常与正常的比较。

可见,选用不同的参考类别,所代表的含义是不一样的,所以大家进行结果解释时需要特别注意。

（3）Exp（B）的置信区间见下图，即 OR 值的 95% 置信区间，OR 值（比值比）是流行病中一个重要的指标，其计算公式如下：

OR =（病例中暴露的比例/病例中非暴露的比例）/（对照中暴露的比例/对照中非暴露的比例）。

如 OR = 2，则说明病例中暴露于该危险因素的比例为对照的 2 倍，显示该因素可能与疾病发生有关。

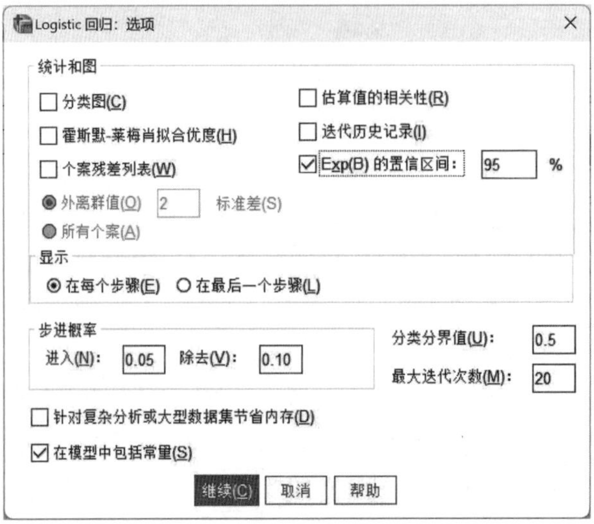

五、结果解释

（1）下表为数据处理情况汇总，模型共 40 例记录纳入分析，0 例缺失。

个案处理摘要

未加权个案数[a]		个案数	百分比
选定的个案	包括在分析中的个案数	40	100.0
	缺失个案数	0	.0
	总计	40	100.0
未选定的个案		0	.0
总计		40	100.0

注：[a]，如果权重为生效状态，请参阅分类表以了解个案总数。

（2）下表为因变量编码情况，请注意，二分类 Logistic（Binary Logistic）过程以因变量较大取值的概率 $P(Y=1)$，而不是以 $P(Y=0)$ 来建立模型，因此在编码的时候，有必要检查一下结果，确保分析结果解释正确。大家在建立数据时，将病例用 1 来编码，未患病者用 0 来编码，这样避免麻烦。

因变量编码

原值	内部值
未患病	0
患病	1

（3）对自变量中分类变量编码进行说明,本例采用指示符(indicator)为编码方法,采用以第一个(即以最小值0)为参照进行编码,形成了两个哑变量,即将变量心电图表现 x2 变换成两个变量联合表示,当心电图正常(x2＝0)时,两个哑变量均为0;当心电图轻度异常(x2＝1)时,第一和第二哑变量分别为 1 和 0;当心电图为重度异常(x2＝2)时,第一和第二哑变量分别为 0 和 1。这样便将默认的连续变量定义为分类变量。

分类变量编码

		频率	参数编码	
			（1）	（2）
心电图表现	正常	19	.000	.000
	轻度异常	13	1.000	.000
	重度异常	8	.000	1.000

（4）块0:起始块。

1）开始进行模型拟合,即步骤0。首先给出的是模型中不含任何自变量、只有常数项(即无效模型)时的输出结果。下表输出预测分类结果,可见当模型不包含任何自变量时,所有观察对象皆被预测为患病,总的预测准确率为50.0%。

分类表[a,b]

	实测		预测		
			是否患冠心病		正确百分比
			未患病	患病	
步骤0	是否患冠心病	未患病	0	20	.0
		患病	0	20	100.0
	总体百分比				50.0

注:[a],常量包括在模型中。[b],分界值为0.500。

2）下表给出了该模型中参数的检验结果,此处只有常数项,系数为0,由于为常数项,有无统计学意义关系不大。

方程中的变量

		B	标准误差	瓦尔德	自由度	显著性	Exp（B）
步骤0	常量	.000	.316	.000	1	1.000	1.000

3）下表反映若将现有模型外的各变量纳入模型，则整个模型的拟合优度是否有统计学意义。可以看出若引入性别 x1，则模型 $x^2 = 1.616$，$P = 0.204 > 0.05$，无统计学意义。若将两个哑变量均引入，则模型 $x^2 = 5.271$，$P = 0.072 > 0.05$，无统计学意义。若将心电图表现 x2 分拆的两个哑变量单独引入，仍无统计学意义。而将年龄 x3 引入，则 $x^2 = 6.810$，$P = 0.009 < 0.05$，有统计学意义。

未包括在方程中的变量

			得分	自由度	显著性
步骤0	变量	性别	1.616	1	.204
		心电图表现	5.271	2	.072
		心电图表现（1）	1.026	1	.311
		心电图表现（2）	2.500	1	.114
		年龄（岁）	6.810	1	.009
	总体统计		14.300	4	.006

（5）块1：方法＝输入。

1）步骤1表示开始向模型中引入自变量的结果，由于我们采用了输入（enter）法来引入变量，即强迫所有变量同时进入模型。如下表所示，综合检验采用三个统计结果：步骤（step）统计量为每一步与前一步相比的似然比检验结果，块（block）统计量指若将块0与块1相比较的似然比检验结果，而模型（model）统计量则是上一个模型与现在方程中变量有变化后模型的似然比检验结果。由于本例采用进入法，三个统计量及假设检验结果完全一致，$x^2 = 18.039$，$P = 0.001 < 0.05$，说明 x1、x2、x3 三个变量中至少有一个有统计学意义。

模型系数的 Omnibus 检验

		卡方	自由度	显著性
步骤1	步骤	18.039	4	.001
	块	18.039	4	.001
	模型	18.039	4	.001

2）下表为模型摘要，即模型情况简报，－2 倍的对数似然值（－2 Log likelihood）为 37.413，Cox & Snell R^2 和 Nagelkerke R^2 为两个伪决定系数（"伪"，以示与线性回归模型中的决定系数相区别），伪决定系数从不同的角度反映了当前模型中自变量解释了因变量总变异

的比例,但对于 Logistic 回归而言,通常看到的模型伪决定系数的大小不像线性回归模型中的决定系数那么大。

模型摘要

步骤	−2 对数似然	考克斯 − 斯奈尔 R 方	内戈尔科 R 方
1	37.413[a]	.363	.484

注:[a],由于参数估算值的变化不足 0.001,因此估算在第 6 次迭代时终止。

3)下表为现在模型对因变量的分类预测情况。从预测分类表可见,预测准确度从块 0(模型只含有常数项)的 50% 上升到 70%,说明新变量的引入对改善模型预测效果有意义。

分类表[a]

	实测		预测		
			是否患冠心病		正确百分比
			未患病	患病	
步骤 1	是否患冠心病	未患病	14	6	70.0
		患病	6	14	70.0
	总体百分比			70.0	

注:[a],分界值为 0.500。

4)该表是 Logistic 回归分析中最重要的部分,包括了最终引入模型的变量及常数项的偏回归系数值(B)、标准误(SE)、瓦尔德卡方值、自由度(df)、显著性(Sig.),以及 OR 值[Exp(B)]。由结果可见,变量年龄 x3 的偏回归系数为 0.163,瓦尔德检验结果 $P = 0.009 < 0.05$,有统计学意义,OR 值为 1.178,OR 值 95% 置信区间为(1.042,1.330);心电图表现 x2 中的第二个哑变量也有统计学意义,其偏回归系数为 2.650,$P = 0.022 < 0.05$,OR 值为 14.160,OR 值的 95% 置信区间为(1.467,136.709),说明心电图重度异常与正常比较,前者患心脏病概率更高。而其他自变量,如性别 x1,心电图轻度异常与正常比较均无统计学意义。

方程中的变量

		B	标准误差	瓦尔德	自由度	显著性	Exp(B)	Exp(B) 的 95% 置信区间	
								下限	上限
步骤 1[a]	性别	1.772	.943	3.531	1	.060	5.885	.926	37.384
	心电图表现			5.429	2	.066			
	心电图表现(1)	1.377	.971	2.012	1	.156	3.962	.591	26.557
	心电图表现(2)	2.650	1.157	5.249	1	.022	14.160	1.467	136.709
	年龄(岁)	.163	.062	6.890	1	.009	1.178	1.042	1.330
	常量	−9.865	3.549	7.728	1	.005	.000		

注:[a],在步骤 1 输入的变量:性别、心电图表现、年龄(岁)。

六、注意事项

- 二分类(Binary)Logistic过程默认以因变量较大取值的概率 P 来建立模型,因此我们对因变量进行0和1的编码时一定要注意,0代表不发生(即不感兴趣的事件,$y=0$),1代表发生(即感兴趣事件,$y=1$)。如我们以血红蛋白是否低下为因变量进行模拟,那么低于某值为发生,代表血红蛋白不正常($y=1$),否则为不发生,即血红蛋白正常($y=0$)。因变量的编码决定了模型的解释,大家需要特别注意。

- 与多重线性回归分析一样,Logisitc回归分析的自变量也有连续变量、等级变量和分类变量三种,连续变量和分类变量(转换为哑变量)比较好处理,比较棘手的是等级变量(也称多分类有序变量),如文化程度可以分为文盲、小学、初中、高中及以上,又如本例中心电图表现分为正常、轻度异常和重度异常。这样的等级资料可以以连续变量的形式引入模型,但其前提条件是等级分组与 Logit P 呈线性关系,其效应等比例增加(或降低);如果该前提不能满足,则只能将等级变量当作分类变量,用哑变量来进行分析。

第二节 条件 Logistic 回归

一、基本原理

医学研究中,常采用匹配设计,即为病例组的每一个研究对象匹配一个或几个同样特征的未患病者,作为该病例的对照。这样,除了研究因素,病例与对照的其他特征相同,从而消除"其他特征"的混杂作用,这样的 Logistic 回归称为条件 Logistic 回归。常用的匹配形式为1∶1,即一个病例匹配一个对照。

二、分析示例

Mack 等(19世纪70年代)欲考察服用雌激素与患子宫内膜癌的关系,对退休居住在社区的妇女进行调查。对照匹配的条件如下:与子宫内膜癌患者的年龄差不超过一岁,婚姻状况相同,居住在同一社区。除了是否服用雌激素,研究的自变量还包括胆囊病史和是否服用其他非雌激素药物,共计63对数据(下表)。

ID 对子号	case1 患病	age1 年龄	est1 雌激素	gall1 胆囊病史	nonest1 非雌激素药物	case2 对照	age2 年龄	est2 雌激素	gall2 胆囊病史	nonest2 非雌激素药物
1	1	74	1	0	1	0	75	0	0	0
2	1	67	1	0	1	0	67	0	0	1
3	1	76	1	0	1	0	76	1	0	1
4	1	74	1	0	0	0	70	1	1	1

续表

ID 对子号	case1 患病	age1 年龄	est1 雌激素	gall1 胆囊病史	nonest1 非雌激素药物	case2 对照	age2 年龄	est2 雌激素	gall2 胆囊病史	nonest2 非雌激素药物
5	1	69	1	1	1	0	69	1	0	1
6	1	70	1	0	1	0	71	0	0	0
7	1	65	1	1	1	0	65	0	0	0
8	1	68	1	1	1	0	68	0	0	1
9	1	61	0	0	1	0	61	0	0	1
10	1	64	1	0	1	0	65	0	0	0
11	1	68	1	1	1	0	69	1	1	0
12	1	74	1	0	1	0	74	1	0	0
13	1	67	1	1	1	0	68	1	0	1
14	1	62	1	1	1	0	62	0	1	0
15	1	71	1	1	1	0	71	1	0	1
16	1	83	1	0	1	0	82	0	0	0
17	1	70	0	0	1	0	70	0	0	1
18	1	74	1	0	1	0	75	0	0	0
19	1	70	1	0	1	0	70	0	0	0
20	1	66	1	0	1	0	66	1	0	1
21	1	77	1	0	1	0	77	1	1	1
22	1	66	1	0	1	0	67	0	0	1
23	1	71	1	0	0	0	72	0	0	0
24	1	80	1	0	1	0	79	0	0	0
25	1	64	1	0	1	0	64	1	0	1
26	1	63	1	0	1	0	63	1	0	1
27	1	72	0	1	1	0	72	0	0	0
28	1	57	1	0	1	0	57	1	0	1
29	1	74	0	1	1	0	74	0	0	1
30	1	62	1	0	1	0	62	1	0	1
31	1	73	1	0	1	0	72	1	0	1
32	1	71	1	0	1	0	71	1	0	1
33	1	64	0	0	1	0	65	1	0	1
34	1	63	1	0	1	0	64	0	0	1

ID 对子号	case1 患病	age1 年龄	est1 雌激素	gall1 胆囊病史	nonest1 非雌激素药物	case2 对照	age2 年龄	est2 雌激素	gall2 胆囊病史	nonest2 非雌激素药物
35	1	79	1	1	1	0	78	1	1	1
36	1	80	1	0	1	0	81	0	0	1
37	1	82	1	0	1	0	82	0	0	1
38	1	71	1	0	1	0	71	0	0	1
39	1	83	1	0	1	0	83	0	0	1
40	1	61	1	0	1	0	60	0	0	1
41	1	71	1	0	1	0	71	0	0	0
42	1	69	1	0	1	0	69	0	1	1
43	1	77	1	0	1	0	76	1	0	1
44	1	64	1	0	0	0	64	1	0	0
45	1	79	0	1	0	0	82	1	0	1
46	1	72	1	0	1	0	72	1	0	1
47	1	82	1	1	1	0	81	0	0	0
48	1	73	1	0	1	0	74	1	0	1
49	1	69	1	0	1	0	68	0	0	1
50	1	79	1	0	1	0	79	0	0	1
51	1	72	1	0	0	0	71	1	0	1
52	1	72	1	0	1	0	72	1	0	1
53	1	65	1	0	1	0	67	0	0	0
54	1	67	1	0	1	0	66	1	0	1
55	1	64	1	1	1	0	63	0	0	1
56	1	62	1	0	0	0	63	0	0	0
57	1	83	0	1	1	0	83	0	1	0
58	1	81	1	0	1	0	79	0	0	0
59	1	67	1	0	1	0	66	1	0	1
60	1	73	1	1	1	0	72	1	0	1
61	1	67	1	1	1	0	67	1	1	1
62	1	74	1	0	1	0	75	0	0	1
63	1	68	1	1	1	0	69	1	0	1

三、数据录入

1. 变量视图

<u>名称</u>：id；<u>标签</u>：对子号。

<u>名称</u>：case1；<u>标签</u>：患病。

<u>名称</u>：age1；<u>标签</u>：病例年龄。

<u>名称</u>：est1；<u>标签</u>：病例是否服用雌激素。

<u>名称</u>：gall1；<u>标签</u>：病例是否有胆囊病史。

<u>名称</u>：nonest1；<u>标签</u>：病例是否服用非雌激素药物。

<u>名称</u>：case2；<u>标签</u>：对照。

<u>名称</u>：age2；<u>标签</u>：对照年龄。

<u>名称</u>：est2；<u>标签</u>：对照是否服用雌激素。

<u>名称</u>：gall2；<u>标签</u>：对照是否有胆囊病史。

<u>名称</u>：nonest2；<u>标签</u>：对照是否服用非雌激素药物。

	名称	类型	宽度	小数位数	标签	值
1	id	数字	8	0	对子号	无
2	case1	数字	8	0	患病	无
3	age1	数字	8	0	病例年龄	无
4	est1	数字	8	0	病例是否服用雌…	无
5	gall1	数字	8	0	病例是否有胆囊…	无
6	nonest1	数字	8	0	病例是否服用非…	无
7	case2	数字	8	0	对照	无
8	age2	数字	8	0	对照年龄	无
9	est2	数字	8	0	对照是否服用雌…	无
10	gall2	数字	8	0	对照是否有胆囊…	无
11	nonest2	数字	8	0	对照是否服用非…	无

2. 数据视图（部分）

	id	case1	age1	est1	gall1	nonest1	case2	age2	est2	gall2	nonest2
1	1	1	74	1	0	1	0	75	0	0	0
2	2	1	67	1	0	1	0	67	0	0	1
3	3	1	76	1	0	1	0	76	1	0	1
4	4	1	74	1	0	0	0	70	1	1	1
5	5	1	69	1	1	1	0	69	1	0	1
6	6	1	70	1	0	1	0	71	0	0	1
7	7	1	65	1	1	1	0	65	0	0	0
8	8	1	68	1	1	1	0	68	0	0	1
9	9	1	61	0	0	1	0	61	0	0	0
10	10	1	64	1	0	1	0	65	0	0	0
11	11	1	68	1	1	1	0	69	1	1	0
12	12	1	74	1	0	1	0	74	1	0	0
13	13	1	67	1	0	1	0	68	1	0	1
14	14	1	72	1	0	1	0	62	0	0	0
15	15	1	71	1	1	1	0	71	1	0	0
16	16	1	83	1	0	1	0	82	0	0	0
17	17	1	70	0	0	1	0	70	0	0	1
18	18	1	74	1	0	1	0	75	0	0	0

四、操作流程

```
转换(T) — 计算变量
    目标变量(T):case   数字表达式(E):case1 - case2 — 确定
转换(T) — 计算变量
    目标变量(T):age   数字表达式(E):age1 - age2 — 确定
转换(T) — 计算变量
    目标变量(T):est   数字表达式(E):est1 - est2 — 确定
转换(T) — 计算变量
    目标变量(T):gall   数字表达式(E):gall1 - gall2 — 确定
转换(T) — 计算变量
    目标变量(T):nonest 数字表达式(E):nonest1 - nonest2 — 确定


分析(A) — 回归(R) — 多元 Logistic
因变量(D):case
协变量(C):age est gall nonest
模型(M) □在模型中包含截距(N) — 继续
确定
```

(1)对于 1:1 匹配的 Logistic 回归,我们需要首先对数据进行预处理,生成新的变量以便进行分析,通过转换(T)下拉菜单下的计算变量选项,首先生成新变量 case = case1 - case2(下图)。类似,还需要生成 age = age1 - age2; est = est1 - est2; gall = gall1 - gall2; nonest = nonest1 - nonest2。这样就能在数据视图中看到新生成的变量 case、age、est、gall,nonest,以下步骤就对这些变量进行条件 Logistic 回归分析。

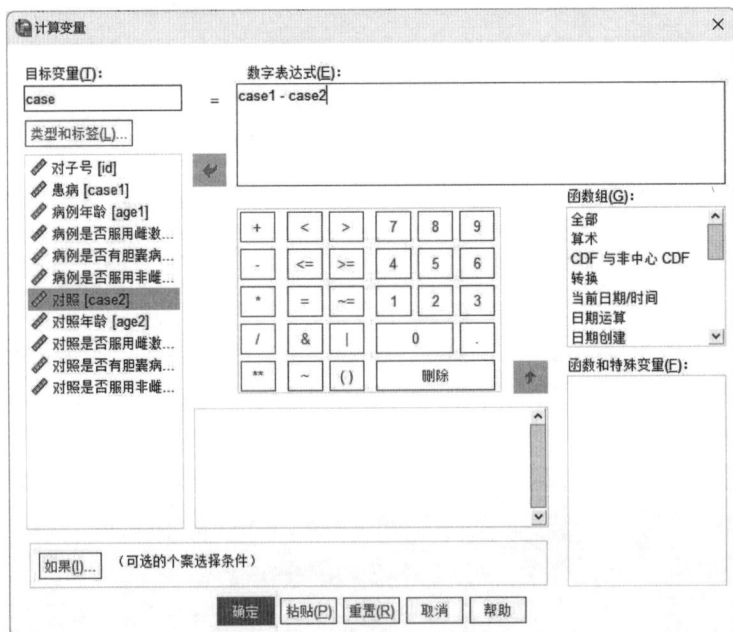

（2）下图是进行条件 Logistic 回归分析的主对话框。因变量必须为常数,如本例当中 case = 1,大家需要注意,case1 - case2 即病例组 - 对照组,这个顺序不能颠倒;因子框和协变量框均可选入自变量,但是因子框中的变量,系统默认为无序分类资料,会自动将其生成哑变量,而协变量框应选入连续变量或有序变量。在条件 Logistic 回归模型中,分析的自变量均为"病例组 - 对照组"而新生成的变量,属于连续变量或有序变量,因此我们将 age、est、gall、nonest 均选入协变量框中。

● SPSS 中没有专门进行条件 Logistic 回归分析的过程,但是软件可以调用多元 Logistic 回归过程进行分析,当软件发现因变量为一个常数项时,系统自动切换为拟合条件 Logistic 回归模型,从而通过拟合不包括常数项的模型实现 1:1 匹配对的 Logistic 回归分析。

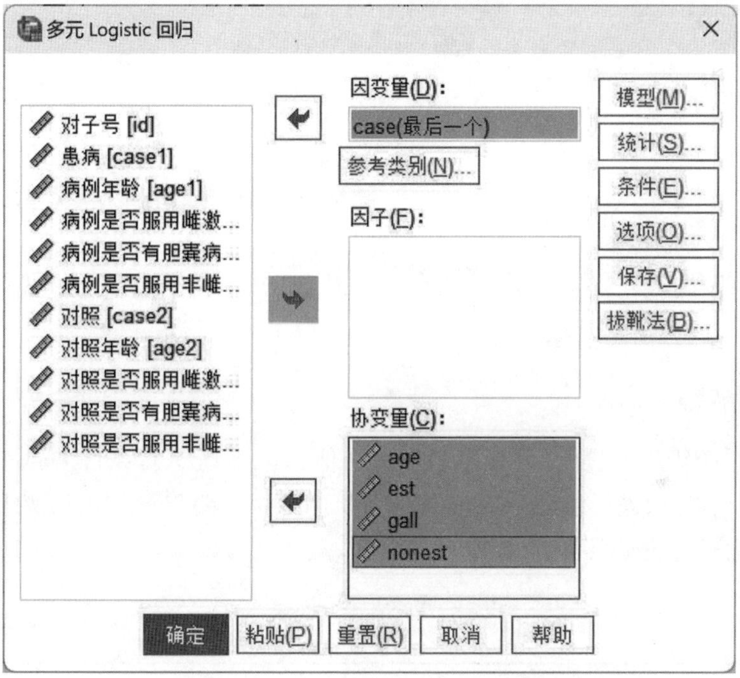

（3）1:1 匹配的条件 Logistic 回归模型中不包含截距,这是模型要求,若选入截距项,结果中会给出警告(如下图)。

在具有截距项的模型中,因变量只具有一个有效值,将不会拟合任何模型。除去截距,可以拟合条件 Logistic 回归模型。

这里包含了两层意思,若因变量不止一个值,可以进行多分类 Logistic 回归分析;若因变量只有一个值,则需要去掉截距项,系统进行条件 Logisitc 回归分析。

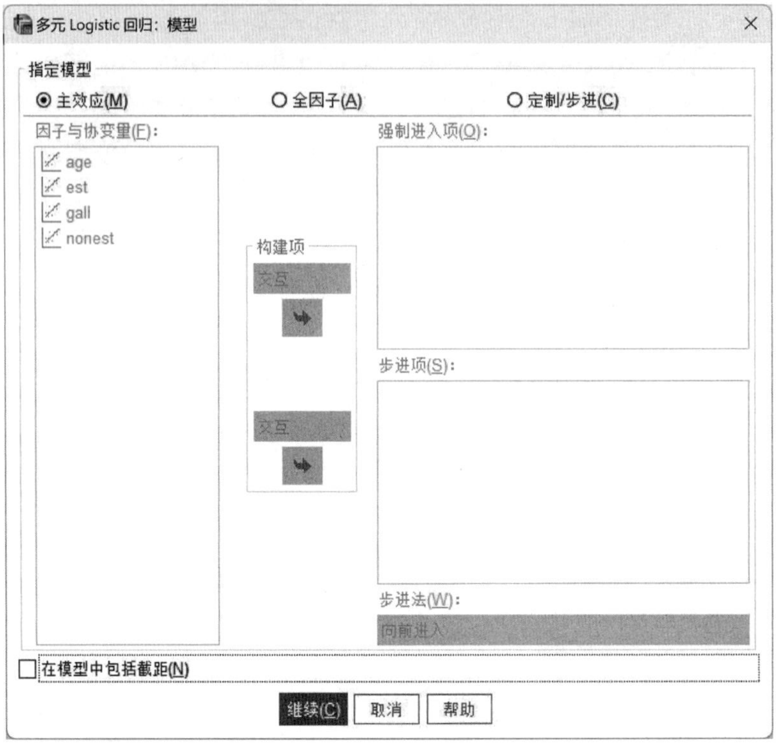

五、结果解释

(1)这是系统给出的提示,因变量只有一个值(1),系统进行条件 Logistic 回归模型拟合。这里需再次提醒,进行条件 Logistic 回归分析的两个必要步骤:由"病例组 – 对照组"生成新变量;去除模型的截距项(常数项)。

警告

因变量只具有一个有效值。将拟合条件 Logistic 回归模型。

(2)下表给出了进行分析的数据概况,共63条记录,无缺失值。

个案处理摘要

		个案数	边际百分比
case	1.00	63	100.0%
有效		63	100.0%
缺失		0	
总计		63	
子群体		27	

（3）对模型中的所有偏回归系数是否均为 0 进行似然比检验，其结果为 $\chi^2 = 34.159, P < 0.01$，说明偏回归系数不全为 0。

模型拟合信息

模型	模型拟合条件	似然比检验		
	−2 对数似然	卡方	自由度	显著性
空	87.337			
最终	53.178	34.159	4	.000

（4）下表给出了三类伪决定系数，伪决定系数反映了模型中所有自变量解释了因变量总变异的比例，但对于 Logisitc 回归模型而言，伪决定系数的大小不像线性回归模型中的决定系数那么大。

伪 R

考克斯－斯奈尔	.419
内戈尔科	.558
麦克法登	.391

（5）下表为从当前模型中分别剔除每个自变量后拟合而成的新的条件 Logistic 回归模型的 −2 倍的对数似然值，用于考察是否可以从当前模型中剔除该自变量。可以看出年龄 age、是否服用非雌激素药物 nonest 的 P 值均大于 0.05，提示可以采取逐步回归法对当前模型中的自变量进行筛选。

似然比检验

效应	模型拟合条件	似然比检验		
	简化模型的 −2 对数似然	卡方	自由度	显著性
age	53.658	.480	1	.488
est	72.013	18.836	1	.000
gall	58.770	5.592	1	.018
nonest	53.279	.102	1	.750

注：卡方统计的是最终模型与简化模型之间的 −2 对数似然之差。简化模型是通过在最终模型中省略某个效应而形成的。原假设是该效应的所有参数均为 0。

（6）下表是条件 Logistic 回归分析中最重要的部分，包括了模型中各变量的偏回归系数（B）、标准误（SE）、瓦尔德卡方值（Wald）、自由度（df）、显著性（Sig.），以及 OR 值［Exp

（B）]。由结果可见，变量是否服用雌激素 est 的偏回归系数为 2.698，Wald 检验结果 $P = 0.001 < 0.05$，有统计学意义，OR 值为 14.851，OR 值的 95% 置信区间为（2.952,74.723）；是否有胆囊病史 gall 也有统计学意义，其系数为 1.836，$P = 0.042 < 0.05$，OR 值为 6.270，OR 值的 95% 置信区间为（1.066,36.893）。说明服用雌激素和有胆囊病史是子宫内膜癌的危险因素，而其他各项，如年龄 age、是否服用非雌激素药物 nonest 均无统计学意义。

参数估算值

case		B	标准误差	瓦尔德	自由度	显著性	Exp(B)	Exp(B)的 95% 置信区间	
								下限	上限
1.00	age	.277	.403	.473	1	.491	1.320	.599	2.908
	est	2.698	.824	10.712	1	.001	14.851	2.952	74.723
	gall	1.836	.904	4.122	1	.042	6.270	1.066	36.893
	nonest	.256	.807	.100	1	.752	1.291	.265	6.279

生存分析

一、基本原理

Logistic 回归分析只考虑了终点事件(terminal event)出现与否,但恶性肿瘤、慢性病或其他情况随访研究中,有时除了要考虑终点事件出现与否,还需考虑观察对象达到终点所经历的时间长短。生存分析(survival analysis)就是将终点事件出现与否和达到终点所经历的时间结合起来分析的一类统计分析方法。其主要特点是考虑了每个研究对象出现某一结局所经历的时间长短,同时考虑了事件的观察时间和随访时间。

二、基本概念

● 终点事件(terminal event):指研究者所规定的生存时间的终点。在生存分析中,终点事件是个非常重要的概念,它的定义应尽可能地清楚明了。需要特别提醒的是,终点事件是由研究目的决定的,不一定是死亡(如研究灯泡寿命),而死亡也不一定是终点事件(如肺癌患者死于其他疾病)。发生了终点事件的数据称为完全数据(complete data),完全数据提供了准确的生存时间。

● 截尾(censoring):也称失访或删失,截尾指在随访研究中,在规定的观察期内,由于各种原因未观察到某些观察对象终点事件发生,不知道确切的生存时间。发生截尾的数据称为截尾数据(censored data)或删失数据。由于不能提供确切的生存时间,又称不完全数据(incomplete data)。产生截尾的原因一般为病例失访、病例的生存期超过了研究的终止期。但是截尾数据的价值在于提供了观察期间的信息,生存时间不会短于观察时间。对于截尾数据,常在其右上角标记" + ",表示真实的生存时间未知,只知道比观察到的生存时间要长。

● 生存时间(survival time):可以广泛定义为从规定的观察起点到某一特定终点事件出现的时间长度。其三要素为观察起点、终点事件和时间度量。观察起点和终点事件由研究目的决定。随机对照临床试验的观察起点通常是随机化的时间;观察性研究中,观察起点可以是发病时间、第一次确诊时间或接受正规治疗的时间等。生存时间的度量单位可以是年、月、日、小时等,生存时间不服从正态分布,常常呈指数分布、Weibull 分布、对数正态分布、对数 Logistic 分布、Gamma 分布或更为复杂的分布,因此需要特殊的统计方法。

三、基本统计指标

以下几个概念是生存分析中非常重要的基本概念,但是这几个概念晦涩难懂,并且术语与解释之间并不相符,因此大家需特别注意,仔细揣摩。

1. 生存概率和死亡概率

- 生存概率(probability of survival):某时段的生存概率表示某时段开始时存活的个体,在该时段结束时仍存活的可能性。如年生存概率表示年初尚存人口存活一年的可能性。$p =$ 某年活满一年人数/某年年初人口数。

- 死亡概率(probability of death):某时段的死亡概率表示某时段开始时存活的个体,在该时段内死亡的可能性。如年死亡概率表示年初尚存人口在今后一年内死亡的可能性。$q =$ 某年内死亡人数/某年年初人口数。

- 生存概率与死亡概率之间的关系:$p = 1 - q$。

2. 生存率和死亡概率函数

- 生存率(survival rate),又称生存函数(survival function)或累计生存率:常用 $S(t)$ 表示,它表示一个个体生存时间长于 t 的概率。生存率具有如下特点:观察起点 $t = 0$ 时的生存率为 1;当观察期无穷大时,其生存率为 0。$S(t) \approx$ 生存时间长于 t 的患者数/患者总数。

- 死亡概率函数(failure probability function):常用 $F(t)$ 来表示,它表示一个个体从开始观察起到时刻 t 的死亡概率,它是一个随时间上升的函数,当 t 无穷大时,死亡概率函数为 1。

- 生存率和死亡概率函数之间的关系:生存率 = 1 - 死亡概率函数,即 $S(t) = 1 - F(t)$。

3. 概率密度和风险率

- 概率密度(probability density),又称概率密度函数(probability density function)或死亡密度函数:常用 $f(t)$ 表示,它表示一个个体死于 $(t, t + \Delta t)$ 小区间内的概率极限。$f(t) \approx t$ 时刻开始的区间内死亡患者数/(患者总数 × 区间宽度)。

- 风险率(hazard rate),又称风险函数(hazard function):常用 $h(t)$ 表示,它表示一个生存到时间 t 的个体死于 $(t, t + \Delta t)$ 小区间内的概率极限。$h(t) \approx t$ 时刻开始的区间内死亡患者数/(生存到 t 时刻的患者数 × 区间宽度)。

- 概率密度和风险率均指个体死于 $(t, t + \Delta t)$ 小区间内的概率极限,但是概率密度指一个个体,而风险率指一个生存到 t 时刻的个体。

4. 中位生存期

- 中位生存期(median survival time),又称半数生存期:表示恰好有 50% 的个体尚存活的时间。中位生存期越长,表示疾病的预后越好,反之,中位生存期越短,预后越差。

四、SPSS 生存分析模块

生存分析主要在 SPSS 下拉菜单项中的生存函数(survival)中实现,其包含的具体统计过程如下。

- 寿命表:用于分析分组生存资料,可求出不同组段的生存率。或者当样本量较大时(如 n > 50),可以把资料按不同时间段分成几组,观察不同时间段的生存率。

- Kaplan - Meier:用于样本含量较小时,不能给出特定时间点的生存率,这样就不用担心每个时间段内只有很少几个观测值,甚至没有观测值的尴尬局面。

- Cox 回归:用于拟合 Cox 比例风险模型,这是生存分析中最重要的一个分析方法,它的出现具有划时代的意义,是多因素分析方法中最为常用的一种。

- 依时协变量的 Cox:是 Cox 比例风险模型的进一步发展。当所研究的危险因素的取值随时间而不断变化,或者其作用强度随时间而不断变化时,Cox 比例风险模型的适用条件被违反,需要对模型加以修正,此时就必须用到这个过程。举一个典型的例子,临床试验随访资料中经常碰到的某研究对象从安慰剂组退出,跳转至治疗组的资料,就应当用此过程来分析。

第一节　寿命表法

一、方法原理

寿命表法的基本思想是将整个观察时间划分为很多小的时间段,对于每个时间段,计算所有活过某时间段起点的病例在该时间段内死亡(出现结局)的概率。

二、分析示例

收集了 374 名某恶性肿瘤患者的随访资料,时间间隔为 1 年,整理结果见下表,试估计各年生存率。

确诊后年数(年)	0 ~	1 ~	2 ~	3 ~	4 ~	5 ~	6 ~	7 ~	8 ~	9 ~	10 ~
期内死亡数(人)	90	76	51	25	20	7	4	1	3	2	0
期内删失数(人)	0	0	0	12	5	9	9	3	5	5	47

三、数据录入

1. 变量视图

名称: year;标签: 生存时间。

名称: status;标签: 是否删失。

名称: number; 标签: 例数。

	名称	类型	宽度	小数位数	标签	值
1	year	数字	8	0	生存时间	无
2	status	数字	8	0	是否删失	无
3	number	数字	8	0	例数	无

2. 数据视图(部分)

	year	status	number
1	0	1	90
2	0	0	0
3	1	1	76
4	1	0	0
5	2	1	51
6	2	0	0
7	3	1	25
8	3	0	12
9	4	1	20
10	4	0	5
11	5	1	7
12	5	0	9

注意原始表格与数据视图之间的差异,如确诊后 0 年,其间死亡人数为 90 人,删失人数为 0 人,则产生两条记录,第一条记录死亡人数,变量 year 赋值为 0,表示确诊后 0 年;变量 status 赋值为 1,表示出现终点事件,表示观察到随访对象出现所规定的结局,如本例中死亡;变量 number 赋值为 90,表示出现死亡的人数为 90。第二条记录截尾值(censored value),表示失访情况,变量 year 赋值为 0,表示确诊后 0 年;变量 status 赋值为 0,表示出现失访,原因可能有多种;变量 number 赋值为 0,表示出现失访的人数为 0。同样方法对确诊后 1 年、2 年等数据进行录入,共形成 22 条记录。

四、操作流程

```
数据 — 个案加权 — 个案加权依据(W)
频率变量(F):例数[number] — 确定
分析 — 生存分析(S) — 寿命表
时间(T):生存时间[year]
显示时间间隔:0 到(H):10    按(Y):1
状态(S):status(??)
定义事件(D):表示事件已发生的值    单位(S):1— 继续
确定
```

(1)对数据进行预定义,设置权重变量,我们在卡方检验中经常用到,此处变量为 number(例数)。

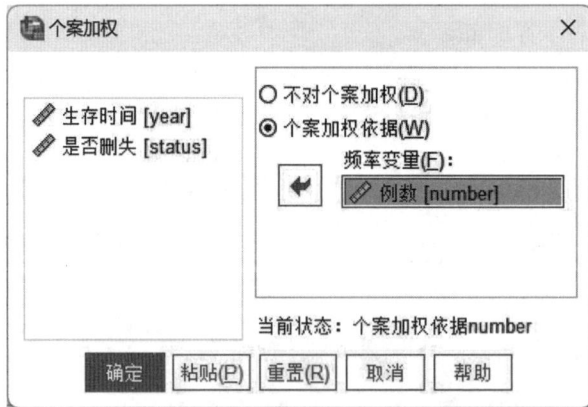

(2)下表为寿命表的主对话框,时间(T)框用于选入变量生存时间[year],如本例中的观察时间;显示时间间隔框(display time intervals)要求选入寿命表中生存时间的范围及间隔,本例中的范围为 0 到 10,间隔为 1。如果数据是两年收集一次的,则间隔应填 2。状态对话框需定义终点事件,定义事件需点击定义事件(D)对话框进行进一步定义。

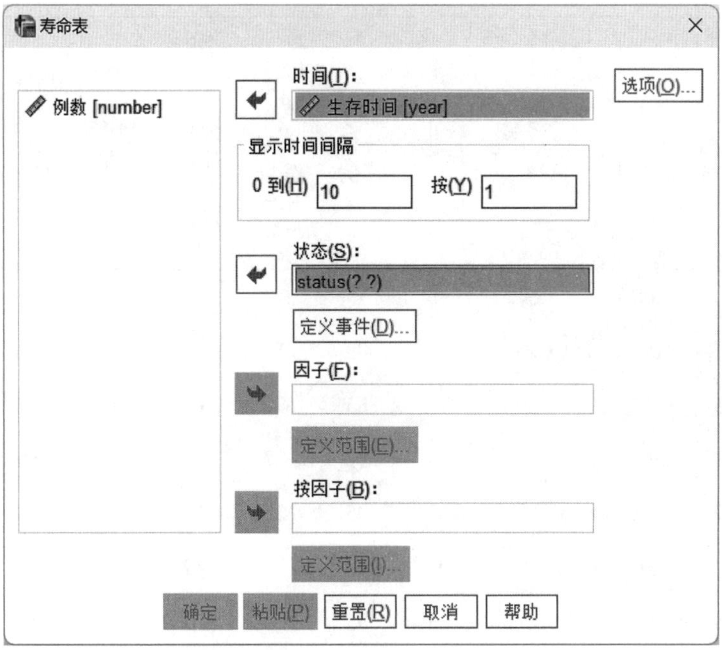

（3）下图对话框用来进一步定义事件,本例的终点事件为死亡,1代表死亡,因此在单值（S）框中填入1。

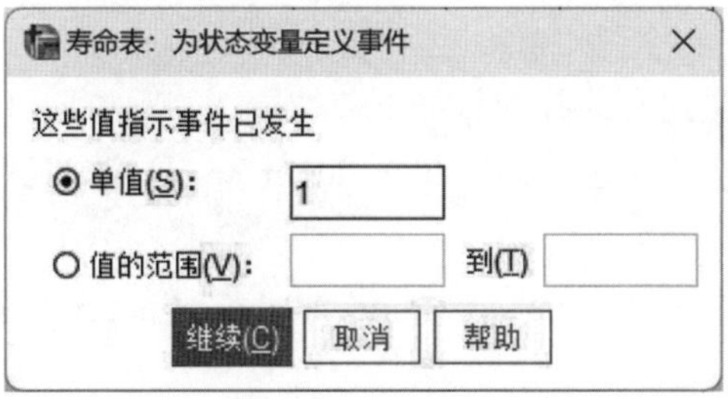

五、结果解释

寿命表[a]

时间间隔开始时间	进入时间间隔的数目	时间间隔内撤销的数目	有风险的数目	终端事件数	终止比例	生存分析比例	期末累积生存分析比例	期末累积生存分析比例的标准误差	概率密度	概率密度的标准误差	风险率	风险率的标准误差
0	374	0	374.000	90	.24	.76	.76	.02	.241	.022	.27	.03
1	284	0	284.000	76	.27	.73	.56	.03	.203	.021	.31	.04

时间间隔开始时间	进入时间间隔的数目	时间间隔内撤销的数目	有风险的数目	终端事件数	终止比例	生存分析比例	期末累积生存分析比例	期末累积生存分析比例的标准误差	概率密度	概率密度的标准误差	风险率	风险率的标准误差
2	208	0	208.000	51	.25	.75	.42	.03	.136	.018	.28	.04
3	157	12	151.000	25	.17	.83	.35	.02	.070	.013	.18	.04
4	120	5	117.500	20	.17	.83	.29	.02	.060	.013	.19	.04
5	95	9	90.500	7	.08	.92	.27	.02	.022	.008	.08	.03
6	79	9	74.500	4	.05	.95	.25	.02	.014	.007	.06	.03
7	66	3	64.500	1	.02	.98	.25	.02	.004	.004	.02	.02
8	62	5	59.500	3	.05	.95	.24	.02	.013	.007	.05	.03
9	54	5	51.500	2	.04	.96	.23	.02	.009	.006	.04	.03
10	47	47	23.500	0	.00	1.00	.23	.02	.000	.000	.00	.00

注：[a]，生存分析的时间中位数为 2.41。

这是寿命表部分，从左到右的各项目如下。

● 进入时间间隔的数目（number entering this interval）：指进入该组段的观察例数，即活到该组段下限的例数。

● 时间间隔内撤销的数目（number withdrawn during interval）：指该组段的截尾人数，即失访人数。

● 有风险的数目（number exposed to risk）：指暴露于危险因素的例数，即有效观察人数，等于期初进入数 −1/2 期内退出数。

● 终点事件数（number of terminal events）：指终点事件例数，即死亡、复发等研究事件的例数。

● 终止比例（proportion terminating）：指终点事件比例，即各组的死亡概率。

● 生存分析比例（proportion surviving）：指各组的生存概率，等于 1 − 死亡概率。

● 期末累积生存分析比例（cumulative proportion survive at end）：指本组段上限的累积生存率，即生存率，由各组的生存概率累积相乘所得。

● 概率密度（probability density）：常用 f(t) 表示，它表示一个个体死于（t, t + Δt）小区间内的概率极限。

● 风险率（hazard rate）：常用 h(t) 表示，它表示一个生存到时间 t 的个体死于（t, t + Δt）小区间内的概率极限。

从表上我们可以看出，确诊后 5 年，进入该时段的人数为 95 人，失访 9 人，死亡 7 人，因此死亡概率(终止比例)为 0.08,生存概率(生存分析比例)为 0.92,生存率(期末累积生存分析比例)为 0.27,概率密度为 0.022,风险率为 0.08。由此得到 5 年生存率为 27%,中位数生存时间为 2.41 年。

第二节　单因素生存曲线比较(Kaplan – Meier 法)

一、方法原理

Kaplan – Meier 法采用乘积极限法(product – limit estimates)来估计生存率,同时还可以对一个影响因素进行检验。它适用于以个体为单位收集信息的生存资料,是最为基本的一种生存分析方法。它适用于记录精确生存时间的资料,大、小样本均可。

二、分析示例

14 例膀胱肿瘤小于 3.0 cm 的患者和 16 例膀胱肿瘤大于或等于 3.0 cm 的患者的生存时间(月)如下,试估计两组生存率。

肿瘤 <3.0 cm	14	19	26	28	29	32	36	40	42
	44[+]	45	53[+]	54	59[+]				
肿瘤 ≥3.0 cm	6	7	9	10	11	12	13	20	23
	27	30	34	37	43	50			

注:[+],表示删失(截尾)数据。

三、数据录入

1. 变量视图

名称: month;标签: 生存时间。

名称: status;标签: 是否删失;值: 0 = 删失,1 = 死亡。

名称: group;标签: 肿瘤大小;值: 1 = " <3.0 cm",2 = " > =3.0cm"。

	名称	类型	宽度	小数位数	标签	值
1	month	数字	8	0	生存时间	无
2	status	数字	8	0	是否删失	{0, 删失}...
3	group	数字	8	0	肿瘤大小	{1, <3.0cm}...

2. 数据视图(部分)

	month	status	group
1	14	1	1
2	19	1	1
3	26	1	1
4	28	1	1
5	29	1	1
6	32	1	1
7	36	1	1
8	40	1	1
9	42	1	1
10	44	0	1
11	45	1	1
12	53	0	1
13	54	1	1
14	59	0	1
15	6	1	2
16	7	1	2

数据有三个变量,如第一例患者,肿瘤小于3.0 cm,生存时间为14个月,在数据视图窗口输入变量month为14,变量status为是否删失,此处为1(表示死亡,即未删失数据);变量group为指定单因素影响因素,我们将肿瘤小于3.0 cm定义为1,大于等于3.0 cm设为2,因此此处赋值为1。如此共形成30条记录。

四、操作流程

```
分析 — 生存分析(S) — Kaplan – Meier
时间(T):生存时间[month]
状态(U):status(??)
因子(F):肿瘤大小[group]
定义事件(D):表示事件已发生的值    单值(S):1 — 继续
比较因子(C):检验统计    ☑ 秩的对数(L) — 继续
选项:统计    ☑ 生存分析表(S)    ☑ 平均值和中位数生存分析函数(M)
        图    ☑ 生存分析函数(V) — 继续
确定
```

(1)下图为Kaplan – Meier检验的主对话框,时间框(survival time)指存活时间,即观察研究的最长时间;状态(status)定义终点事件,此处需要进入定义事件(D)对话框进一步定义,因子(F)框选入单因素自变量,即定义希望进行比较的研究因素,此处为肿瘤大小[group]。

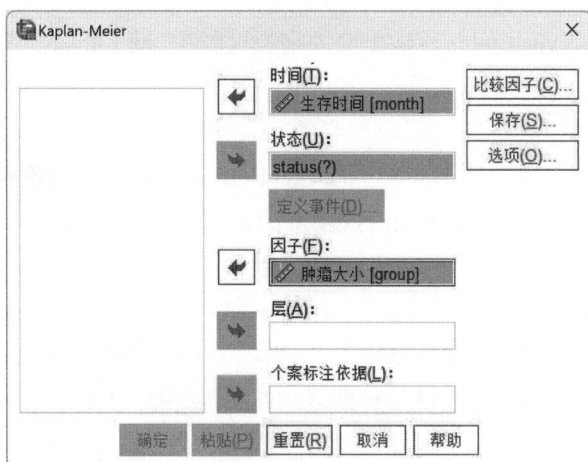

（2）下图对话框定义终点事件，此处设置指示事件已发生的值，本例定义 1 为死亡，0 即默认为失访。

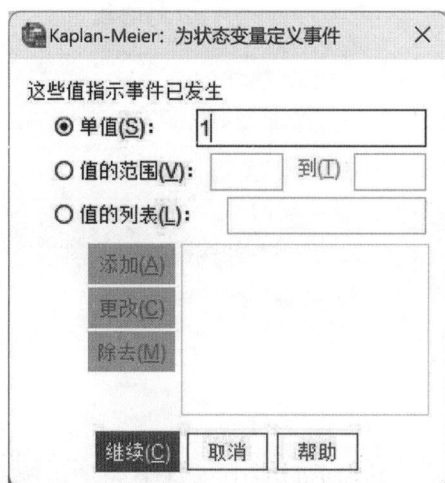

（3）下图对话框用于定义对研究因素（factor）的比较方法，我们通常采用秩的对数（Log－rank）检验，检验各组生存率分布是否相同，各时间点权重一样。

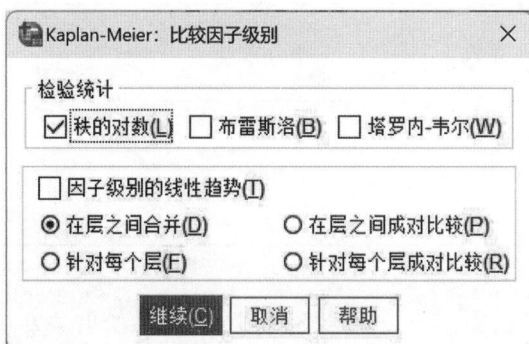

（4）对统计量和图形进行定义（见下图）。

● 生存分析表（survival table）：输出使用乘积极限法（即 Kaplan – Meier 法）计算出的生存分析表，类似寿命表，只不过生存分析表以每一个个体为单位进行输出，寿命表则以时间段为单位输出。

● 平均值和中位数生存分析函数（mean and median survival）：该选项给出平均生存时间（该组患者生存率曲线与 X 轴、Y 轴围成图形的面积）、中位生存时间（该组患者生存时间中位数）及其标准误和置信区间。

● 生存分析函数（survival）：指累积生存概率曲线。Kaplan – Meier 法估计所有死亡时点的生存率，不同死亡时点的生存率逐渐下降，而两个相邻死亡时点之间的生存率都等于前一个较早死亡时点的生存率，所以该生存曲线用水平线连接，呈阶梯形，即每出现一例死亡，阶梯就下降一阶。

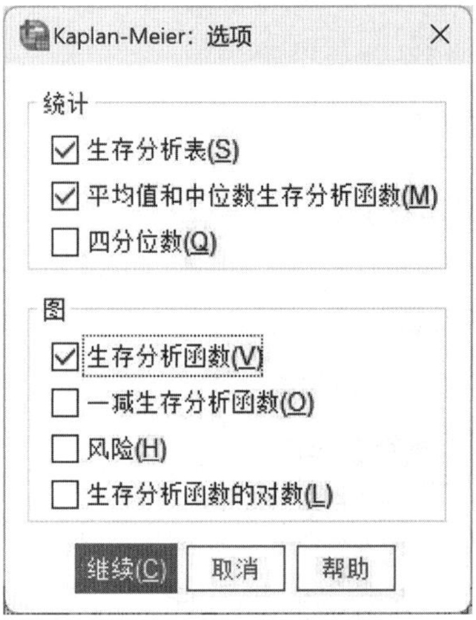

五、结果解释

（1）下表为对原始数据表格的简单归纳，给出了各组的病例总数、终点事件数和删失数（失访数）。

个案处理摘要

肿瘤大小	总数	事件数	检剔后	
			个案数	百分比
<3.0 cm	14	11	3	21.4%
≥3.0 cm	16	16	0	0.0%
总体	30	27	3	10.0%

（2）下表给出生存分析表，可见此处是将病例个体一一给出结果，不同于寿命表以时间段为单位给出结果。时间（time）指观察时间，状态（status）标明为死亡（终点事件）还是删失（失

访),这两项均为原始数据。此时累积的生存比例(cumulative survival)指生存率或生存函数。

生存分析表

肿瘤大小		时间	状态	当前累积生存分析比例		累积事件数	其余个案数
				估算	标准错误		
<3.0 cm	1	14.000	死亡	.929	.069	1	13
	2	19.000	死亡	.857	.094	2	12
	3	26.000	死亡	.786	.110	3	11
	4	28.000	死亡	.714	.121	4	10
	5	29.000	死亡	.643	.128	5	9
	6	32.000	死亡	.571	.132	6	8
	7	36.000	死亡	.500	.134	7	7
	8	40.000	死亡	.429	.132	8	6
	9	42.000	死亡	.357	.128	9	5
	10	44.000	删失	.	.	9	4
	11	45.000	死亡	.268	.123	10	3
	12	53.000	删失	.	.	10	2
	13	54.000	死亡	.134	.113	11	1
	14	59.000	删失	.	.	11	0
≥3.0cm	1	6.000	死亡	.938	.061	1	15
	2	7.000	死亡	.875	.083	2	14
	3	9.000	死亡	.813	.098	3	13
	4	10.000	死亡	.750	.108	4	12
	5	11.000	死亡	.688	.116	5	11
	6	12.000	死亡	.625	.121	6	10
	7	13.000	死亡	.563	.124	7	9
	8	20.000	死亡	.500	.125	8	8
	9	23.000	死亡	.438	.124	9	7
	10	25.000	死亡	.375	.121	10	6
	11	27.000	死亡	.313	.116	11	5
	12	30.000	死亡	.250	.108	12	4
	13	34.000	死亡	.188	.098	13	3
	14	37.000	死亡	.125	.083	14	2
	15	43.000	死亡	.063	.061	15	1
	16	50.000	死亡	.000	.000	16	0

(3)下表给出了各组生存时间的均数和中位数,肿瘤 <3.0cm 组的生存时间均数为 38.152 个月,生存时间中位数为 36.000 个月;肿瘤≥3.0 cm 组的生存时间均数为 22.313 个月,生存时间中位数为 20.000 个月;整体的生存时间均值为 29.680 个月,生存时间中位数

为 28.000 个月。但是生存时间一般呈非正态分布,因此采用生存中位数描述资料比较合适,即肿瘤 <3.0 cm 组中 50% 的个体存活的时间为 36 个月,而肿瘤 ≥3.0 cm 组中 50% 个体存活的时间为 20 个月。

生存分析时间的平均值和中位数

肿瘤大小	平均值[a]				中位数			
	估算	标准错误	95% 置信区间		估算	标准错误	95% 置信区间	
			下限	上限			下限	上限
<3.0 cm	38.152	3.740	30.822	45.482	36.000	7.483	21.333	50.667
≥3.0 cm	22.313	3.410	15.628	28.997	20.000	10.000	.400	39.600
总体	29.680	2.860	24.075	35.285	28.000	2.739	22.632	33.368

注:[a],如果已对生存分析时间进行检剔,那么估算将限制在最大生存分析时间内。

(4)下表为两组肿瘤患者整体的生存曲线比较,结果显示两组肿瘤患者的生存曲线分布差别有统计学意义,Log-rank 法检验统计量 $\chi^2 = 7.369$,$P = 0.007 < 0.01$。

Log-rank 检验属于单因素分析方法,应用条件是除了比较因素,影响生存率的各混杂因素组间均衡可比,否则应采用 Cox 比例风险模型校正各混杂因素的影响。

总体比较

	卡方	自由度	显著性
Log-rank(Mantel – Cox)	7.369	1	.007

注:针对肿瘤大小的不同级别进行的生存分析分布等同性检验。

(5)这是两组病例的生存曲线图,配合 Log – rank 检验表达更直观,可见肿瘤小于 3.0 cm 的患者生存状况明显好于肿瘤大于等于 3.0 cm 的患者。

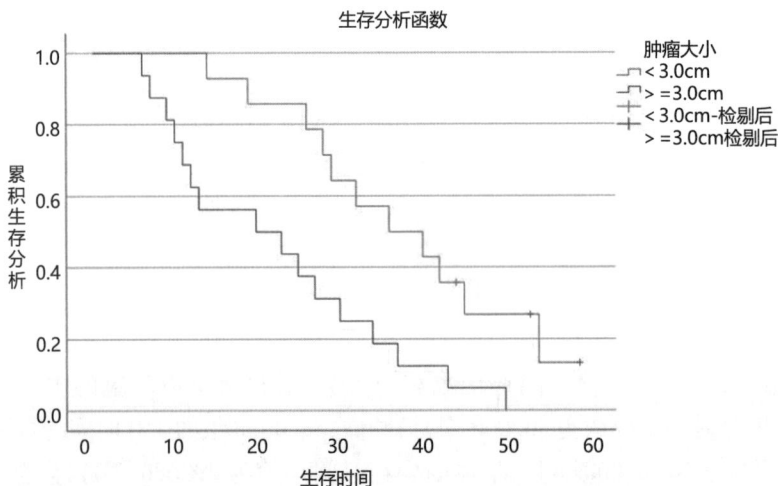

生存分析函数

第三节 多因素生存分析(Cox 回归分析)

一、方法原理

Kaplan-Meier 法只能研究一个因素对生存时间的影响,当对生存时间的影响因素有多个时便无能为力了,而 Cox 比例风险模型则可以估计多个研究因素对风险率的影响,其过程称为 Cox 回归(Cox regression)。

二、分析示例

30 例膀胱肿瘤患者的随访记录见下表,试进行膀胱肿瘤患者生存情况的影响因素分析。

id	age	grade	size	relapse	start	end	status
1	62	1	0	0	02/10/1996	12/30/2000	0
2	64	1	0	0	03/05/1996	08/12/2000	1
3	52	2	0	1	04/09/1996	12/03/1999	0
4	60	1	0	0	06/06/1996	10/27/2000	0
5	59	2	1	0	07/20/1996	06/21/1998	1
6	59	1	1	1	08/19/1996	09/10/1999	1
7	63	1	1	0	09/16/1996	10/20/2000	1
8	62	1	0	0	09/20/1996	09/18/1999	1
9	50	1	1	0	09/26/1996	03/22/1999	1
10	26	1	1	1	11/04/1996	05/25/2000	1
11	43	2	1	0	01/10/1997	11/08/1999	1
12	62	1	0	0	02/16/1997	11/10/2000	1
13	67	1	0	0	03/09/1997	08/18/2000	1
14	70	2	0	0	03/28/1997	07/20/2000	1
15	56	1	0	1	04/03/1997	11/10/1999	1
16	85	2	0	1	04/15/1997	11/20/1998	1
17	65	1	0	1	08/06/1997	09/28/1999	1
18	54	3	1	1	11/10/1997	12/09/1998	1
19	62	2	0	0	02/19/1998	07/20/2000	1
20	52	3	0	0	03/14/1998	07/02/2000	1
21	63	2	1	0	06/10/1998	09/01/2000	1
22	50	3	1	1	06/15/1998	04/14/1999	1
23	83	2	1	1	09/03/1998	09/20/2000	1
24	61	3	1	0	10/10/1998	06/13/2000	1
25	57	3	1	1	01/16/1999	12/20/1999	1
26	63	2	0	1	02/17/1999	04/20/2000	1
27	72	3	1	1	05/10/1999	05/12/2000	1

id	age	grade	size	relapse	start	end	status
28	56	3	1	1	09/15/1999	06/17/2000	1
29	73	3	1	1	12/19/1999	07/26/2000	1
30	54	3	1	1	03/10/2000	09/20/2000	1

三、数据录入

1. 变量视图

名称：id；类型：数字。

名称：age；类型：数字。

名称：grade；类型：数字。

名称：size；类型：数字。

名称：relapse；类型：数字。

名称：start；类型：日期。

名称：end；类型：日期。

名称：status；类型：数字。

	名称	类型	宽度	小数位数	标签	值
1	id	数字	8	0		无
2	age	数字	8	0		无
3	grade	数字	8	0		无
4	size	数字	8	0		无
5	relapse	数字	8	0		无
6	start	日期	10	0		无
7	end	日期	10	0		无
8	status	数字	8	0		无

变量 start 和 end 中应对数据类型进行设定，因为数据为"日期"类型，下图为日期数据设置对话框，可见日期的输入格式有多种，我们需要选择与原始记录格式相同的输入格式，这样有利于输入。本例选择"mm/dd/yyyy"，如 1996 年 2 月 10 日输入为 02/10/1996。

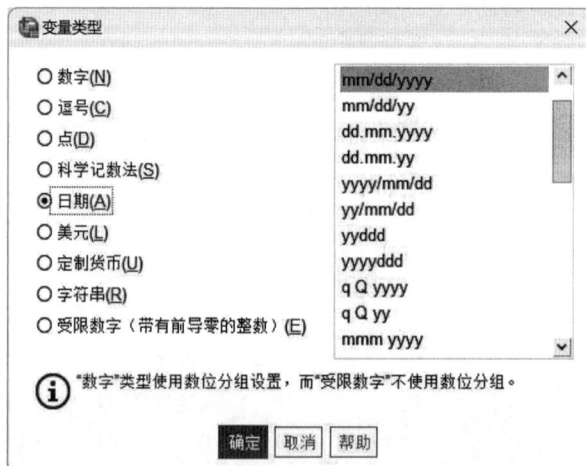

2. 数据视图(部分)

	id	age	grade	size	relapse	start	end	status
1	1	62	1	0	0	02/10/1996	12/30/2000	0
2	2	64	1	0	0	03/05/1996	08/12/2000	1
3	3	52	2	0	1	04/09/1996	12/03/1999	0
4	4	60	1	0	0	06/06/1996	10/27/2000	0
5	5	59	2	1	0	07/20/1996	06/21/1998	1
6	6	59	1	1	1	08/19/1996	09/10/1999	1
7	7	63	1	1	0	09/16/1996	10/20/2000	1
8	8	62	1	0	0	09/20/1996	09/18/1999	1
9	9	50	1	1	0	09/26/1996	03/22/1999	1
10	10	26	1	1	1	11/04/1996	05/25/2000	1
11	11	43	2	1	0	01/10/1997	11/08/1999	1

四、操作流程

转换 — 日期和时间向导

使用日期和时间进行计算 — 下一步

计算两个日期之间的时间单位数 — 下一步

日期1(D): end

减去日期2(M):start

单位(U): 月

结果处理:保留小数部分(F) — 下一步

结果变量(R):month

变量标签(L):生存月数

执行:立即创建变量(C) — 完成

分析 — 生存函数 — Cox回归

时间(I):生存月数 month

状态(U):status(?)

协变量(A):age grade size relapse

方法(M):向前:有条件

定义事件(F):表示已发生事件的值 单值(S):1 — 继续

选项(O) Exp(B)的置信区间95% — 继续

确定

（1）这是对原始数据的预处理，step1 选择"使用日期和时间进行计算"，因为我们需要获得新变量"生存时间"，其值等于结束时间减开始时间。

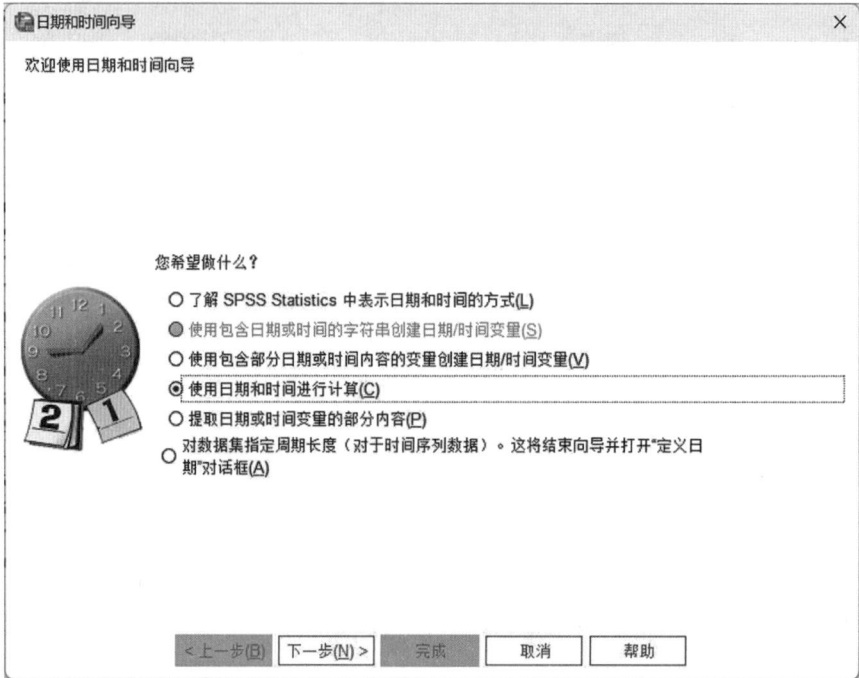

（2）接着进行原始数据的预处理，准备进行计算。

（3）如下图,继续进行原始数据的预处理,设定形成的新变量为 end – start,并且单位为月,计算结果保留小数部分,这样会使结果更加精确。

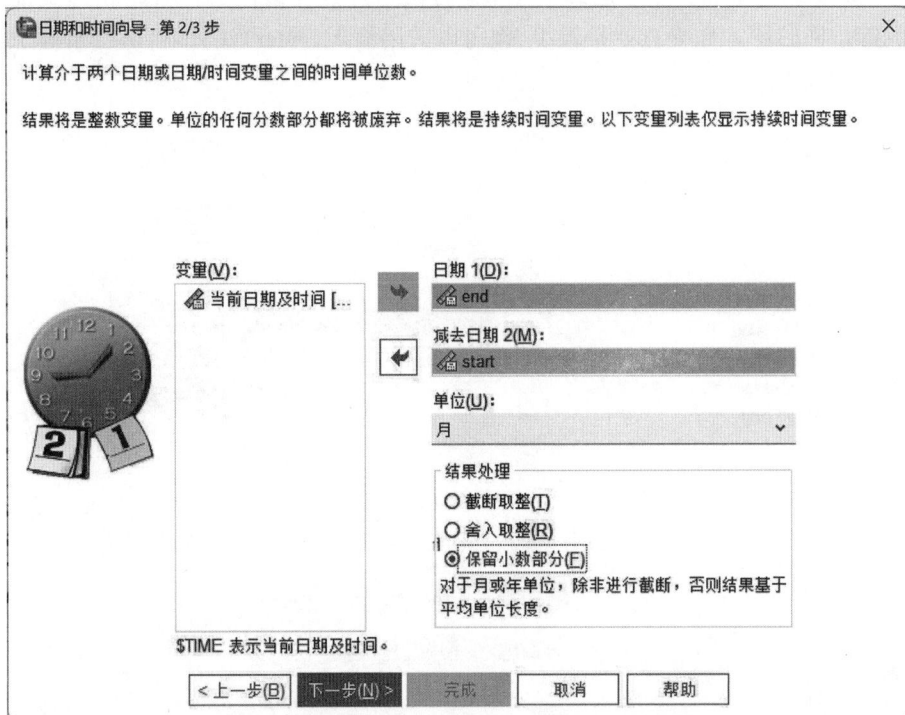

（4）最后对新生成的变量进行定义,其结果变量为 month,变量标签为生存月数(下图)。

（5）下图是 Cox 回归的主对话框,因变量为生存月数[month],也就是刚才预处理后新生成的变量,同样需要对终点事件进行定义,即定义事件。协变量框选入各类自变量,此处选入变量 age、grade、size、relapse 这四个变量。方法(M)选择向前:有条件,相当于统计学教材介绍的逐步回归法。如果自变量较少,也可以采用输入(enter)法,即将协变量框中的所有自变量强行纳入模型。

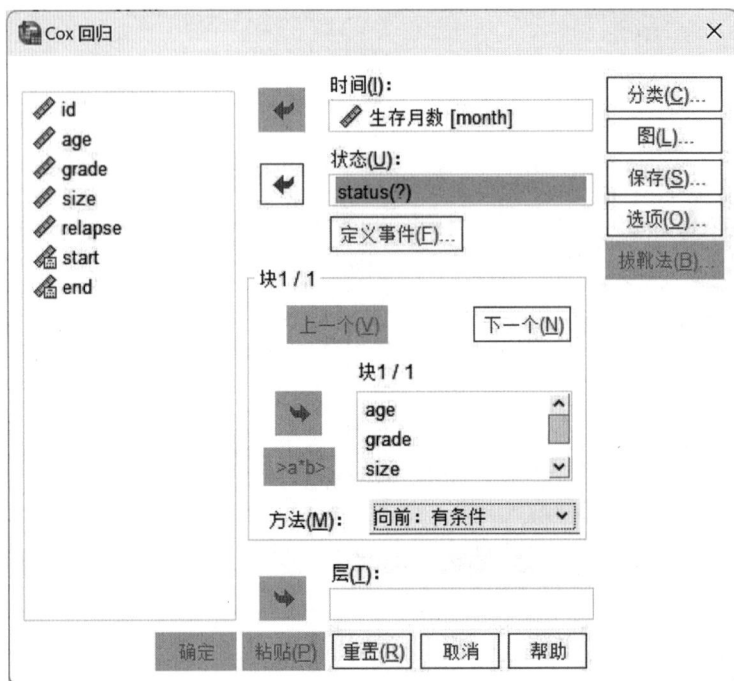

（6）按主对话框中的定义事件(F)进入,即定义研究感兴趣的事件(下图),本例中 1 代表死亡,0 代表失访。

（7）下图选择 Exp（B）的置信区间（C）为 95%，即 RR 值的 95% 置信区间。

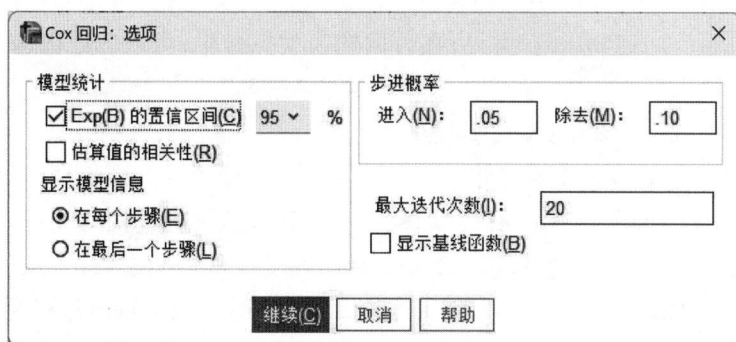

● RR 值为相对危险度（relative ratio），适用于队列研究（前瞻性研究），是队列研究中暴露组的发病率与非暴露组的发病率之比。

五、结果解释

（1）下表给出了终点事件 27 例，删失 3 例，总计 30 例，并给出了各自的百分比。

个案处理摘要

		个案数	百分比
可以在分析中使用的个案	事件[a]	27	90.0%
	检剔后	3	10.0%
	总计	30	100.0%
已删除的个案	具有缺失值的个案	0	0.0%
	具有负时间的个案	0	0.0%
	层中最早发生的事件之前检剔后的个案	0	0.0%
	总计	0	0.0%
总计		30	100.0%

注：[a]，因变量：生存月数。

（2）块 0：起始块。

未包括在方程中的变量[a]

变量	得分	自由度	显著性
age	.402	1	.526
grade	26.094	1	.000
size	7.369	1	.007
relapse	7.349	1	.007

注：[a]，残差卡方 =37.963，自由度为 4，显著性 =0.000。

开始进行模型拟合,不过方程只纳入了常数项,因此四个自变量均不在方程中,若将这些方程外的变量分别引入方程中,从而计算出相应的 χ^2 值和 P 值,可见 grade、size 和 relapse 这三个变量的 P 值均小于 0.05。可见,在后面的模型拟合中,可以考虑将这三个变量纳入模型当中。

(3) 块 1:方法 = 向前步进(条件 LR 法)。

1)该模型按照向前步进中的条件 LR 法进行拟合,模型拟合分两步:第一步模型纳入变量 grade,第二步纳入 size,第三步纳入 relapse。对于逐步拟合的过程,我们只需要看最后一步即可,本例则看步骤 3,下表是对模型中是否所有协变量的回归系数(常数项除外)全为 0 进行统计学检验,整体得分为 33.981,自由度为 3,$P < 0.01$。从上一步进行更改是指步骤 2 纳入了 grade 和 size,而步骤 3 中引入了 relapse,这样统计学检验的卡方值为 4.624,$P = 0.032 < 0.05$;从上一块进行更改是指从模型仅含有常数项,现在引入了三个自变量的统计学检验,卡方值为 34.421,$P < 0.01$。说明步骤 3 的方程从整体上与步骤 2 比较和与块 0 比较均有统计学意义。

模型系数的 Omnibus 检验[d]

步骤	−2 对数似然	总体(得分)			从上一步进行更改			从上一块进行更改		
		卡方	自由度	显著性	卡方	自由度	显著性	卡方	自由度	显著性
1[a]	120.374	26.094	1	.000	23.161	1	.000	23.161	1	.000
2[b]	113.738	30.782	2	.000	6.636	1	.010	29.797	2	.000
3[c]	109.115	33.981	3	.000	4.624	1	.032	34.421	3	.000

注:[a],在步骤 1:grade 处输入的变量。[b],在步骤 2:size 处输入的变量。[c],在步骤 3:relapse 处输入的变量。[d],起始块 1。方法 = 向前步进(条件 LR 法)。

2)下表是 Cox 回归最重要的一个表格,各指标分别为各因子的回归系数估计值(B)、回归系数估计值的标准误(SE)、回归系数估计值的瓦尔德检验统计量值(Wald)、自由度(df)、显著性(Sig.)水平即 P 值、各因子的相对危险度 RR 值[Exp(B)]、RR 值的 95% 置信区间。

方程中的变量

		B	SE	瓦尔德	自由度	显著性	Exp(B)	95.0% 的 Exp(B) CI	
								下限	上限
步骤 1	grade	1.531	.335	20.947	1	.000	4.625	2.400	8.911
步骤 2	grade	1.623	.366	19.649	1	.000	5.068	2.473	10.386
	size	1.133	.448	6.393	1	.011	3.104	1.290	7.471
步骤 3	grade	1.680	.382	19.385	1	.000	5.367	2.540	11.341
	size	1.078	.460	5.493	1	.019	2.939	1.193	7.242
	relapse	.979	.460	4.525	1	.033	2.662	1.080	6.560

● 这里也只看步骤3,可以得出风险函数的表达式为:

$h(t) = h_0(t)Exp(1.680 \times grade + 1.078 \times size + 0.979 \times relapse)$。

● 表达式右边变量的线性组合值越大,则风险函数 $h(t)$ 越大,预后越差,故风险函数又称为预后指数(prognostic index,PI),如1号患者 grade=1,size=0,relapse=0,则预后指数为 $PI = 1.680 \times 1 + 1.078 \times 0 + 0.979 \times 0 = 1.680$;3号患者 grade=2,size=1,relapse=1,则预后指数为 $PI = 1.680 \times 2 + 1.078 \times 0 + 0.979 \times 1 = 4.339$,可以估计3号患者预后要比1号患者差。可按预后指数将观察对象分成若干组,如低危组、中危组和高危组,这对制订合理的治疗方案、正确指导患者治疗、提高患者生存率有重要意义。

● 从RR值可以看出,若变量肿瘤分级 grade 越高,则预后越差,大约指数每上升一分,则死亡危险是以前的 5.367 倍;若变量肿瘤大小 size 越大,则预后越差,大约指数每上升一分,则死亡危险是原来的 2.939 倍;若肿瘤复发,则预后越差,死亡危险是未复发者的 2.662 倍。

3)下表显示各步骤中未纳入方程的自变量的检验结果,可见步骤1中变量 size 和 relapse 的 P 值分别为 0.009 和 0.016,考虑将 age 引入模型;而步骤2中变量 age 的 P 值为 0.115,大于 0.05,不考虑引入模型;而 relapse 的 P 值为 0.029,考虑引入模型;步骤3中 age 的 P 值大于 0.05,表明模型无须引入该变量,模型拟合过程结束。

未包括在方程中的变量[a,b,c]

		得分	自由度	显著性
步骤1	age	1.061	1	.303
	size	6.844	1	.009
	relapse	5.828	1	.016
步骤2	age	2.483	1	.115
	relapse	4.769	1	.029
步骤3	age	3.024	1	.082

注:[a],残差卡方 =15.092,自由度为3,显著性 =0.002。[b],残差卡方 =8.518,自由度为2,显著性 =0.014。[c],残差卡方 =3.024,自由度为1,显著性 =0.082。

4)下表也是对模型拟合程度的一个检验,如步骤1,若删除了引入的变量 grade,则 $P < 0.01$,说明引入该变量有意义,而步骤2中,若删除引入的变量 grade,则 $P < 0.01$,若删除引入的变量 size,则 $P = 0.010 < 0.05$,说明引入这两个变量均有意义;步骤3中,若分别删除变量 grade、size 和 relapse,P 值均小于 0.05,说明引入这三个变量均有意义。这只是一个参考表格,不必重视。

模型（如果除去项）

项已除去		卡方损失	自由度	显著性
步骤 1	grade	23.161	1	.000
步骤 2	grade	23.276	1	.000
	size	6.682	1	.010
步骤 3	grade	23.985	1	.000
	size	5.767	1	.016
	relapse	4.650	1	.031

5）下表给出了各自变量的平均值，该表也不太重要。

协变量平均值

变量	平均值
age	60.167
grade	1.900
size	.533
relapse	.500

第十三章

诊断试验的统计分析

　　对疾病的诊断是医学研究中一个非常热门的话题,从临床角度而言,它不仅包括实验室检查,亦包括各种影像学诊断,如 X 线诊断、CT 诊断、磁共振成像(MRI)诊断、超声诊断以及各种放射性核素检查、纤维内镜、电镜等诊断方法。对各种诊断结果的准确性和一致性进行检验的需求也日显突出,而一般的统计数据则很少涉及这两个方面。本章介绍应用最为广泛的 ROC 曲线和 Bland – Altman 图。

　　诊断试验的准确性和一致性统计方法。

　　● ROC 曲线:对诊断方法的准确性进行评价。欲知一种检测方法的准确性,则一定需要一个可以信赖的标准(金标准),如同要判定一个考生的考试成绩,就需要知道其考卷的标准答案一样。在临床实践中,金标准可能费时费力,所以大家试图寻找一个可以替代的检测方法,这就是 ROC 曲线的应用。ROC 曲线要求资料为连续变量或等级变量,以金标准为分组依据,以图示灵敏度和特异度来探讨该方法的准确性。同时也可以探讨多种替代方法的优劣,所采用的软件为 SPSS。

　　● Bland – Altman 图:很多情况下,需要探讨两种检测方法结果的一致性,如果两种检测方法结果的一致性较好,则可以相互替代,此时最常用到 Bland – Altman 图,所采用的软件为 GraphPad Prism。

第一节　准确性检验(ROC 曲线)

一、方法原理

(一)ROC 曲线的概况

　　ROC 是受试者工作特征(receiver operating characteristics)的英文首字母缩写,它是一种广泛应用的数据分析方法,1950 年应用于雷达信号检测的分析,用于区别"噪声"和"信号",后来应用于心理学研究。1960 年 Lee Lusted 首先认识到 ROC 分析方法在医学判断疾病方面可能起到的作用。

(二)灵敏度和特异度的基本概念

　　对于一组经金标准诊断的患者和正常人,如果用一种新的诊断方法试验,其结果可以汇总为下表。

诊断试验结果汇总表

试验结果	患者数	正常人数	合计
阳性	a	b	a + b
阴性	c	d	c + d
合计	a + c	b + d	a + b + c + d

真阳性率(灵敏度) = a/(a + c)。

真阴性率(特异性) = d/(b + d)。

假阳性率(误诊率) = b/(b + d)。

假阴性率(漏诊率) = c/(a + c)。

(三) ROC 曲线的绘制原理

若检测结果为定量资料或等级资料,当选择不同检测值作为判断结果为阳性、阴性的阈值时,可以分别计算出相对应的特异度和灵敏度,以(1 - 特异度)为横轴,灵敏度为纵轴,将坐标轴以(1 - 特异性,灵敏度)的数据点描绘于平面直角坐标系中,将各点连接起来的曲线则为 ROC 曲线。

(四) ROC 曲线的含义

● 单条 ROC 曲线的解释:一个优良的诊断试验的 ROC 曲线应当从左下角垂直上升至顶线,然后水平方向向右延伸到右上角。如果 ROC 曲线沿着对角线方向分布,表示分类是机遇造成的,正确分类和错分的概率各为 50% ,此时该诊断方法完全无效。

● 两条 ROC 曲线的解释:如果用两种新方法同时测量各标本,则绘制两条 ROC 曲线,如果两条曲线不交叉,那么可以通过以下方法比较两种新方法效果的优劣:更外面的、离对角线更远的曲线,其灵敏度和特异度均高于更里面的、离对角线更近的曲线。

二、分析示例

某医生对经过金标准诊断的 55 名患者(病人)、45 名正常人分别进行两种诊断试验,结果见下表。绘制 ROC 曲线。

100 例受试对象的金标准诊断和两种诊断试验结果

受试对象	诊断结果	检测1	检测2	受试对象	诊断结果	检测1	检测2
1	病人	112.7	124.0	51	病人	110.5	129.1
2	病人	104.0	135.8	52	病人	126.8	143.4
3	病人	126.7	122.7	53	病人	115.6	155.4
4	病人	123.3	158.4	54	病人	110.5	157.4
5	病人	120.5	141.2	55	病人	127.0	159.4
6	病人	130.3	131.1	56	病人	131.6	175.7
7	病人	129.6	148.0	57	病人	128.2	157.2

续表

受试对象	诊断结果	检测 1	检测 2	受试对象	诊断结果	检测 1	检测 2
8	正常	97.9	130.6	58	正常	106.9	141.7
9	正常	94.9	120.0	59	正常	107.9	141.0
10	病人	140.2	140.9	60	病人	118.4	153.6
11	病人	119.7	142.1	61	病人	128.0	153.9
12	正常	98.6	133.0	62	病人	126.8	154.6
13	正常	77.3	121.7	63	病人	104.9	164.0
14	病人	139.9	128.8	64	正常	100.3	129.3
15	正常	97.9	116.6	65	正常	133.4	136.0
16	病人	134.2	130.9	66	正常	90.6	144.8
17	病人	137.5	150.5	67	正常	102.9	136.6
18	病人	131.2	131.0	68	病人	134.8	165.8
19	病人	110.0	140.2	69	正常	86.4	144.0
20	正常	99.7	117.5	70	病人	132.8	166.6
21	病人	121.0	135.5	71	正常	107.7	167.5
22	病人	131.1	131.5	72	病人	128.9	144.9
23	病人	108.9	147.5	73	病人	123.1	152.4
24	病人	121.2	138.0	74	病人	135.7	139.1
25	正常	83.0	132.1	75	病人	124.5	160.6
26	病人	124.3	135.4	76	正常	98.8	142.2
27	正常	102.5	133.9	77	正常	100.2	144.4
28	正常	104.5	147.0	78	正常	105.4	155.4
29	病人	128.7	133.8	79	正常	95.1	155.9
30	病人	130.8	119.3	80	病人	110.7	160.9
31	正常	108.9	108.4	81	正常	85.6	149.9
32	正常	93.2	115.8	82	正常	102.5	132.1
33	正常	101.3	114.7	83	正常	108.9	133.5
34	病人	138.8	137.1	84	正常	112.2	152.8
35	病人	110.4	141.8	85	正常	102.8	139.0
36	正常	99.8	119.7	86	病人	119.2	144.6
37	正常	108.3	108.7	87	病人	131.1	154.5
38	正常	86.0	137.9	88	正常	92.4	127.7
39	病人	120.6	125.5	89	病人	133.1	157.4

受试对象	诊断结果	检测 1	检测 2	受试对象	诊断结果	检测 1	检测 2
40	正常	94.9	126.6	90	病人	114.6	171.2
41	病人	102.7	142.8	91	正常	94.0	162.5
42	病人	126.6	147.5	92	病人	131.8	141.9
43	正常	103.2	122.4	93	正常	94.1	142.1
44	病人	123.0	151.0	94	正常	77.4	138.1
45	病人	119.9	149.8	95	正常	96.8	157.4
46	病人	95.0	131.3	96	正常	114.8	142.8
47	病人	143.6	136.2	97	正常	86.2	144.5
48	正常	84.0	128.3	98	病人	113.1	136.9
49	正常	84.2	138.8	99	正常	88.9	149.8
50	正常	112.9	126.8	100	病人	132.5	158.9

三、数据录入

1. 变量视图

名称：id；标签：受试对象。

名称：diag；标签：金标准诊断；值 0 = 正常，1 = 病人。

名称：test1；标签：检测 1。

名称：test2；标签：检测 2。

	名称	类型	宽度	小数位数	标签	值
1	id	数字	8	0	受试对象	无
2	diag	数字	8	0	金标准诊断	{0, 正常}...
3	test1	数字	8	1	检测1	无
4	test2	数字	8	1	检测2	无

2. 数据视图（部分）

	id	diag	test1	test2
1	1	1	112.7	124.0
2	2	1	104.0	135.8
3	3	1	126.7	122.7
4	4	1	123.3	158.4
5	5	1	120.5	141.2
6	6	1	130.3	131.1
7	7	1	129.6	148.0
8	8	0	97.9	130.6
9	9	0	94.9	120.0
10	10	1	140.2	140.9
11	11	1	119.7	142.1
12	12	0	98.6	133.0
13	13	0	77.3	121.7
14	14	1	139.9	128.8
15	15	0	97.9	116.6

四、操作流程

```
分析 — 分类 — ROC 曲线
检验变量(T)：检测1[test1]   检测2[test2]
状态变量(S)：金标准诊断[diag]
状态变量的值(V)：1
显示
☑ROC 曲线(U)
  ☑带对角参数线(W)
☑标准误差和置信区间(E)
确定
```

检验变量：即需要研究的检测方法，如本例的两种检测方法：检测1和检测2。

状态变量：通过金标准诊断所确定的各受试对象的结果：病人或正常。而下面的状态变量值(V)需输入表示病人的值，本例中1＝病人，0＝正常，故此处填入1。

ROC 曲线：为默认选项，即绘制 ROC 曲线图形。

带对角参考线：为 ROC 曲线图形添加对角参考线。

标准误差和置信区间(E)：计算和显示曲线下的面积、标准误和置信区间。

五、结果解释

（1）下表为资料摘要，经金标准诊断，共有病人55例、正常人45例。在本例当中检测值越高，就越有可能为病人。

个案处理摘要

金标准诊断	有效个案数(成列)
正[a]	55
负	45

注：检验变量的值越大，表明正实际状态的迹象越明显。[a]正实际状态为病人。

（2）下图为 ROC 曲线图形,可见检测 1 效果远远好于检测 2,至于两者曲线下面积的具体值,见下表。

对角线由绑定值生成

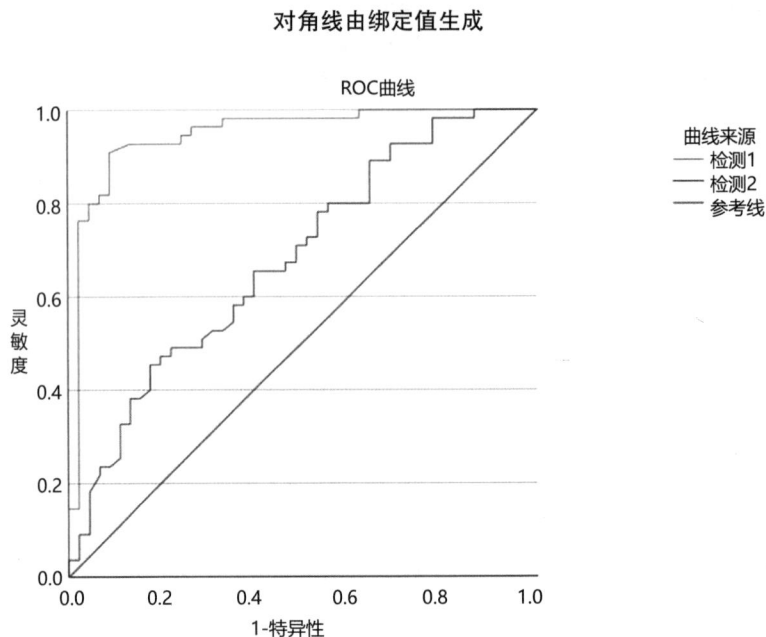

曲线下方的区域

检验结果变量	区域	标准误差[a]	渐近显著性[b]	渐进 95% 置信区间	
				下限	上限
检测 1	.947	.024	.000	.900	.994
检测 2	.679	.053	.002	.574	.784

注:检验变量检测 1、检测 2 中至少有一个在正实际状态组与负实际状态组之间的绑定值。统计可能有偏差。

[a],按非参数假定。[b],原假设:曲线下面积 = 0.5。

检测 1 的 ROC 曲线下面积为 0.947,标准误为 0.024,渐近显著性的 95% 的置信区间为 (0.900,0.994);检测 2 的 ROC 曲线下面积为 0.679,标准误为 0.053,渐进显著性的 95% 的置信区间为 (0.574,0.784)。

● ROC 曲线下面积的取值范围为 0.5 ~ 1.0。一般来说,ROC 曲线下面积为 0.5 ~ 0.7 表示诊断价值较低,为 0.7 ~ 0.9 表示诊断价值中等,为 0.9 以上表示诊断价值较高。

检测 1 和检测 2 的渐进显著性均小于 0.01,该检验的假设是检测方法总体 ROC 曲线下面积是否为 0.5,即该检测方法是否无效。经检验,这两种方法均有效。

六、注意事项

本例中检测值越高,越可能为病人;还有另外一种情况,检测值越低,越可能是病人,如低血糖病人,血糖值越低,就越可能是病人。此时需要在 ROC 曲线:选项对话框中进行设置,见下图。

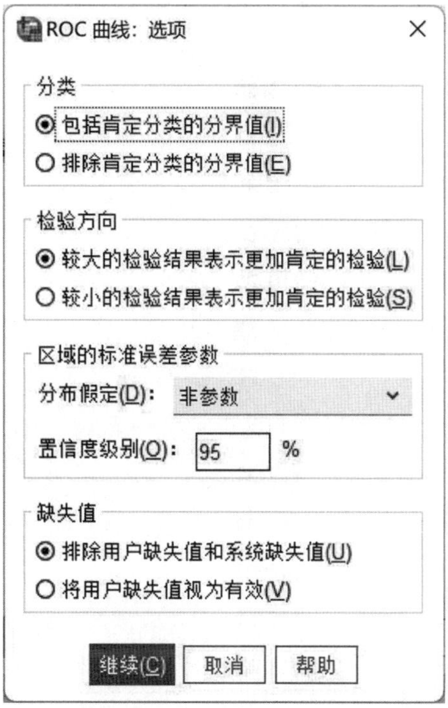

检验方向设置：

● 较大的检验结果表示更加肯定的检验：此为默认选项，表示检测值越大，越可能为病人，如本例。

● 较小的检验结果表示更加肯定的检验：如果检测值越小，越可能为病人，则需要选择此项，如低血糖患者。

第二节 一致性检验（Bland – Altman 图）

注意：本节以 GraphPad Prism 9 为介绍对象，软件的基础知识请参阅"第十五章 Graph-Pad Prism 9 绘图界面介绍"。

一、方法原理

Bland – Altman 图用于评价测量结果为连续性资料的两种方法的一致性，最初由 Bland JM 和 Altman DG 于 1986 年提出，其基本思想是计算两种测量结果的一致性界限（limits of agreement），并用图形的方法直观反映一致性界限，最后结合临床实际得出两种测量方法是否具有一致性的结论。

二、分析示例

在测量 16 名受检者心功能指标左心室舒张末期容量（EDV）时，分别用多次屏气电影法 MRI（mEDV）和单次屏气电影法 MRI（sEDV）进行测量，数据见下表。

两种方法测量 16 名受检者的 EDV 值(mL)

受检者编号	mEDV	sEDV
1	123.25	86.32
2	126.83	136.65
3	79.70	73.33
4	129.23	133.19
5	110.23	119.34
6	116.53	101.29
7	88.35	88.40
8	90.04	113.25
9	129.32	131.44
10	211.44	210.50
11	142.93	124.82
12	135.41	112.81
13	135.63	139.93
14	92.58	92.13
15	72.85	77.04
16	93.90	90.14

两种方法测量 EDV 的 Bland – Altman 图如下。

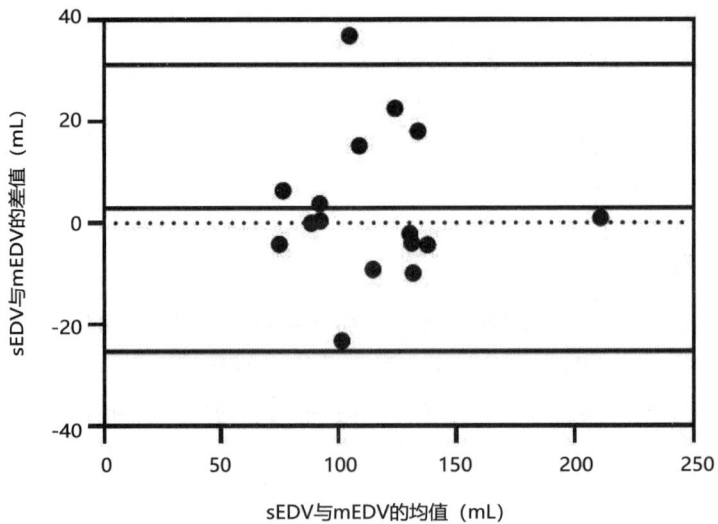

- 在二维坐标系中,横轴 X 表示两种方法测量的每个对象结果的平均值,纵轴 Y 表示两种方法测量的每个对象结果的差值。
- 偏倚(bias):当用两种方法对同一批受试对象同时进行测定时,通常不会获得完全一

致的结果,而是存在一定差异,如一种方法的测量结果经常大于(或小于)另一种方法的结果,这种差异称为偏倚。偏倚可以用两种方法测量差值的均数来表示,本例中为 2.978。

- 一致性界线(limits of agreement):差值均数的变异情况用其标准差 SD 来描述,如果差值的分布服从正态分布,那么 95% 的差值应当位于 $\bar{d} - 1.96SD$ 和 $\bar{d} + 1.96SD$ 之间,我们称这个区间为 95% 的一致性界限,绝大多数差值都位于该区间内。本例的一致性界限为 $-25.30 \sim 31.26$。

三、数据录入

1. Step 1:图形类型选择

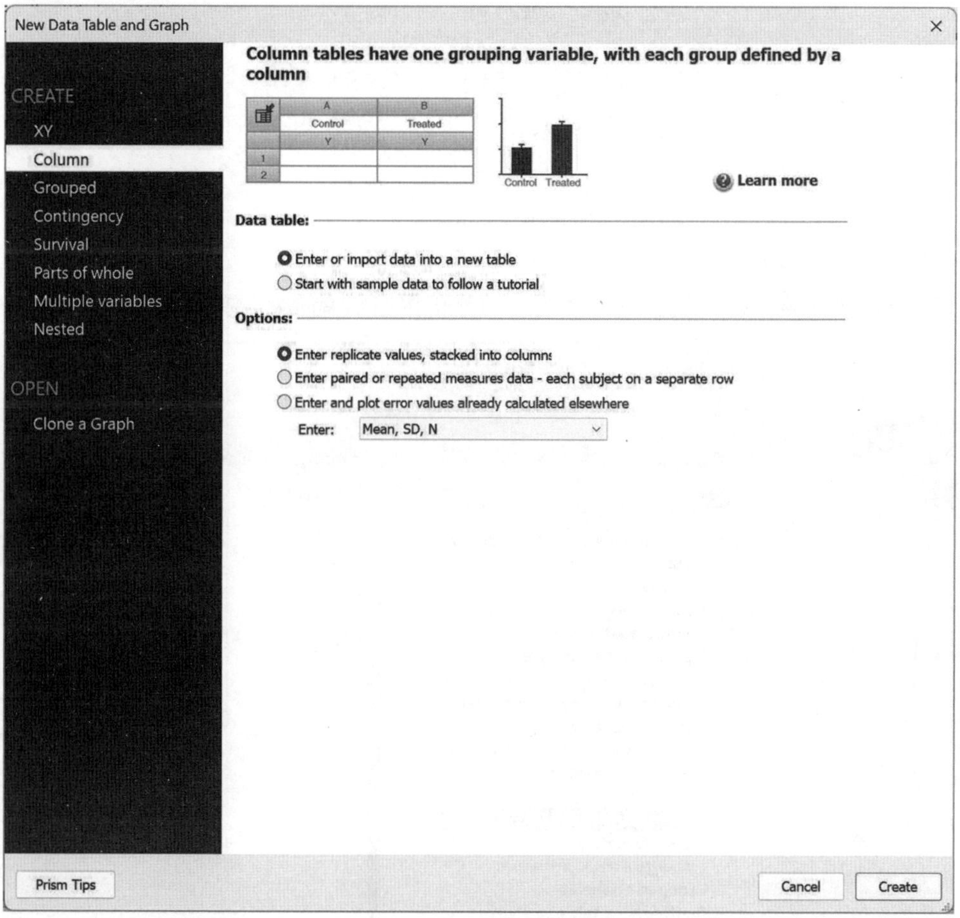

- 左侧 Create 项选择 Column,该类型适合常见的 t 检验、方差分析和秩和检验,但此处得进行 Bland-Altman method comparison。
- 右侧 Data table 项选择 Enter or import data into a new table,即建立新的数据文件。
- 右侧 Options 项选择 Enter replicate values,stacked into columns。

2. Step 2:数据录入

软件自动进入数据录入窗口,即 data 窗口,按下图录入数据。

	Group A	Group B
	mEDV	sEDV
1	123.25	86.32
2	126.83	136.65
3	79.70	73.33
4	129.23	133.19
5	110.23	119.34
6	116.53	101.29
7	88.35	88.40
8	90.04	113.25
9	129.32	131.44
10	211.44	210.50
11	142.93	124.82
12	135.41	112.81
13	135.63	139.93
14	92.58	92.13
15	72.85	77.04
16	93.90	90.14

3. Step 3：数据分析

（1）点击快捷菜单栏中数据分析模块中的分析按钮 ☰ Analyze，弹出如下分析对话框。

选择 Column analyses 中的 Bland-Altman method comparison，即 Bland – Altman 绘图对话框（Parameters：Bland – Altman）。

（2）下图是 Bland – Altman 图形设置中最重要的对话框，只需对 Calculate 选项进行设置，本次选择默认选项 Difference(A – B) vs. average。

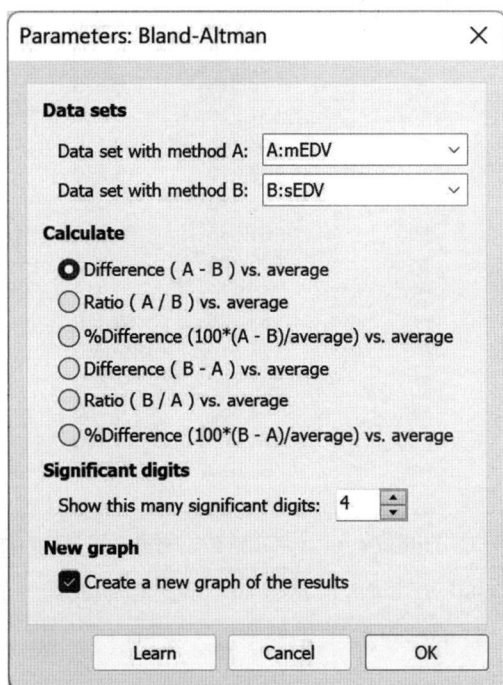

- Difference(A – B) vs. average：其中 average 为 X 轴，即两次检测值的平均值，Y 轴为两次检测值的差值 Difference(A – B)。若检测值比较稳定，通常选择该选项，也是运用最多的选项。如示例中对 1 号受检者用两种方法进行测量，A 法(mEDV)测量值为 123.25，B 法(sEDV)测量值为 86.32，图形中该点的 X 值为两者的均值 average = 104.785，Y 值为两者的差值 A – B = 123.25 – 86.32 = 36.93。

- Ratio(A/B) vs. average：其中 average 为 X 轴，即两次检测值的平均值，Y 轴为两次检测值的比值 Ratio(A/B)。如果随着 X 轴数值的增大，两次检测值的差值 Difference 也随之增大，则可以采用该选项。如示例中对 1 号受检者用两种方法进行测量，A 法(mEDV)测量值为 123.25，B 法(sEDV)测量值为 86.32，图形中该点的 X 值为两者的均值 average = 104.785，Y 值为两者的比值 A/B = 123.25/86.32 ≈ 1.4278。

- % Difference(100 * (A – B)/average) vs. average：其中 average 为 X 轴，即两次检测值的平均值，Y 轴为两者差值除以两者均值。如果随着 X 轴数值的增大，两次检测值的差值 Difference 也随之增大，则可以采用该选项。如示例中对 1 号受检者用两种方法进行测量，A 法(mEDV)测量值为 123.25，B 法(sEDV)测量值为 86.32，图形中该点的 X 值为两者的均值 average = 104.785，Y 值为两者差值除以两者均值(A – B)/average = (123.25 – 86.32)/104.785 = 0.352436，即 35.2436%。

4. Step 4：分析结果

（1）目录树中 Results 下的 Difference(A − B) vs. average 结果如下。

	X	A
	Average	Difference
	X	
1	104.785	36.930
2	131.740	-9.820
3	76.515	6.370
4	131.210	-3.960
5	114.785	-9.110
6	108.910	15.240
7	88.375	-0.050
8	101.645	-23.210
9	130.380	-2.120
10	210.970	0.940
11	133.875	18.110
12	124.110	22.600
13	137.780	-4.300
14	92.355	0.450
15	74.945	-4.190
16	92.020	3.760

● 这是 Analyze 对话框中 Difference(A − B) vs. average 下出现的结果，X 轴为 average，Y 轴为 Difference(A − B)，Bland − Altman 图即按照上表进行绘制。

（2）Results 下的 Bias & agreement 结果如下。

	Bland-Altman Bias & agreement	A
1	Bias	2.978
2	SD of bias	14.43
3	95% Limits of Agreemen	
4	From	-25.30
5	To	31.26

● 从该表中可获得三个最重要的参考值，bias（偏倚）为 2.978，而 95% 一致性界限（limits of agreement）为（−25.30,31.26）。最后依据这三个值为图形添加三条参考线。

（3）点击目录树中 Graphs 下的 Bland − Altman of Data 1，软件自动生成如下图形。

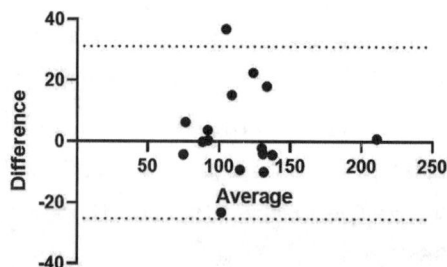

Difference vs. average: Bland-Altman of Data 1

5. Step 5：坐标轴调整

（1）点击软件快捷菜单栏 Change 模块中上左二按钮 ⌐，弹出坐标轴对话框。

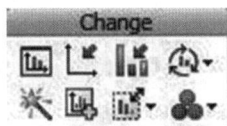

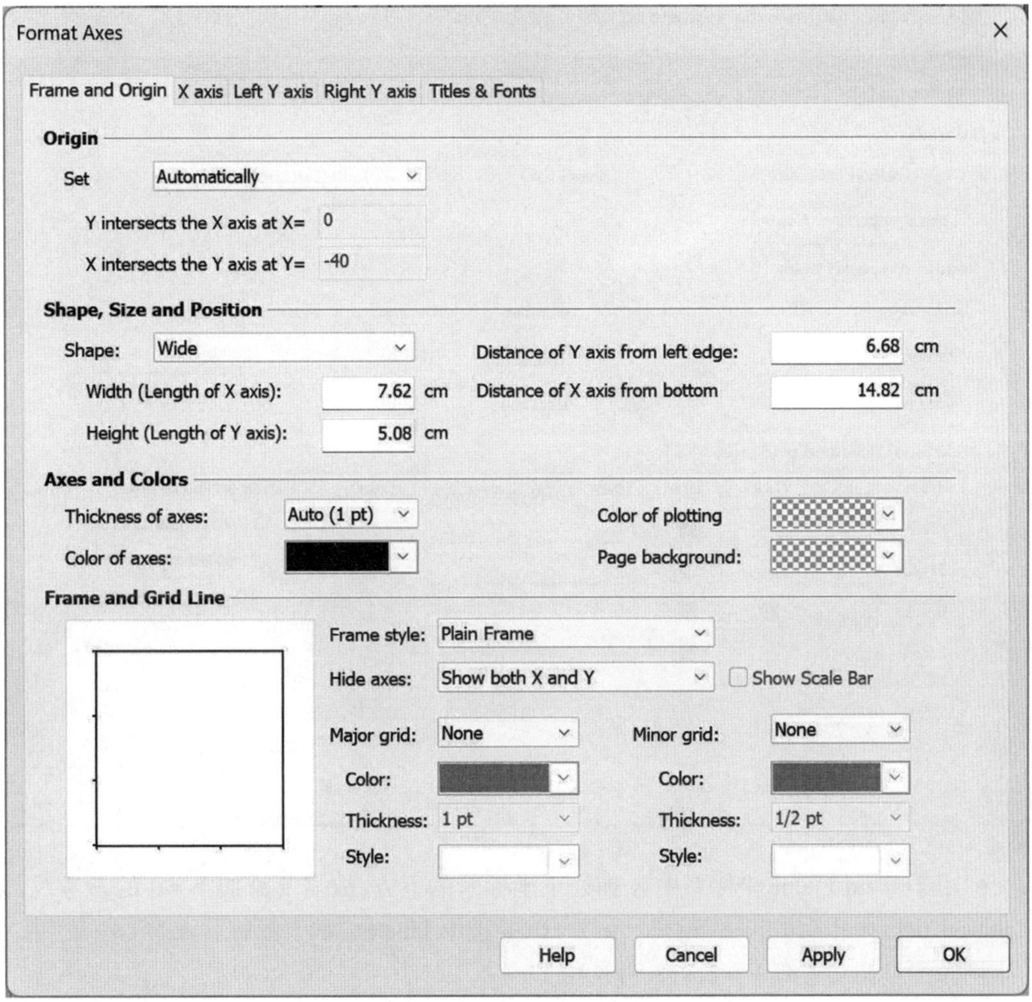

Format Axes ✕

Frame and Origin | X axis | Left Y axis | Right Y axis | Titles & Fonts

Origin

Set   Automatically ▾

     Y intersects the X axis at X=   0

     X intersects the Y axis at Y=   -40

Shape, Size and Position

Shape: Wide ▾   Distance of Y axis from left edge: 6.68 cm

   Width (Length of X axis):   7.62 cm   Distance of X axis from bottom   14.82 cm

   Height (Length of Y axis):   5.08 cm

Axes and Colors

Thickness of axes: Auto (1 pt) ▾   Color of plotting: ▾

Color of axes: ▾   Page background: ▾

Frame and Grid Line

Frame style: Plain Frame ▾

Hide axes: Show both X and Y ▾   ☐ Show Scale Bar

Major grid: None ▾   Minor grid: None ▾

   Color: ▾   Color: ▾

   Thickness: 1 pt ▾   Thickness: 1/2 pt ▾

   Style: ▾   Style: ▾

Help   Cancel   Apply   OK

● 选择 Frame and Origin，对坐标系进行调整。

● 在 Frame and Grid Line 中对 Frame style 项进行选择，选中 Plain Frame，具体式样会在左下角有图示。

（2）选择 Left Y axis，添加四条参考线，如下图。

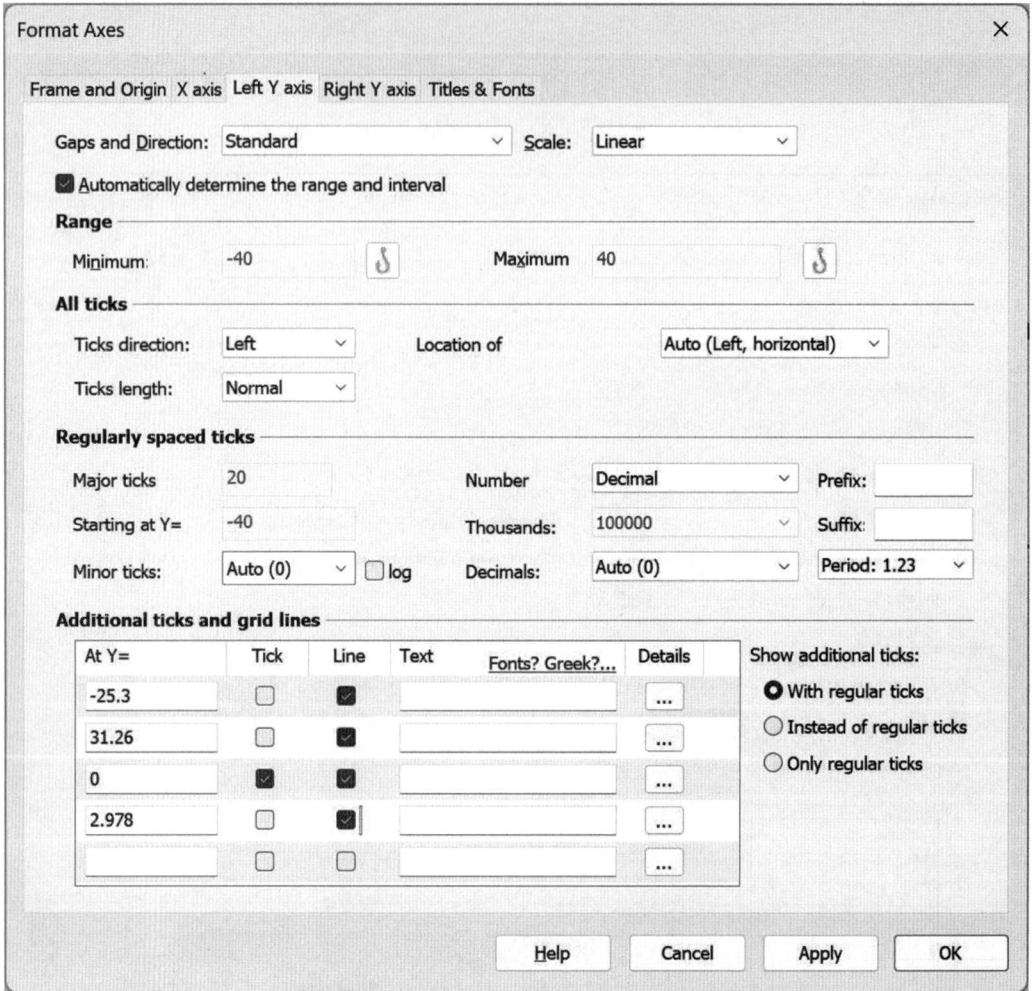

- 由于 Plain Frame 坐标系中 X 轴处于坐标系的下方，故需要添加 Y = 0 的参考线，在 Additional ticks and grid lines 下填写 At Y = 0，并选中 Line 框，如上图所示。
- 添加偏倚参考线 Y = 2.978，并选中 Line 框。
- 添加95%一致性界限下限 Y = −25.3，并选中 Line 框。
- 添加95%一致性界限上限 Y = 31.26，并选中 Line 框。

（3）点击右侧的 Details 按钮，弹出 Format Additional Ticks and Grids 对话框（下图），对参考线的式样进行调整。

• 在左边对话框中，选中 0，即对 Y = 0 参考线进行调整，Y = 0 参考线保持默认样式，为虚线。

• 其他参考线在 Show Grid Line 下调整 Style 为实线。

（4）最后形成如下图形。

Difference vs. average: Bland-Altman of Data 1

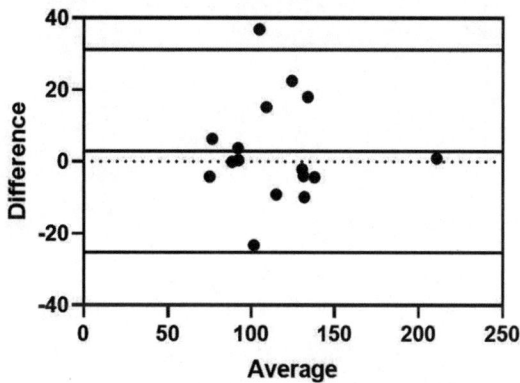

6. Step 6:文字修饰

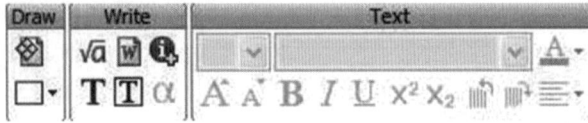

● 将图形中不需要的文字点击删除即可。

● 点击快捷菜单栏 Write 中的 T(文字输入按钮),然后在想要输入文字的地方输入文字即可,输入完成后可以点击 Text 菜单栏中的选项进行字体大小等的调整,最后图形如下。

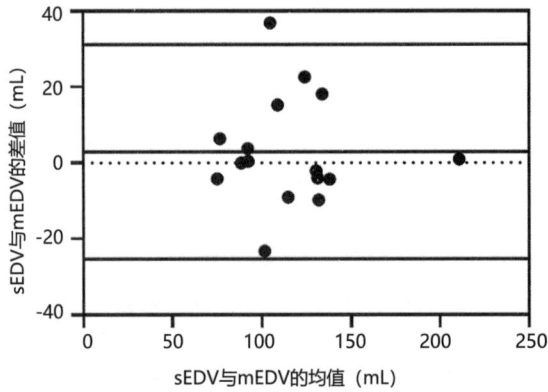

第三篇

统计绘图
（GraphPad Prism 9）

统计图基本知识

一、统计图基本要素

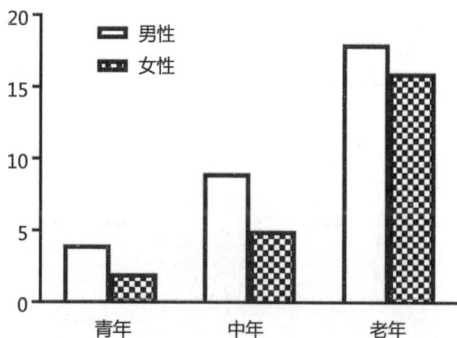

1990 年我国部分年龄段不同性别的高血压患病率

- **标题**：标题一般位于图的正下方，简单扼要地说明图形要表达的主要内容。
- **X 轴**：X 轴有两种，一种为分类轴，即 X 轴表示不同的类别，另一种为数据轴，即 X 轴表示一个数值概念，每个刻度具有特定的意义，刻度可以用一般数值或对数值表示。
- **Y 轴**：Y 轴一般为数值轴，表示测量关注的结果。有时可能出现双 Y 轴，即左、右 Y 轴。如果存在双 Y 轴，则要注意各 Y 轴所对应的具体图形。
- **图形区**：即 X 轴和 Y 轴所组成的二维平面内，用点、线和直条来表达数据，统计图和统计表是相对应的，图形区内的点、线和直条的位置和形状均有相应的数据意义。

二、几个必须弄懂的问题

1. 统计图的关键在于"合适"和"规范"

统计图是用图形将数据形象直观地表示出来，各个绘图软件都宣称绘图功能多样，但医学科研中，统计图主要指简单的散点图、线图、条形图和面积图，关键在于表达"合适"，如成组 t 检验和配对 t 检验两者的图形表达就有差别，绘制统计图不是进行艺术创作，应依据统计方法，选用相应的图形，而且图形必须规范，四个基本要素缺一不可。

2. 不是所有的数据均可以用图形表达

虽然统计图是为了表达统计数据，但是很多统计方法却不能用统计图来表达，如多重线性回归，所以能够用统计图来表达的统计数据非常有限，本书以统计方法为序，向大家介绍常用统计图形的绘制。

3. 不需要将所有统计结果均用图形表达

大家常有这样的冲动:如果某个统计分析结果能够用图形表达,就必然会绘制出相应的图形。但记住,统计图只是为了说明非常重要的统计结果,尤其是论文中的主要结果(primary outcome)。而有些统计数据,如临床试验中的基线资料,由于结果并不重要,一般只需列出统计表格,无须绘制统计图。

4. 图形有时可能误导读者

虽然"一图抵千字",而且图形有直观形象的优点,但是同一组数据通过图形的细微改变,可能给读者带来不同的印象,如下面两图:

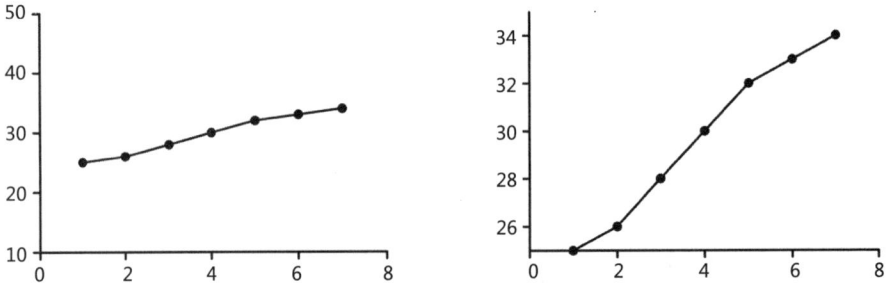

两图来自同一组数据,仅仅是 Y 轴的刻度范围不同,可能给读者留下迥然不同的印象。

三、常见统计方法的图形表达

1. 成组 t 检验

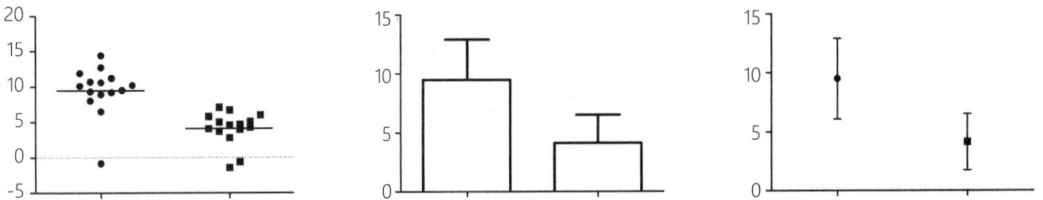

2. 配对 t 检验

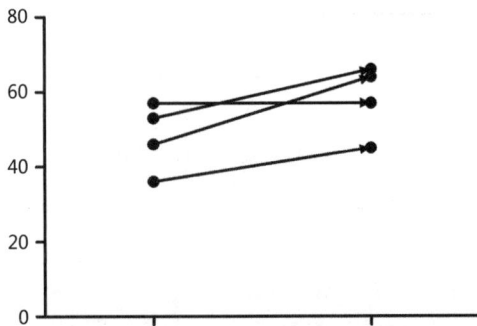

3. 完全随机设计资料的方差分析

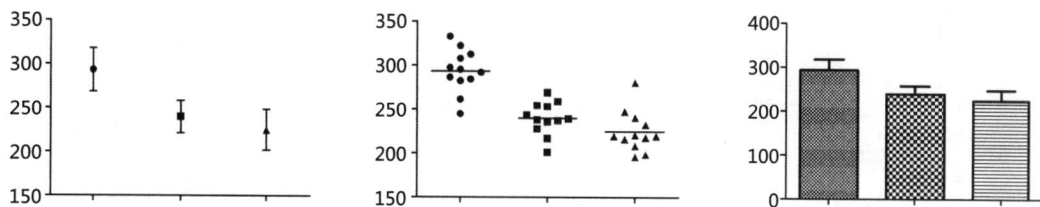

4. 析因设计资料的方差分析

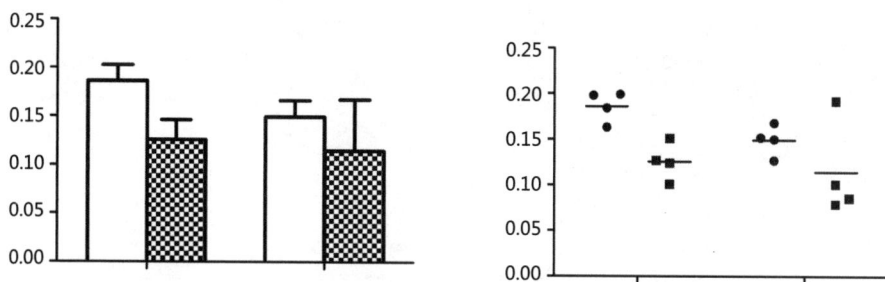

5. 重复测量资料的方差分析

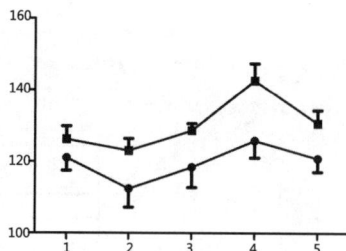

6. 两组独立样本秩和检验

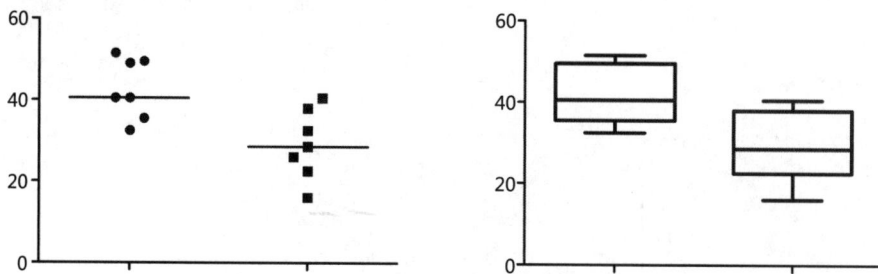

7. 多组独立样本秩和检验

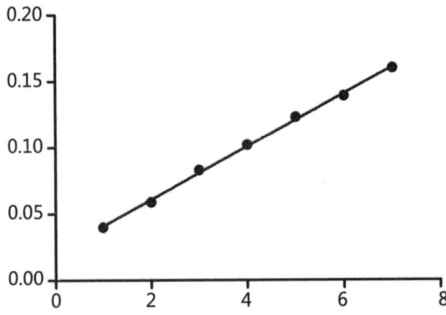

8. 简单直线回归和线性相关

9. 列联表分析

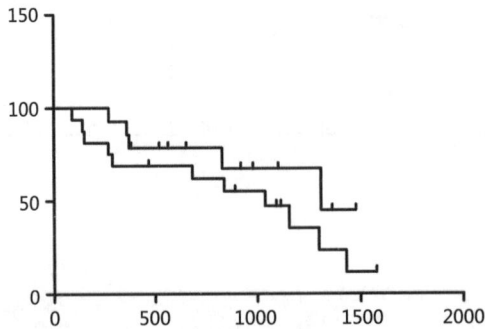

10. 生存分析

第十五章

GraphPad Prism 9 绘图界面介绍

一、欢迎界面

GraphPad Prism 9 的欢迎界面要求大家对统计方法进行选择(对应关系如下表),特定的统计方法对应相应的数据录入格式和图形类型,如 choose a graph 下面缩略图表示对应的图形类型,有时需要设定数据输入格式。

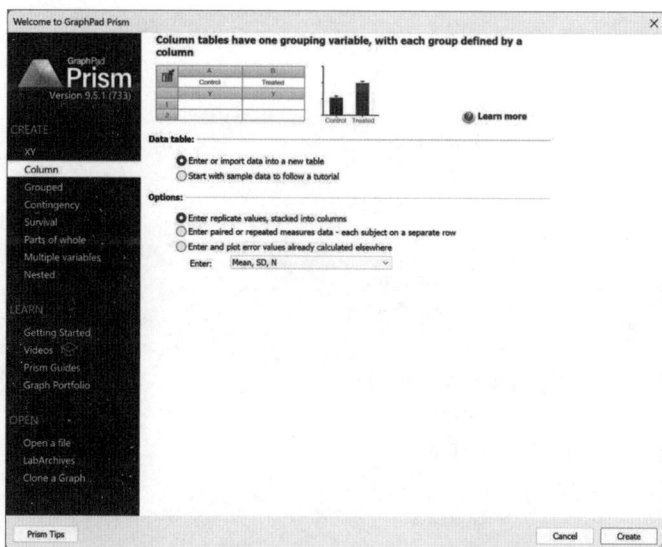

统计类别	表名	统计分析方法
XY	XY 表	线性回归、非线性回归、相关分析
Column	列表	单样本 t 检验、配对 t 检验、成组 t 检验、单样本秩和检验、两组独立样本秩和检验、多组独立样本秩和检验、单因素方差分析
Grouped	分组表	两因素方差分析、重复测量的两样本方差分析
Contingency	列联表	Fisher 确切概率法、卡方检验
Survival	生存表	单因素生存曲线比较
Parts of whole	局部整体表	饼图、环形图
Multiple variables	多变量表	多元线性回归、多元 Logistic 回归
Nested	嵌套表	

二、软件主界面

在欢迎界面对统计类别和数据输入格式进行设定后,我们进入软件主界面。

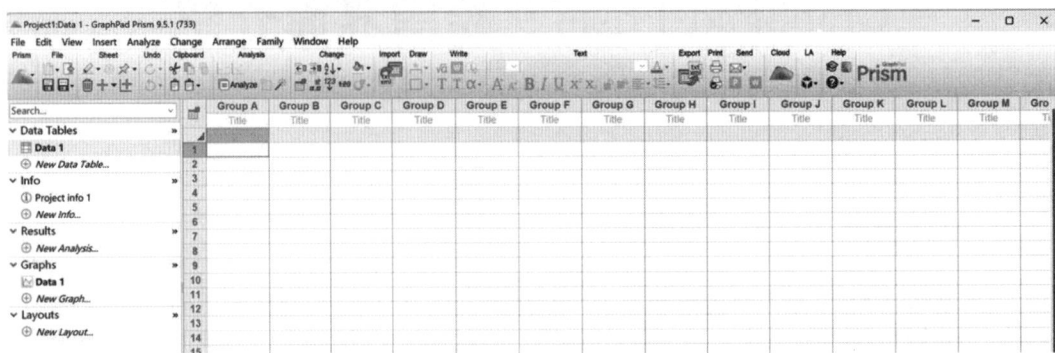

三、目录树

- Data Tables(**数据表**):Data 1(数据集):用鼠标点击 Data1 时,则进入数据录入窗口,我们在该窗口录入数据,根据在欢迎界面的设定不同,数据集的表格会有所不同。
- Info(**信息表**):用于记录数据分析过程及试验设计中的一些信息,用户可以自行填写。
- Results(**结果**):记录统计分析结果。
- Graphs(**图形**):Data 1(图形):当你完成数据录入后,用鼠标点击该图标,则自动生成图形,我们只需对图形稍加修饰即可。
- Layouts(**排版**):在实际论文撰写中,可能产生多个图表,我们需要对其进行排版。

四、快捷菜单栏

当鼠标点击目录树中 Graphs：Data 1 时，软件上方快捷菜单栏如下：

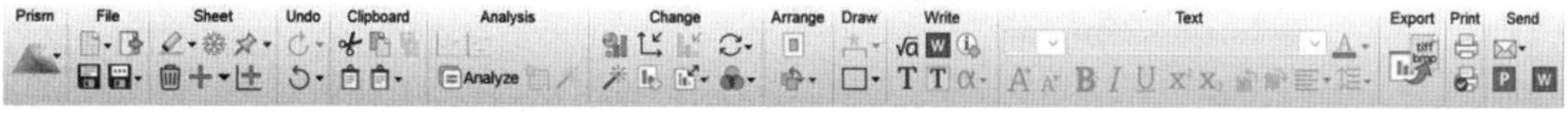

菜单栏	功能
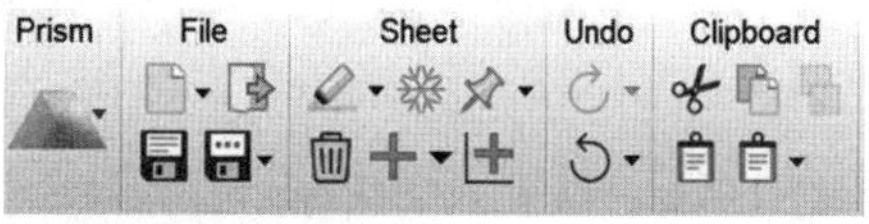	**文档操作模块**，如打开、新建、保存、前进、后退、复制和粘贴等，该模块与 office 软件操作一致。
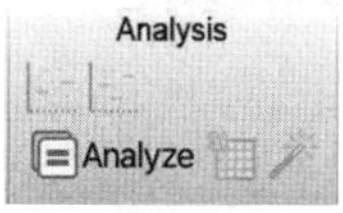	**分析模块**，由于本书不涉及用 GraphPad Prism 进行统计分析，所以不做讲解。
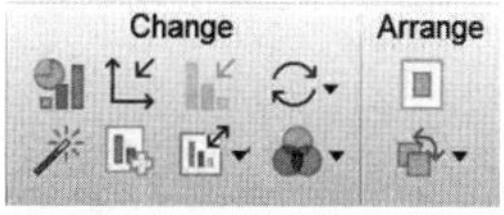	非常重要的**图形模块**，对图形类型、坐标轴和图形本身进行设定，后文将详细解释。
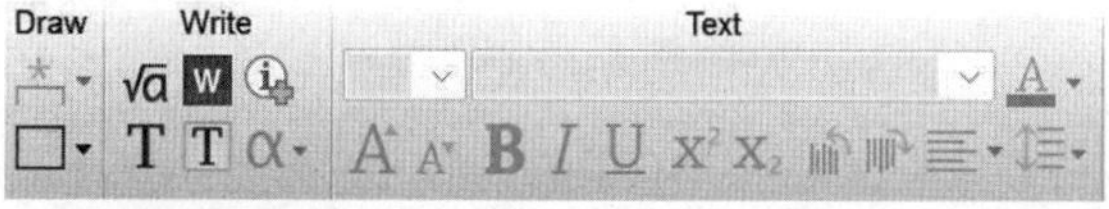	**文字修饰模块**，可以绘制线条、添加文字，并对文字进行调整。
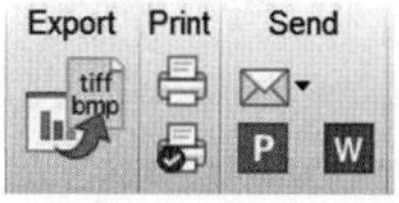	**图形输出模块**，包括图形导出、打印和一键输出至 word 或 ppt 中。

五、图形模块详解

缩略图	功 能
	相当于欢迎界面中的统计方法和图形类型选择项，可以对统计方法进行重新选择，但一般只对图形类型进行选择。
	对坐标轴进行具体设定，包括坐标系、X 轴和 Y 轴。
	对图形进行具体调整。
	图表的配色方案，默认为黑白图表，但若要发表在网上或制作幻灯片，则需要对此进行选择。

(一)坐标轴调整 ↳

1. Frame and Origin(坐标框和原点)

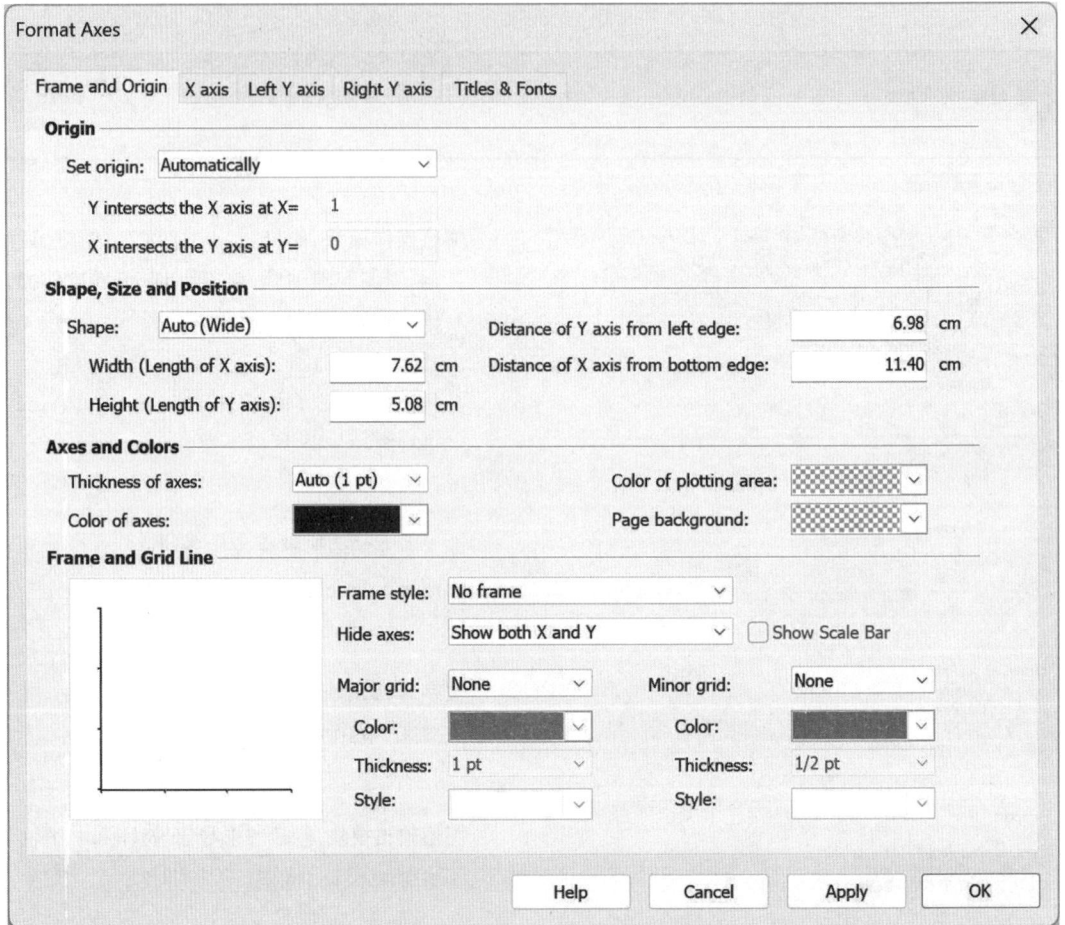

● Origin：对原点设定，即 X 轴与 Y 轴交叉点。默认为软件自动设定，但不一定交会于(0,0)，有 lower left(左下)、upper left(左上)、lower right(右下)、upper right(右上)和 custom(自定义)几个选项。

● Shape,Size and Position：对绘图区的形状、大小和位置进行设定。此处一般不需要为设定。

● Axes and Colors：Thickness of axes 和 Color of axes 对坐标轴的粗细和颜色进行设定，Color of plotting area 对绘图区的颜色进行设定，Page background 对背景颜色进行设定。

● Frame and Grid Line：对图形框和网格线进行设定。此处左侧有图示，大家设定时尝试一下即可明了。

2. X axis(X 轴)

```
Format Axes                                                              ✕

  Frame and Origin  │ X axis │ Left Y axis   Right Y axis   Titles & Fonts

  Gaps and Direction:   Standard          ▽    Scale:   Linear        ▽
  ☑ Automatically determine the range and interval

  Range
                     It is not possible to change the range of this axis.

  All ticks
    Ticks direction:    Down        ▽    Location of numbering/labeling:  Auto (Below, horizontal)  ▽

    Ticks length:       Normal      ▽    Numbering/labeling angle:        45 ⇅

  Regularly spaced ticks
    Major ticks interval:  1              Number format:            ▽    Prefix:

    Starting at X=         1              Thousands:    100000       ▽    Suffix:

    Minor ticks:              ▽  ☐ log    Decimals:     Auto (0)     ▽    Period: 1.23   ▽

  Additional ticks and grid lines
                It is not possible to create additional ticks or gridlines on this axis.



                         Help        Cancel        Apply          OK
```

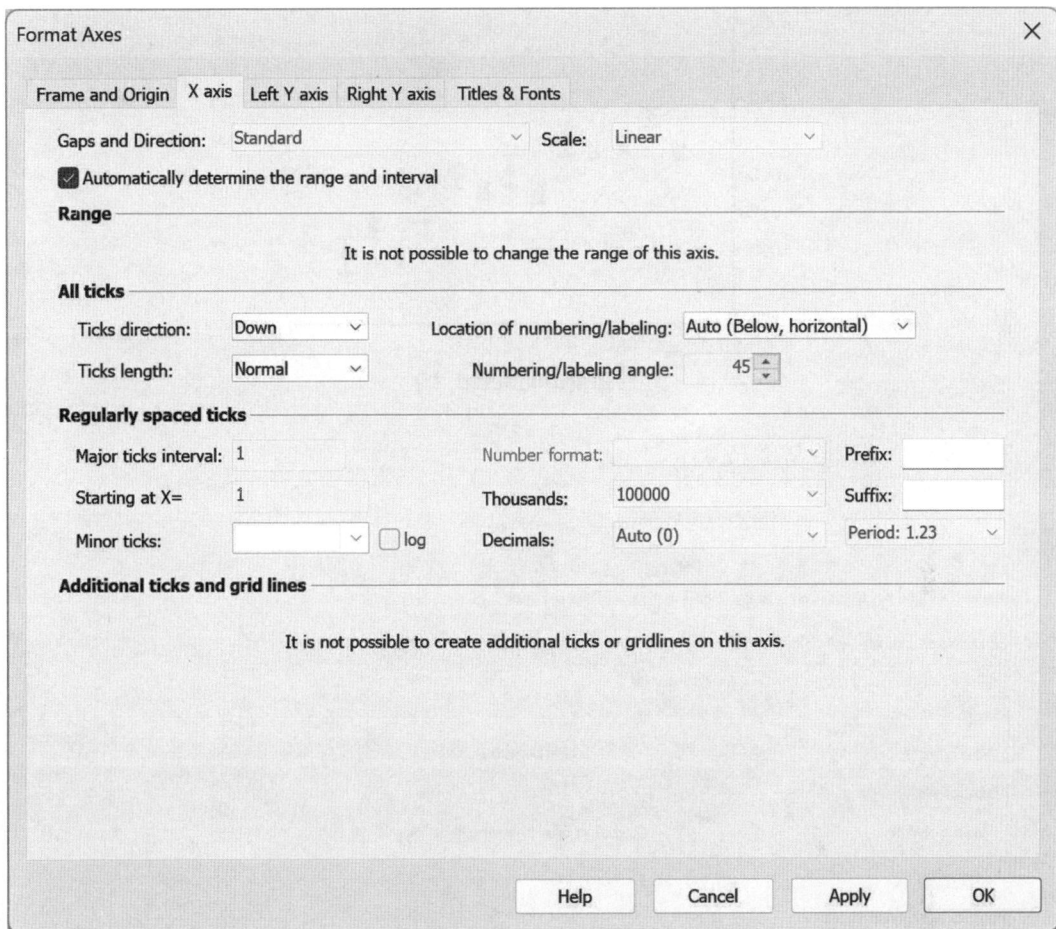

● Gaps and Direction：这是 X 轴最重要的设置，即对 X 轴是否分段和方向进行设定（值得注意的是，只有在 XY 图形中才可以对此进行设定，因为只有此时 X 轴才为数据轴，而非分类轴。如果需要设定，则将 Automatically determine the range and interval 前面的勾去除，同时在下面 Range 项中对最大值、最小值进行设定。此处有四个选项：Standard（标准）、Reverse（逆向，即 X 轴从左到右为从大到小数值排列）、Two segments（两段）和 Three segments（三段），如果选择分段，还需要对各段分别进行设定。

● Scale：对坐标轴的选择一般为 Linear（线性），如果为浓度，则一般选择 Log（对数）刻度。

● All ticks：对刻度图示进行调整，如 Location of numbering/labeling 选项默认为 Below，angle（刻度文字在 X 轴下方、倾斜），我们需要将其调整为 Below，horizontal（刻度文字在 X 轴下方、水平）。

● Additional ticks and grid lines：该选项可以添加辅助线，还可以对两根辅助线内的区域进行填色，见下图：

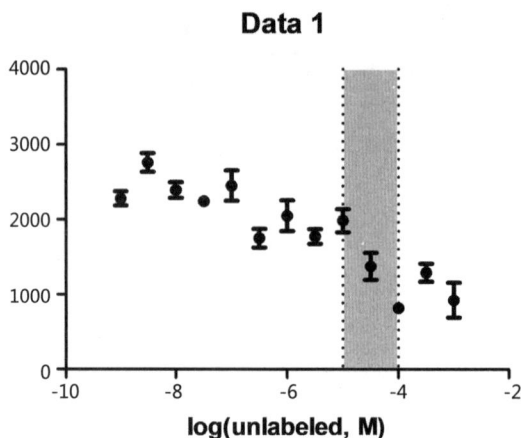

Data 1

3. Right Y axis(右侧 Y 轴)

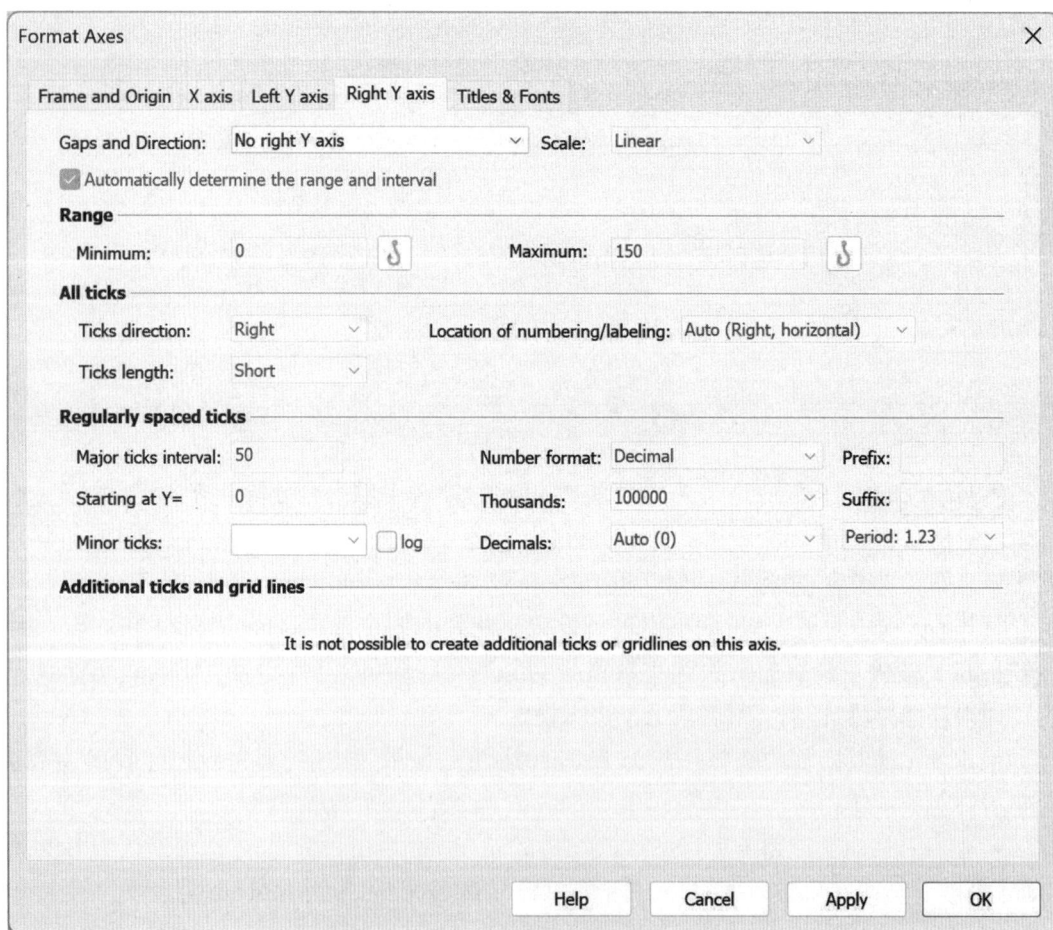

软件默认无右侧的第二条 Y 轴,如果需要绘制,则在此处设定。需要注意的是,添加第二条 Y 轴后,所有图形仍旧跟随左侧 Y 轴,如果某些数据需要跟随右侧 Y 轴刻度,则需要在 Format Graph(图形设定)对话框中设定实现。

(二)图形设定界面 ![icon]

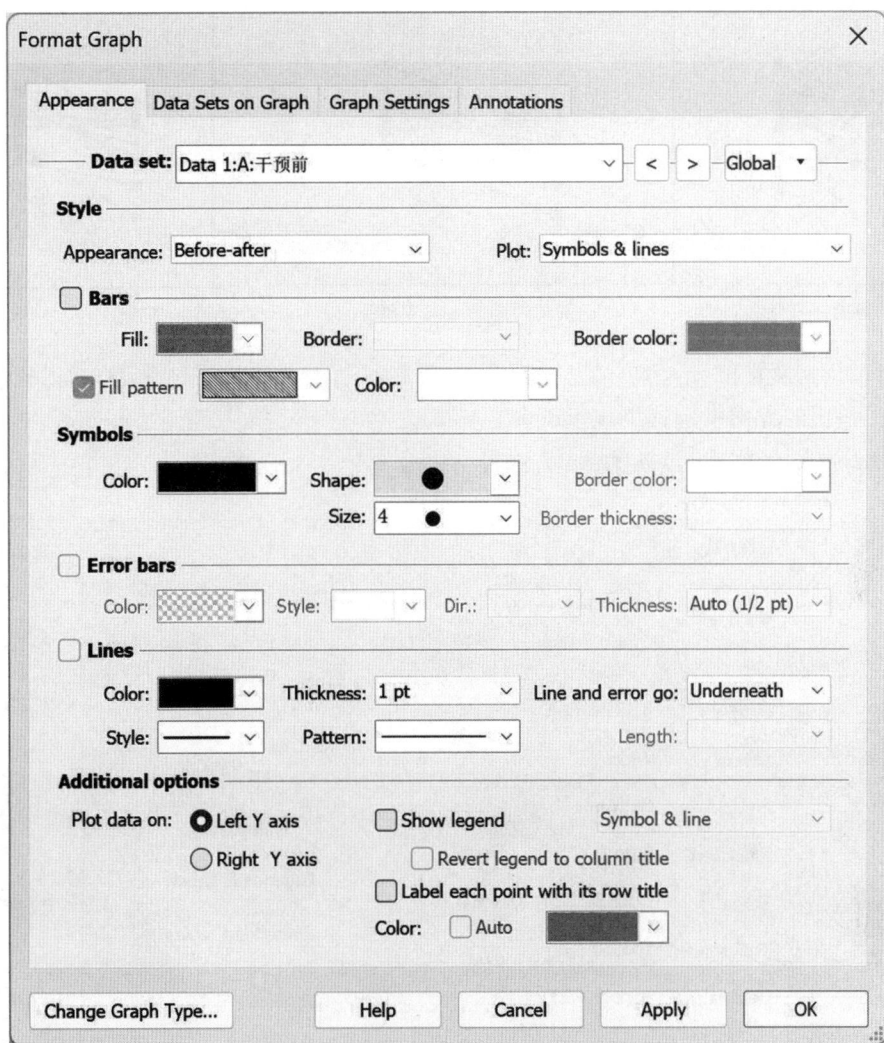

Format Graph

Appearance | Data Sets on Graph | Graph Settings | Annotations

Data set: Data 1:A:干预前 ▾ | < | > | Global ▾

Style

Appearance: Before-after ▾ | Plot: Symbols & lines ▾

☐ **Bars**

Fill: ▾ | Border: ▾ | Border color: ▾

☑ Fill pattern ▾ | Color: ▾

Symbols

Color: ▾ | Shape: ● ▾ | Border color: ▾

Size: 4 ● ▾ | Border thickness:

☐ **Error bars**

Color: ▾ | Style: ▾ | Dir.: ▾ | Thickness: Auto (1/2 pt) ▾

☐ **Lines**

Color: ▾ | Thickness: 1 pt ▾ | Line and error go: Underneath ▾

Style: ▾ | Pattern: ▾ | Length:

Additional options

Plot data on: ● Left Y axis | ☐ Show legend | Symbol & line ▾

○ Right Y axis | ☐ Revert legend to column title

☐ Label each point with its row title

Color: ☐ Auto ▾

Change Graph Type... | Help | Cancel | Apply | OK

- Data set:数据集,这是一个非常重要的概念,即图形的操作是针对单一数据集(也就是变量)而言的,因此可以对图形分别进行调整。如果选择 Change all data sets,则对所有数据集进行调整。
- Style:样式,不同的图形,此处选项是不同的。当选用不同的 Appearance 和 Plot 后,在下方的各选项对图形进一步调整。
- Additional options(其他选项):其中的 Plot data on 可以选择按数据集是依据左侧 Y 轴还是右侧 Y 轴进行显示,如果出现第二条 Y 轴,此处应进行设定。

(三)图形样式选择

图形样式有 Tall(高)、Wide(宽)、Square(正方形)三种,我们最常用为 Wide(宽),需要自行在 Edit—Preferences 中设定。

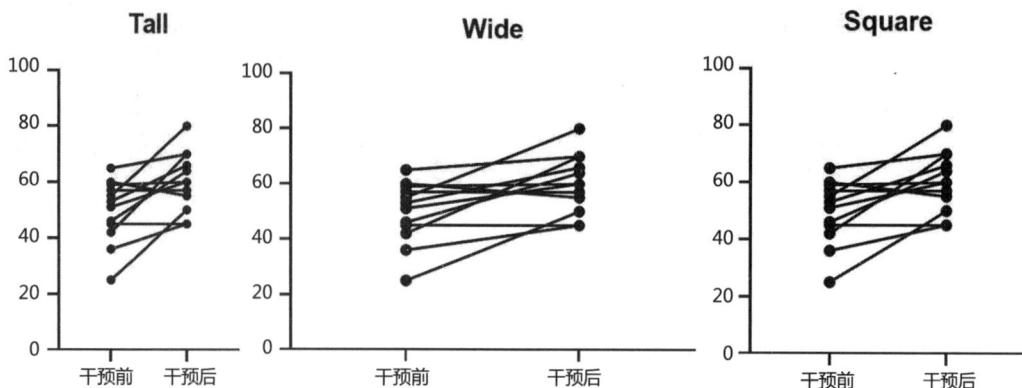

Preferences 设置:

- 在弹出的界面中选择 New Graphs。
- Shape(图形样式)默认为 Auto,选择 Wide。

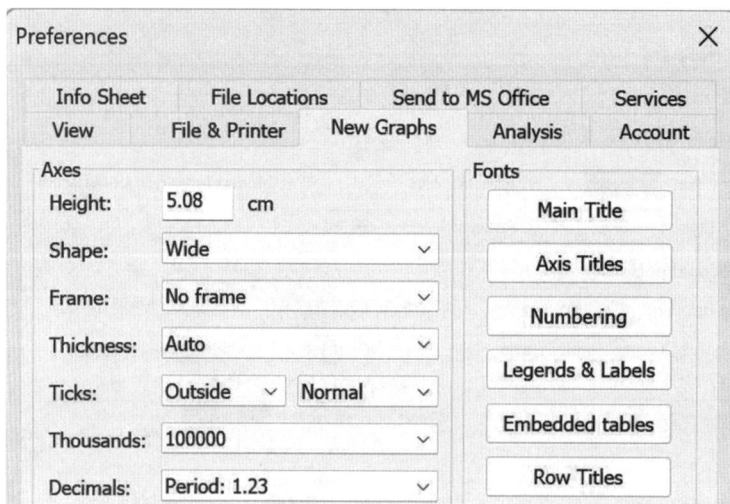

第十六章

各种统计方法所对应的统计图绘制

第一节　配对 t 检验的图形绘制

一、示例

随机抽取某地区 12 名贫血儿童家庭,实行健康教育干预 3 个月,干预前、后儿童的血红蛋白(%)测量结果如下表所示,试问干预前、后该地区贫血儿童血红蛋白平均水平(%)有无变化?

干预前血红蛋白	36	46	53	57	65	60	42	45	25	55	51	59
干预后血红蛋白	45	64	66	57	70	55	70	45	50	80	60	60

二、该示例的图形表达

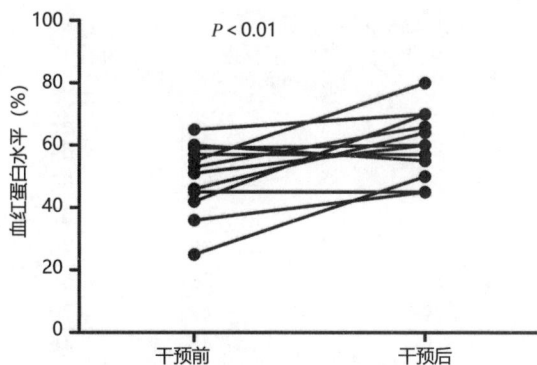

干预前后贫血儿童血红蛋白变化

配对 t 检验图形表达的形式应与成组 t 检验区别开来,配对 t 检验应当采用单一研究对象前后值连线的方式表达,但如果数据太多,则不宜用图形表达。

三、图形绘制

1. Step 1：数据类型选择

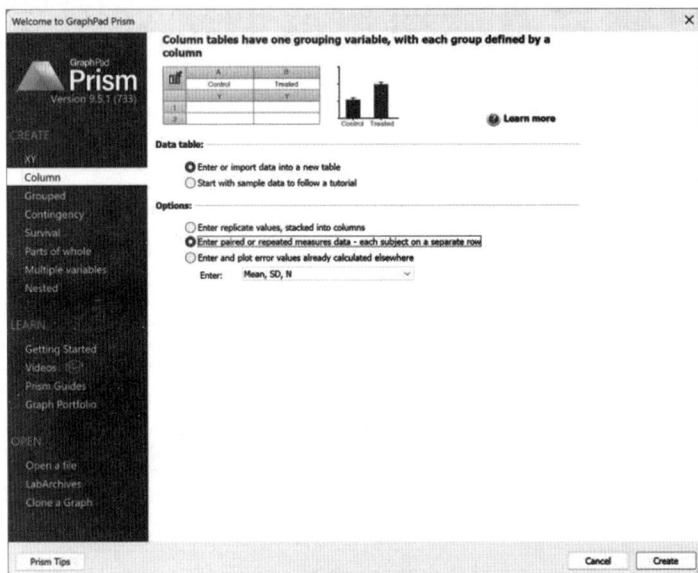

- 左侧 Create 项选择 Column，该类型适合常见的 t 检验、方差分析和秩和检验。
- 右侧 Data table 项选择 Enter or import data into a new table，即建立新的数据文件。
- 右侧 Options 项选择 Enter paired or repeated measures data-each subject on a separate row。

2. Step 2：数据录入

软件自动进入数据录入窗口，即 data 窗口，按下图录入数据。

Table format: Column	Group A 干预前	Group B 干预后
1 Title	36	45
2 Title	46	64
3 Title	53	66
4 Title	57	57
5 Title	65	70
6 Title	60	55
7 Title	42	70
8 Title	45	45
9 Title	25	50
10 Title	55	80
11 Title	51	60
12 Title	59	60

3. Step 3：图形选择

点击左侧目录树中的 Graphs 下 Data 1 图标，弹出设置界面。

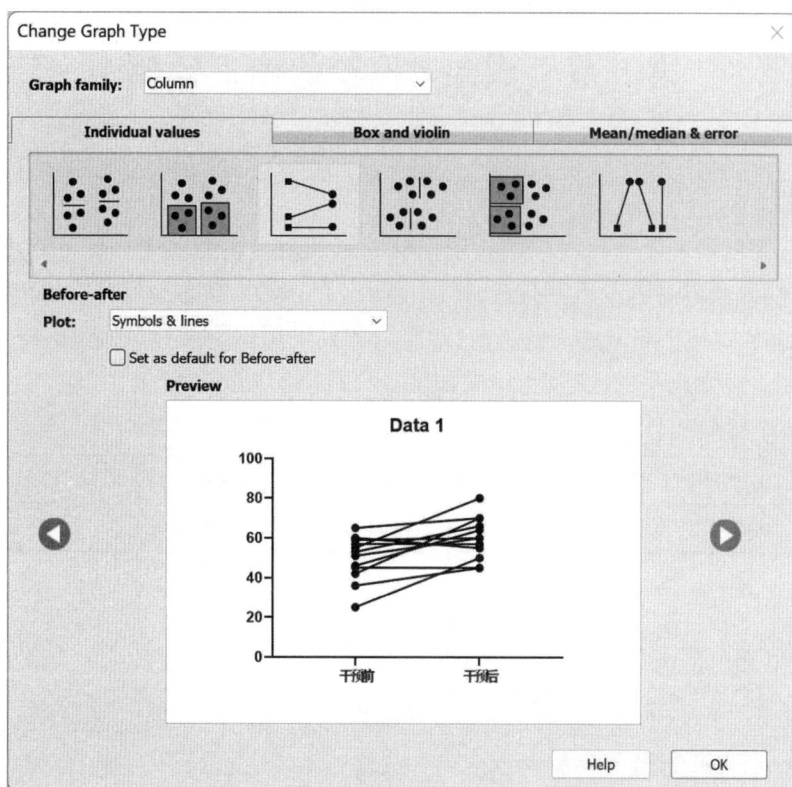

4. Step 4：文字修饰

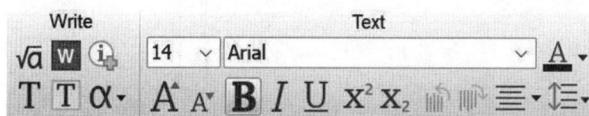

- 将图形中不需要的文字点击删除即可。
- 点击快捷菜单栏 Write 中的 T(文字输入按钮)，然后在想要输入文字的地方输入文字即可，输入完成后可以点击 Text 菜单栏中的选项进行字体大小等的调整，最后所得图形如下。

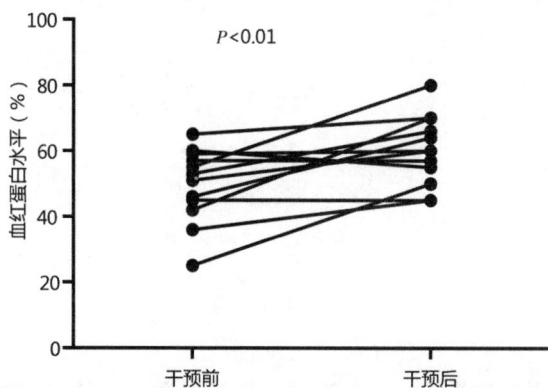

干预前后贫血儿童血红蛋白变化

第二节　成组 t 检验的图形绘制

一、示例

某妇产医院的研究者欲探讨孕妇在孕期补充钙剂对血清骨钙素（ng/mL）水平的影响，选取孕妇的年龄、基础骨钙素水平接近，孕周在 26~28 周的 30 名孕妇，随机分成两组，每组 15 人。试验组孕妇补充选定的某种钙剂，对照组孕妇采用传统膳食，产后第 40~50 天测定两组孕妇血清骨钙素水平的改变值，结果如下。

试验组	10.2	8.9	10.1	9.2	−0.8	10.6	6.5	11.2	9.3	8.0	10.7	9.5	12.7	14.4	11.9
健康人	5.0	6.7	−1.4	4.0	7.1	−0.6	2.8	4.3	3.7	5.8	4.6	6.0	4.1	5.1	4.7

二、该示例的图形表达

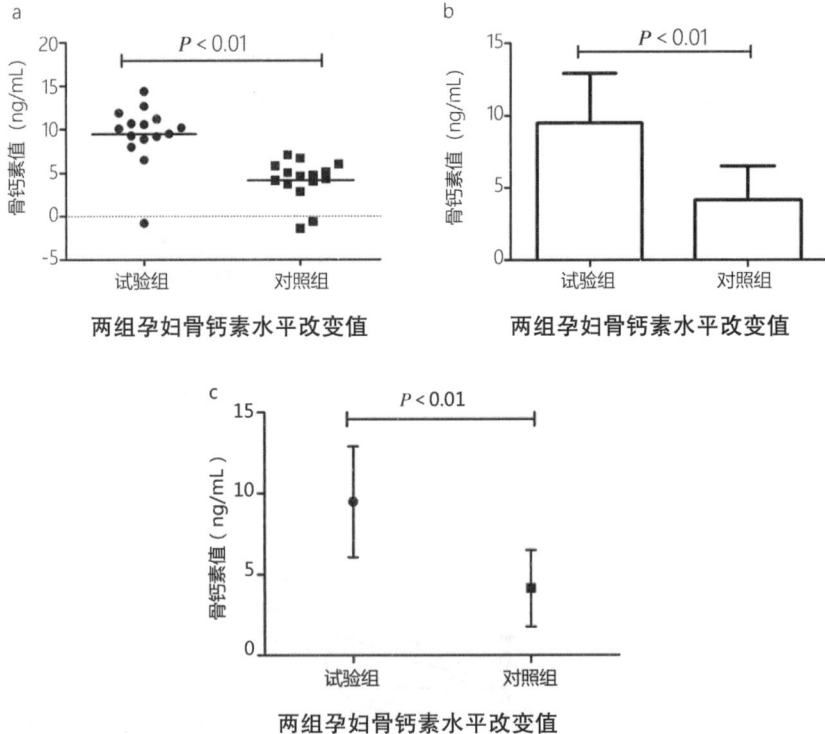

两组孕妇骨钙素水平改变值

两组孕妇骨钙素水平改变值

两组孕妇骨钙素水平改变值

- **散点图**（a），清晰描述了各点数据的情况，散点图容易发现离群值，散点中的横线为均数（mean）。当数据较少时用散点图表达比较合适。
- **误差图**（b），箱顶为均数（mean），触须线表示标准差（SD），也可表示标准误（SE），但表示标准误可能误导读者。当数据较多时用误差图表达比较合适。
- **误差图**（c），点表示均数，直线表示两侧标准差（SD）。

三、图形绘制

1. Step 1:图形类型选择

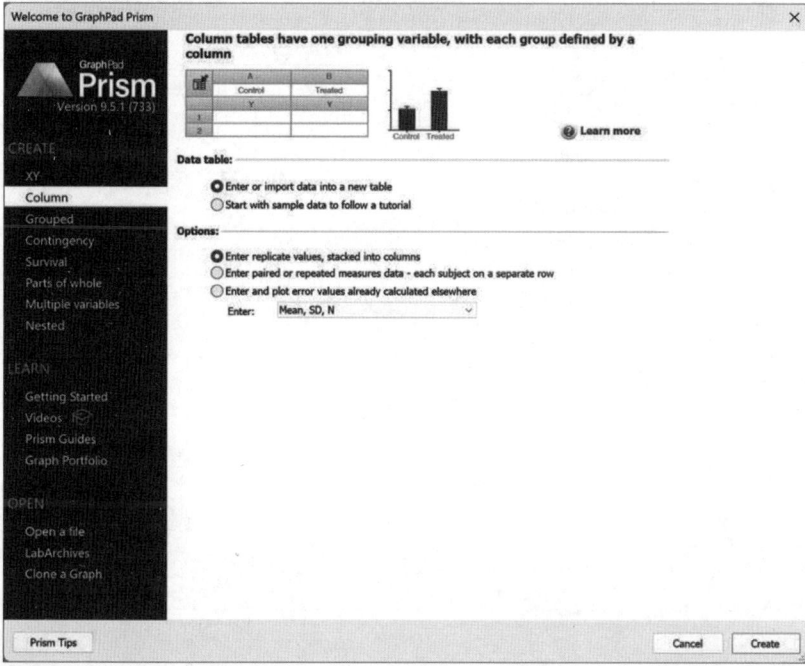

- 左侧 Create 项选择 Column,该类型适合常见的 t 检验、方差分析和秩和检验。
- 右侧 Data table 项选择 Enter or import data into a new table,即建立新的数据文件。
- 右侧 Options 项选择 Enter replicate values,stacked into columns。

2. Step 2:数据录入

软件自动进入数据录入窗口,即 data 窗口,按下图录入数据。

	Group A 试验组	Group B 健康人
1	10.2	5.0
2	8.9	6.7
3	10.1	-1.4
4	9.2	4.0
5	-0.8	7.1
6	10.6	-0.6
7	6.5	2.8
8	11.2	4.3
9	9.3	3.7
10	8.0	5.8
11	10.7	4.6
12	9.5	6.0
13	12.7	4.1
14	14.4	5.1
15	11.9	4.7

点击左侧目录树中的 Graphs 下 Data 1 图标,弹出设置界面,进行如下设置。

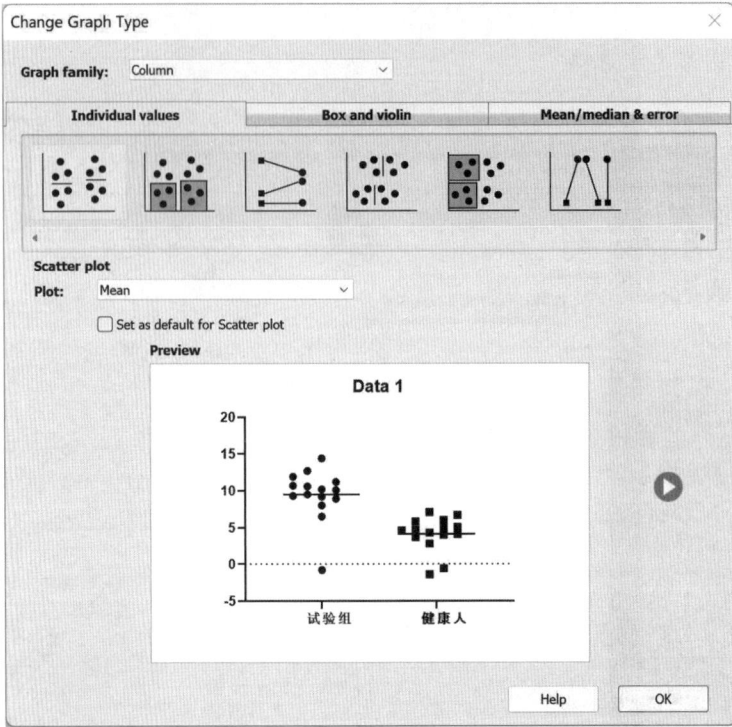

3. Step 3:文字修饰

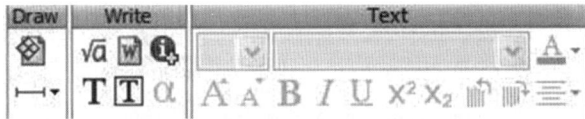

- 将图形中不需要的文字选择删除即可。
- 点击快捷菜单栏 Draw 中的直线输入按钮,在合适位置绘制直线。
- 点击快捷菜单栏 Write 中的 T(文字输入按钮),然后在想要输入文字的地方输入文字即可,输入完成后可以点击 Text 菜单栏中的选项进行字体大小等调整,最后图形如下。

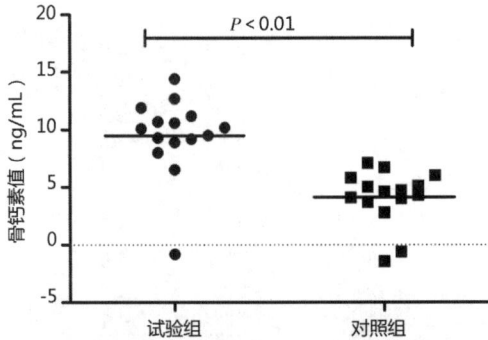

两组孕妇骨钙素水平改变值

第三节　完全随机设计资料方差分析的图形绘制

一、示例

为研究钙离子对体重的影响,某研究者将 36 只肥胖模型大鼠随机分为 3 组,每组 12 只,分别给予高脂正常剂量钙(0.5%),高脂中剂量钙(1.0%)和高脂高剂量钙(1.5%)的三种不同的饲料,喂养 9 周,测其喂养前、后体重的差值。问三组不同喂养方式下的大鼠体重改变是否不同?

三种喂养方式下喂养前后大鼠体重差值(g)

正常钙 (0.5%)	中剂量钙 (1.0%)	高剂量钙 (1.5%)
332.96	253.21	232.55
297.64	235.87	217.71
312.57	269.3	216.15
295.47	258.9	220.72
284.25	254.39	219.46
307.97	200.87	247.47
292.12	227.79	280.75
244.61	237.05	196.01
261.46	216.85	208.24
286.46	238.03	198.41
322.49	238.19	240.35
282.42	243.49	219.56

二、该示例的图形表达

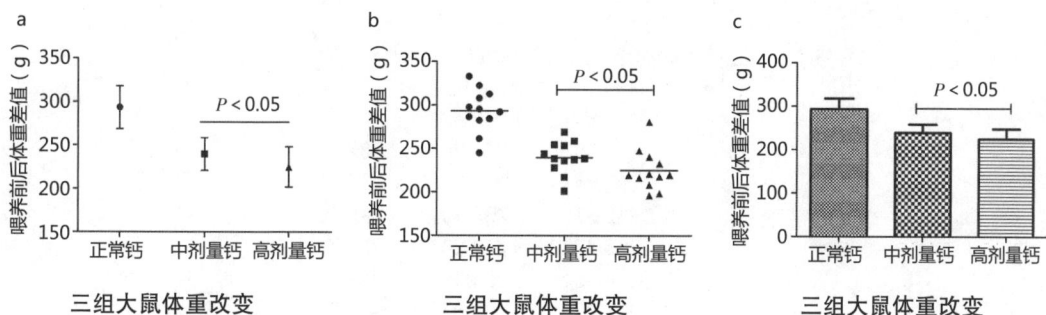

- **误差图**(a),点表示均数,直线表示两侧的标准差(SD)。数据较多时适合用误差图表示。
- **散点图**(b),清晰地描述了各点数据的情况,容易发现离群值,散点中的横线为均数(mean)。数据较少时适合用散点图表示。

- **误差图**（c），箱顶为均数（mean），触须线表示标准差（SD）。

三、图形绘制

1. Step 1：图形类型选择

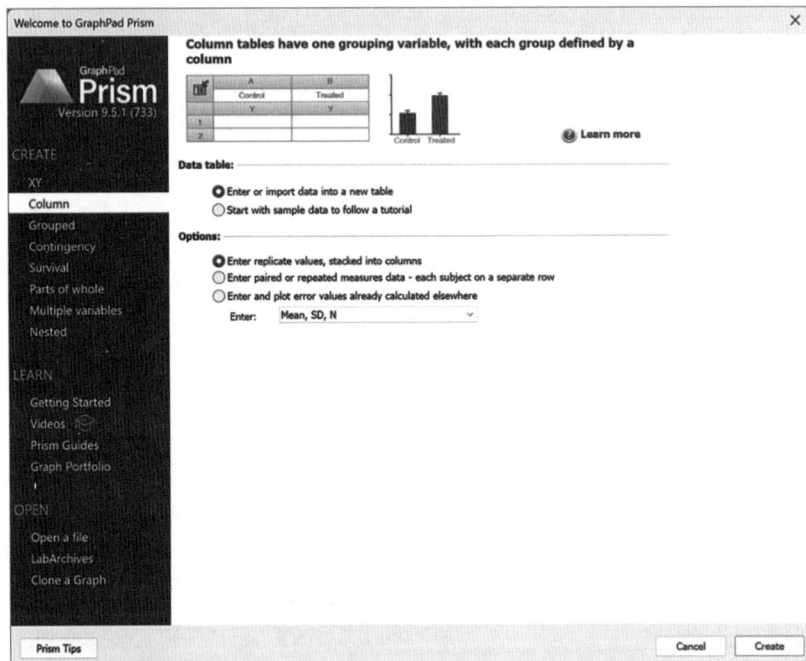

- 左侧 Create 项选择 Column，该类型适合常见的 t 检验、方差分析和秩和检验。
- 右侧 Data table 项选择 Enter or import data into a new table，即建立新的数据文件。
- 右侧 Options 项选择 Enter replicate values，stacked into columns。

2. Step 2：数据录入

软件自动进入数据录入窗口，即 data 窗口，按下图录入数据。

	Group A	Group B	Group C
	正常钙	中剂量钙	高剂量钙
1	332.96	253.21	232.55
2	297.64	235.87	217.71
3	312.57	269.30	216.15
4	295.47	258.90	220.72
5	284.25	254.39	219.46
6	307.97	200.87	247.47
7	292.12	227.79	280.75
8	244.61	237.05	196.01
9	261.46	216.85	208.24
10	286.46	238.03	198.41
11	322.49	238.19	240.35
12	282.42	243.49	219.56

点击左侧目录树中的 Graphs 下 Data 1 图标,弹出设置界面,进行如下设置。

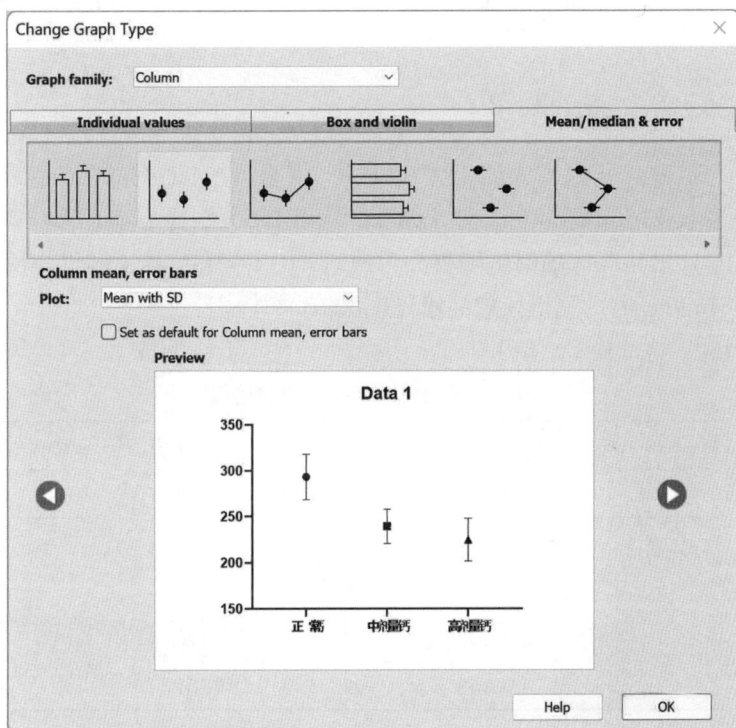

3. Step 3:文字修饰

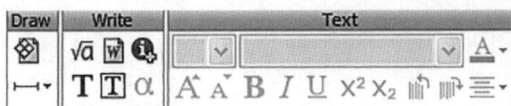

- 将图形中不需要的文字点击删除即可。
- 点击快捷菜单栏 Draw 中的直线输入按钮,在合适位置绘制直线。
- 点击快捷菜单栏 Write 中的 T(文字输入按钮),然后在想要输入文字的地方输入文字即可,输入完成后可以点击 Text 菜单栏中的选项进行字体大小等调整,最后图形如下。

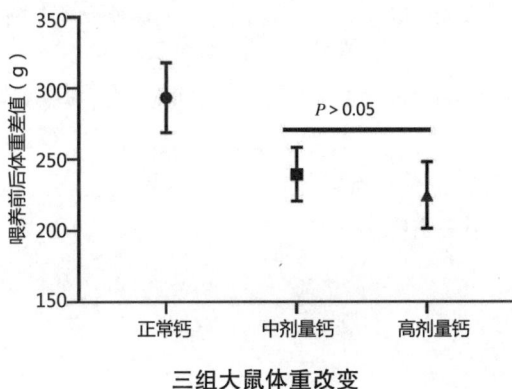

三组大鼠体重改变

第四节 析因设计资料方差分析的图形绘制

一、示例

研究者欲研究煤焦油(因素 A)以及作用时间(因素 B)对细胞毒性的作用,煤焦油含量分别为 3μg/mL(a_1)和 75μg/mL(a_2)两个水平,作用时间分别为 6 小时(b_1)和 8 小时(b_2)。将统一制备的 16 盒已培养好的细胞随机分为四组,分别接受 A、B 不同组合情况下的四种处理($a_1 b_1$、$a_1 b_2$、$a_2 b_1$ 和 $a_2 b_2$),测得处理液吸光度的值(%)如下。

四种不同处理情况下吸光度的值

煤焦油(3μg/mL)a_1		煤焦油(75μg/mL)a_2	
6 小时(b_1)	8 小时(b_2)	6 小时(b_1)	8 小时(b_2)
0.163	0.127	0.124	0.101
0.199	0.168	0.151	0.192
0.184	0.152	0.127	0.079
0.198	0.150	0.101	0.086

二、该示例的图形表达

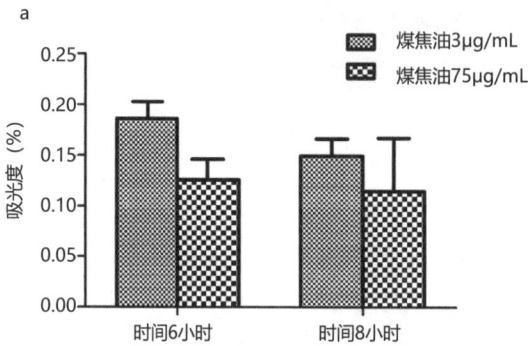

四种不同处理情况下的吸光度值

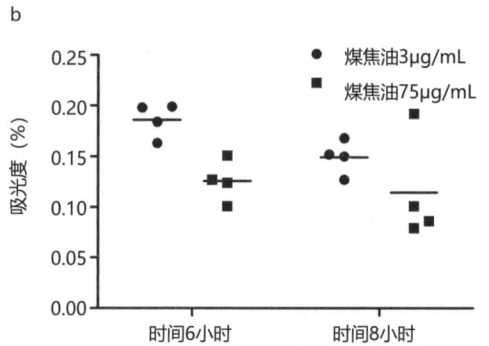

四种不同处理情况下的吸光度值

- **误差图**(a),箱顶为均数(mean),触须线表示标准差(SD)。数据较多时适合用误差图表示。
- **散点图**(b),清晰地描述了各点数据的情况,容易发现离群值,散点中的横线为均数(mean)。数据较少时适合用散点图表示。

三、图形绘制

1. Step 1：图形类型选择

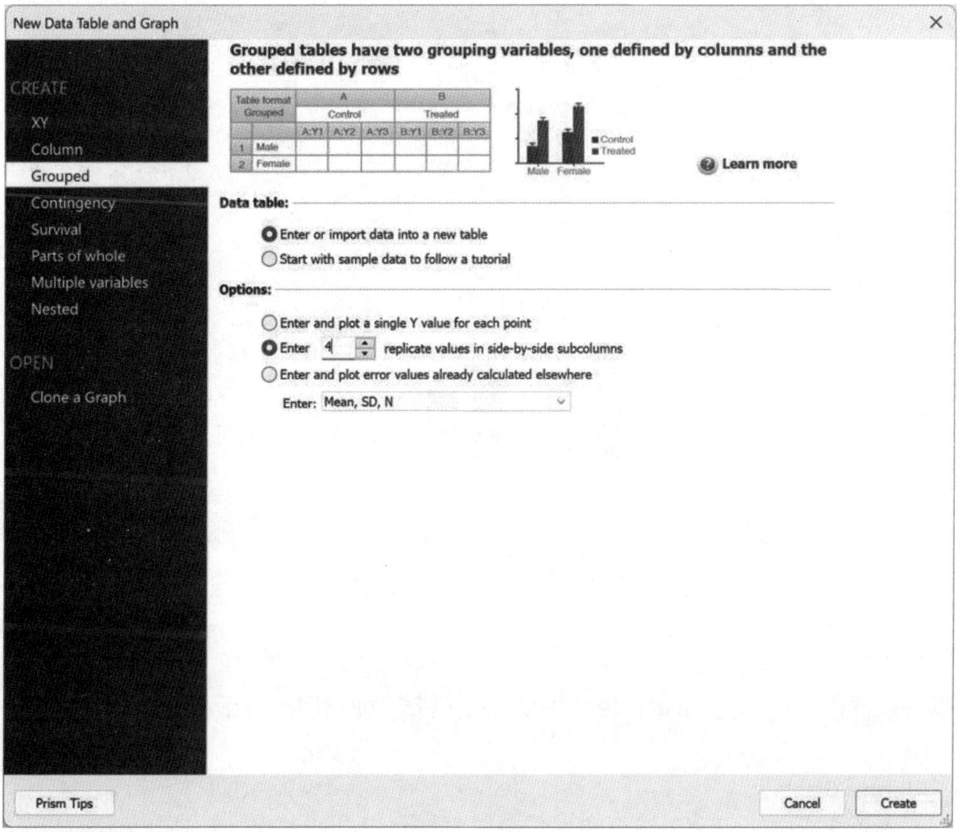

- 左侧 Create 项选择 Grouped，该类型适合两因素方差分析。
- 右侧 Data table 项选择 Enter or import data into a new table，即建立新的数据文件。
- 右侧 Options 项选择 Enter 4 replicate values in side-by-side subcolumns，即每个单元格中重复 4 次。

2. Step 2：数据录入

软件自动进入数据录入窗口，即 data 窗口，按下图录入数据。

Table format: Grouped		Group A 煤焦油3ug/ml				Group B 煤焦油75ug/ml			
	☒	A:1	A:2	A:3	A:4	B:1	B:2	B:3	B:4
1	时间6小时	0.163	0.199	0.184	0.198	0.124	0.151	0.127	0.101
2	时间8小时	0.127	0.168	0.152	0.150	0.101	0.192	0.079	0.086

点击左侧目录树中的 Graphs 下 Data 1 图标，弹出设置界面，进行如下设置。

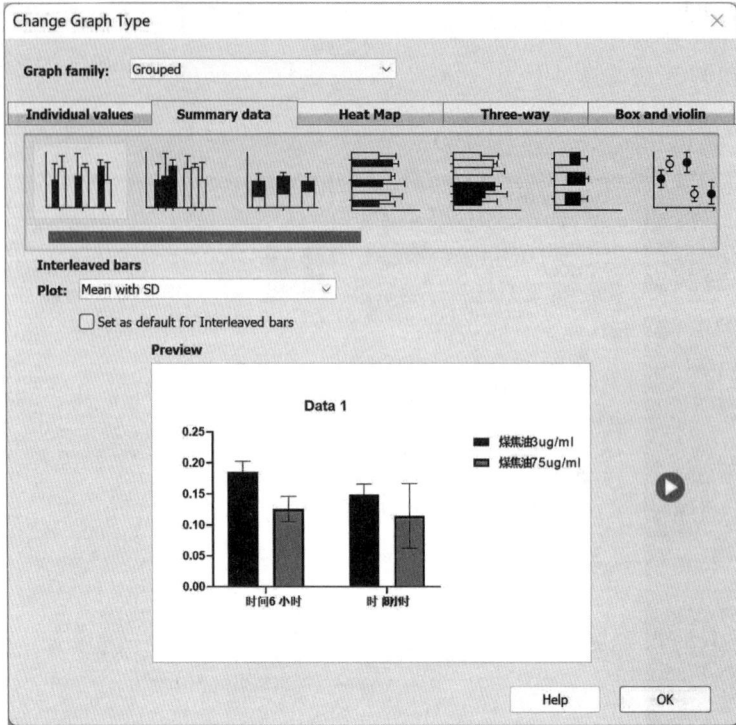

3. Step 3：坐标轴和图形调整

点击软件快捷菜单栏 Change 模块中的上左三 ，弹出图形对话框。

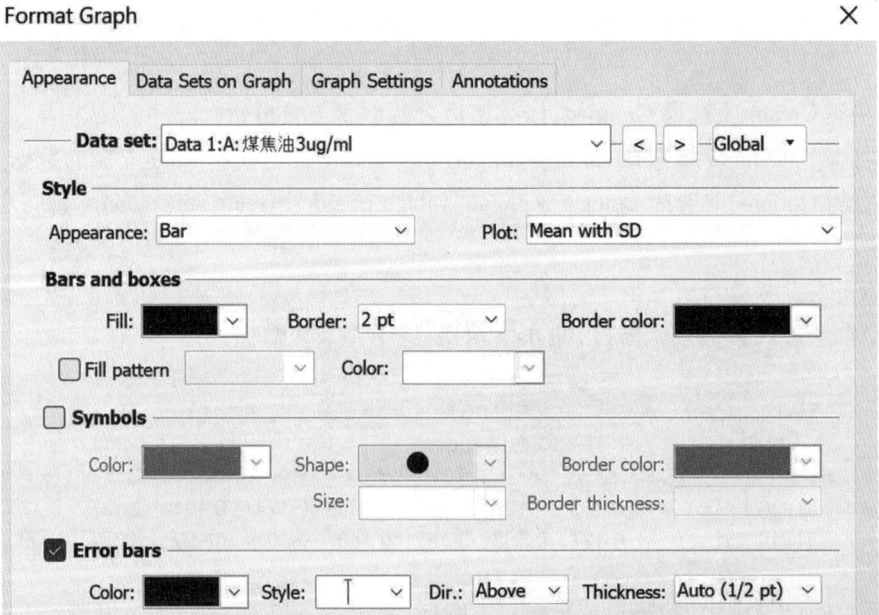

- 选择 Appearance。
- 在 Error bars 处调整误差线，默认的误差线是 both，即上下均有，Dir.（方向）处选择

Above,调整为只有向上的误差线。

- 选择 Graph Settings,对条图进行调整。

- 在 Space between bars 中设置 Space between adjacent bars；0% of column width,即每组内部条图之间的间隙为 0,默认为条图宽度的 50%。

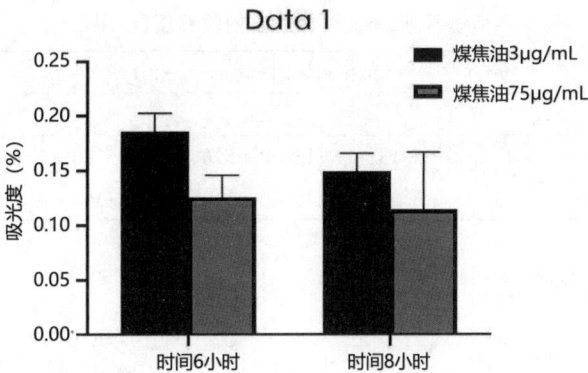

4. Step 4:文字修饰

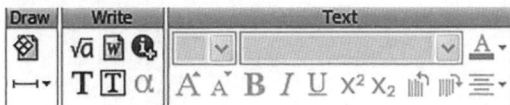

- 将图形中不需要的文字点击删除即可。
- 点击快捷菜单栏 Write 中的 T(文字输入按钮),然后在想要输入文字的地方输入文字即可,输入完成可以点击 Text 菜单栏中的选项进行字体大小等调整,最后图形如下。

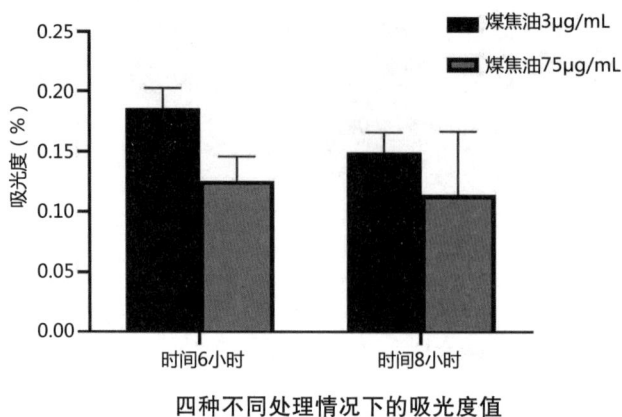

四种不同处理情况下的吸光度值

第五节　重复测量资料方差分析的图形绘制

一、示例

将手术要求基本相同的患者随机分成两组,在手术过程中分别采用 A、B 两种麻醉诱导方法,在 T0(诱导前)、T1、T2、T3、T4 五个时相测量患者的收缩压,数据资料见下表。

不同麻醉诱导下、不同时相患者的收缩压(mmHg)

诱导方法	麻醉诱导时相(mean ± SD)				
	T0	T1	T2	T3	T4
A	121.00 ± 3.54	112.40 ± 5.13	118.40 ± 5.64	125.80 ± 4.71	120.80 ± 3.70
B	126.20 ± 3.63	123.00 ± 3.39	128.60 ± 1.95	142.60 ± 4.83	130.60 ± 3.71

二、该示例的图形表达

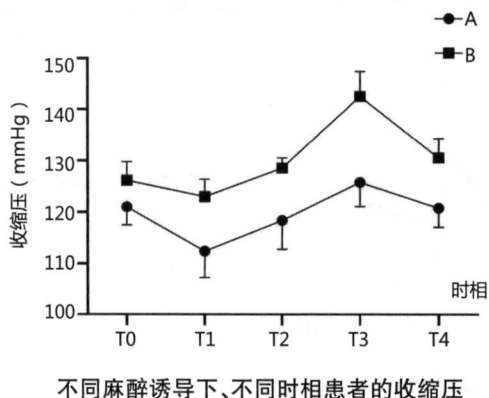

不同麻醉诱导下、不同时相患者的收缩压

本图形不能通过原始数据直接得出,但是数据表格可以通过 SPSS 重复测量的方差分析结果中得到。该图形为**误差线图**,每个点表示每个单元格的均数,误差线表示每个单元格的标准差,然后用直线将均数连接起来,表达一种趋势。

三、图形绘制

1. Step 1:图形类型选择

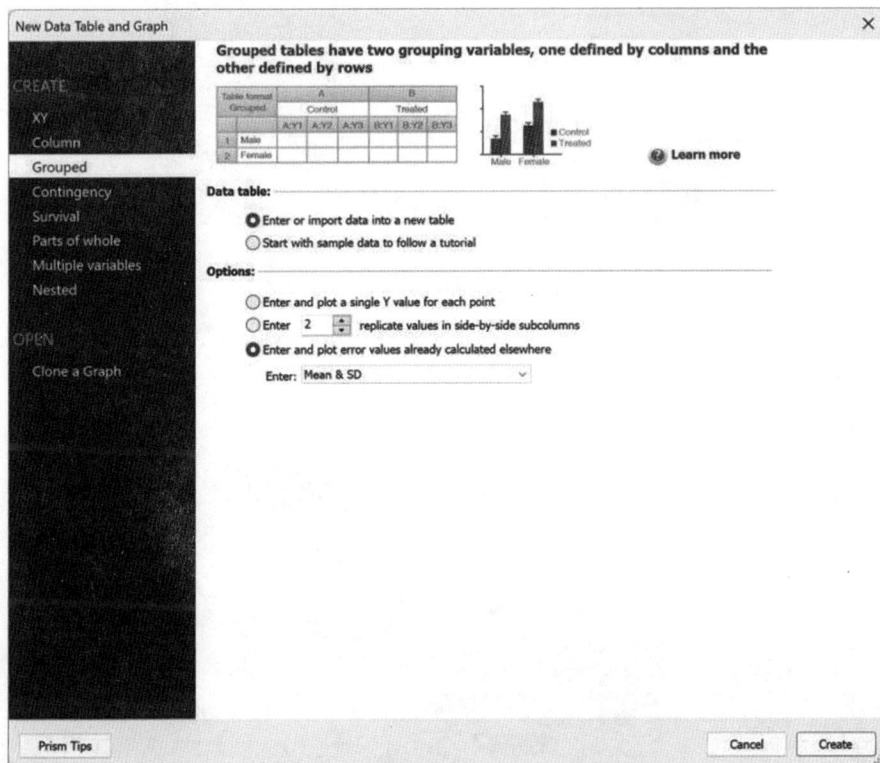

- 左侧 Create 项选择 Grouped,该类型适合两因素方差分析。
- 右侧 Data table 项选择 Enter or import data into a new table,即建立新的数据文件。
- 右侧 Options 项选择 Enter and plot error values already calculated elsewhere;注意 Enter 框选入 Mean & SD。

2. Step 2:数据录入

软件自动进入数据录入窗口,即 data 窗口,按下图录入数据。

Table format: Grouped		Group A		Group B	
		A		B	
	☒	Mean	SD	Mean	SD
1	T0	121.00	3.54	126.20	3.63
2	T1	112.40	5.13	123.00	3.39
3	T2	118.40	5.64	128.60	1.95
4	T3	125.80	4.71	142.60	4.83
5	T4	120.80	3.70	130.60	3.71

点击左侧目录树中的 Graphs 下 Data 1 图标,弹出设置界面,进行如下设置。

Graph family 框中图形类型改为 XY,选择误差线图即可。

3. Step 3:坐标轴和图形调整

点击软件快捷菜单栏 Change 模块中的上左三 ,弹出图形设置对话框。

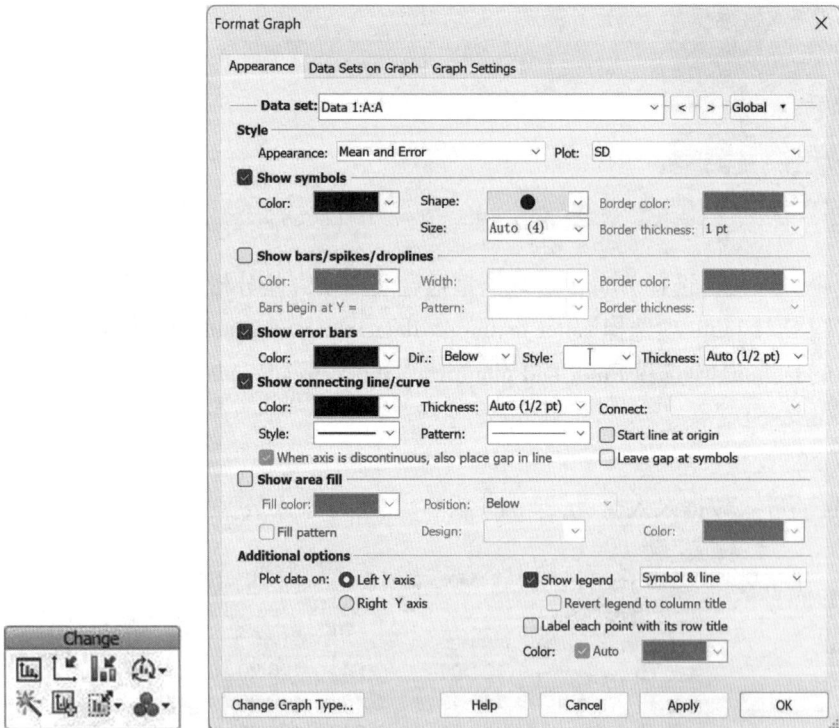

- Data set 项中选择 Data 1:A:A,即对 A 组数据对应的图形进行调整。
- Show error bars 项目中的 Dir.(direction,方向),默认为 both,即同时显示上下误差线,此处改成 Below,即只显示下误差线。

- Data set 项中选择 Data 1:B:B,即对 B 组数据对应的图形进行调整。

- Show error bars 项目中的 Dir.(direction,方向),默认为 both,即同时显示上下误差线,此处改成 Above,即只显示上误差线。由于有两条线存在,同时显示上下误差线会使图形不清晰,修改后一条误差线向上、一条误差线向下可使图形更加明了。至于各组数据的误差线方向,则需要根据具体数值来决定。结果图形如下。

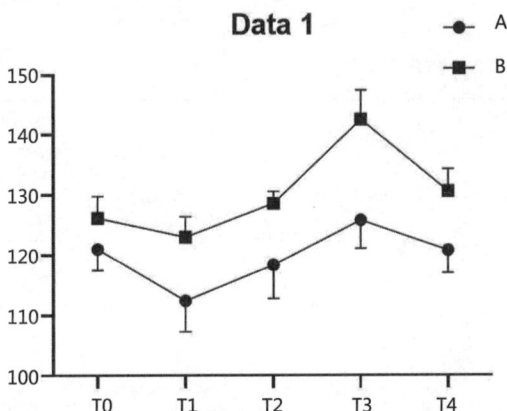

4. Step 4：文字修饰

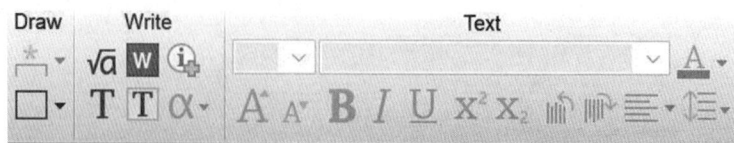

- 将图形中不需要的文字点击删除即可。
- 点击快捷菜单栏 Write 中的 T（文字输入按钮），然后在想要输入文字的地方输入文字即可，输入完成可以点击 Text 菜单栏中的选项进行字体大小等调整，最后图形如下。

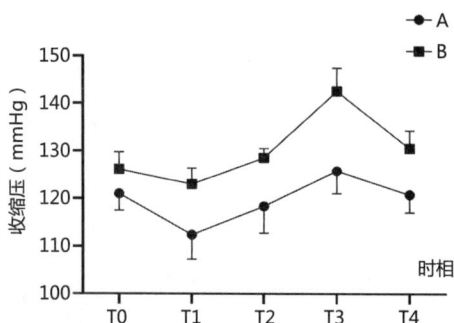

不同麻醉诱导下、不同时相患者的收缩压

第六节　两组独立样本秩和检验的图形绘制

一、示例

用两种药物杀灭钉螺，每批用 200～300 只活钉螺，用药后清点钉螺的死亡数，并计算死亡率（％），结果见下表，问两种药物杀死钉螺的效果有无差别？

两种药物杀灭钉螺死亡率的比较（％）

甲药死亡率	乙药死亡率
32.5	16.0
35.5	22.5
40.5	26.0
40.5	28.5
49.0	32.5
49.5	38.0
51.5	40.5

二、该示例的图形表达

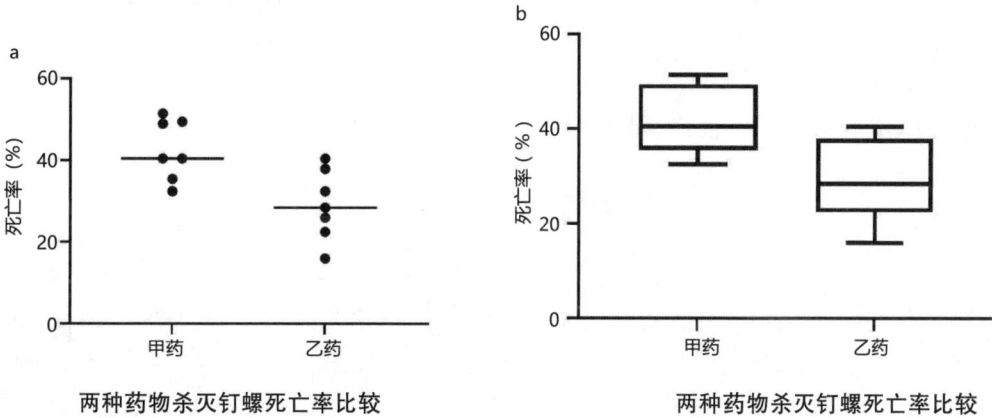

a

两种药物杀灭钉螺死亡率比较

b

两种药物杀灭钉螺死亡率比较

- **散点图**(a),清晰地描述了各点数据的情况,容易发现离群值,与成组 t 检验不同的是,散点中的横线为中位数(median)。当数据较少时用散点图表达比较合适。
- **箱式图**(b),由 Q_1(25%百分位数)和 Q_3(75%百分位数)构成箱式图的"箱体"部分,箱中的横线表示中位数(median),触须表示最大值和最小值。值得注意的是,触须也可以表示 10%~90%,或者 5%~95% 数值,这在软件中可以选择。数据较多时用箱式图表达比较合适。

三、图形绘制

1. Step 1:图形类型选择

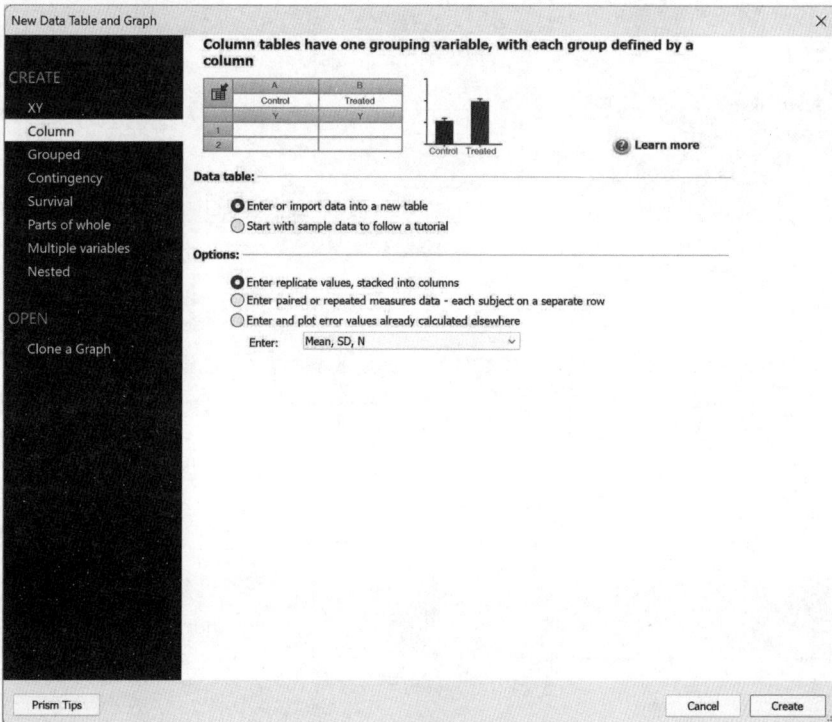

- 左侧 Create 项选择 Column，该类型适合常见的 t 检验、方差分析和秩和检验。
- 右侧 Data table 项选择 Enter or import data into a new table，即建立新的数据文件。
- 右侧 Options 项选择 Enter replicate values，stacked into columns。

2. Step 2：数据录入

软件自动进入数据录入窗口，即 data 窗口，按下图录入数据。

	Group A 甲药	Group B 乙药
1	32.5	16.0
2	35.5	22.5
3	40.5	26.0
4	40.5	28.5
5	49.0	32.5
6	49.5	38.0
7	51.5	40.5

点击左侧目录树中的 Graphs 下 Data 1 图标，弹出设置界面，进行如下设置。

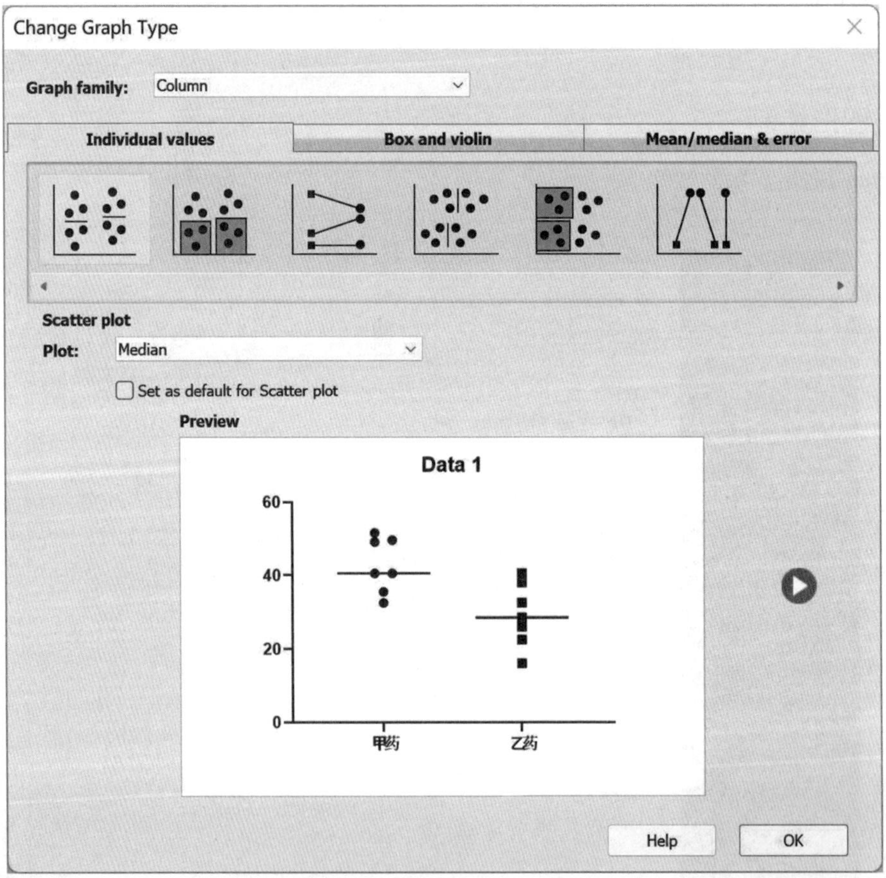

3. Step 3:修改图示

默认的甲药数据用圆点表示,而乙药数据用方块表示。为了统一为圆点,需要在小方块上双击鼠标,弹出设置界面。

在 Appearance 选项中 Symbols 中 Shape(形状)处将方块修改成圆点即可。

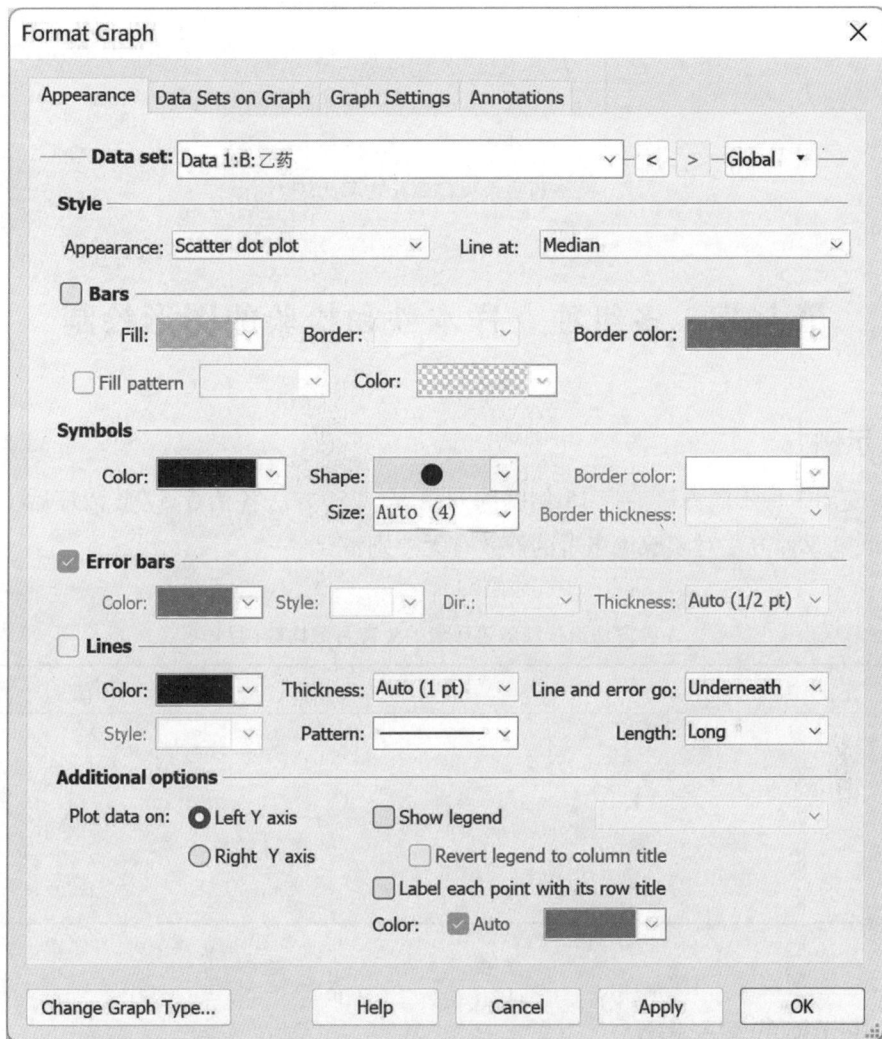

4. Step 4:文字修饰

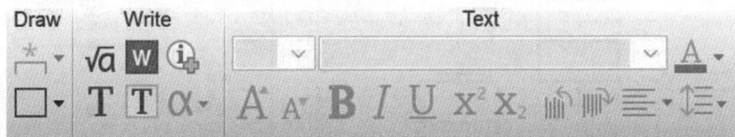

- 将图形中不需要的文字点击删除即可。
- 点击快捷菜单栏 Write 中的 T(文字输入按钮),然后在想要输入文字的地方输入文字即可,输入完成可以点击 Text 菜单栏中的选项进行字体大小等调整,最后图形如下。

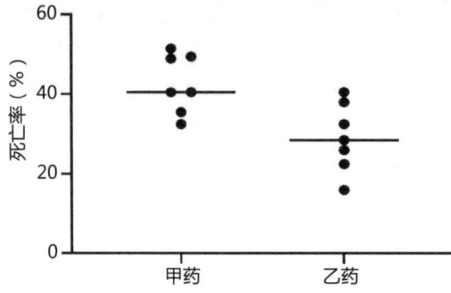

两种药物杀灭钉螺死亡率比较

第七节　多组独立样本秩和检验的图形绘制

一、示例

某医院用3种不同方法治疗15例胰腺癌患者,每种方法各治疗5例,治疗后生存月数见下表,问这3种方法对胰腺癌患者的疗效有无差别?

3种方法治疗胰腺癌患者的生存月数比较(月)

甲法	乙法	丙法
3	6	2
4	9	3
7	10	5
8	12	7
8	13	8

二、该示例的图形表达

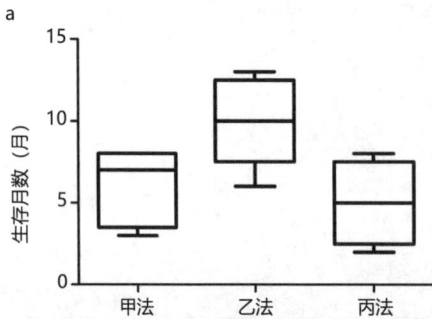

3种方法对应患者生存月数比较

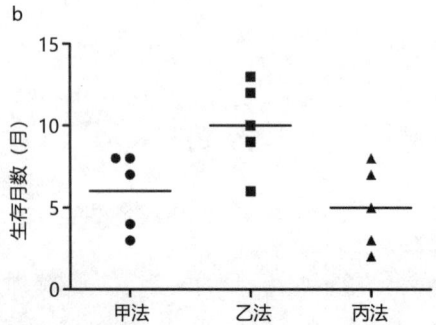

3种方法对应患者生存月数比较

● **箱式图**(a),由 Q_1(25% 百分位数)和 Q_3(75% 百分位数)构成箱式图的"箱体"部分, 箱中的横线表示中位数(median),触须表示最大值和最小值。值得注意的是,触须也可以表示 10% ~ 90% ,或者 5% ~ 95% 的数值。各组数据较多时用箱式图表达比较合适。

● **散点图**(b),清晰地描述了各点数据的情况,与成组 t 检验不同的是,散点中的横线为中位数(median)。各组数据较少时用散点图表达比较合适。

三、图形绘制

1. Step 1:图形类型选择

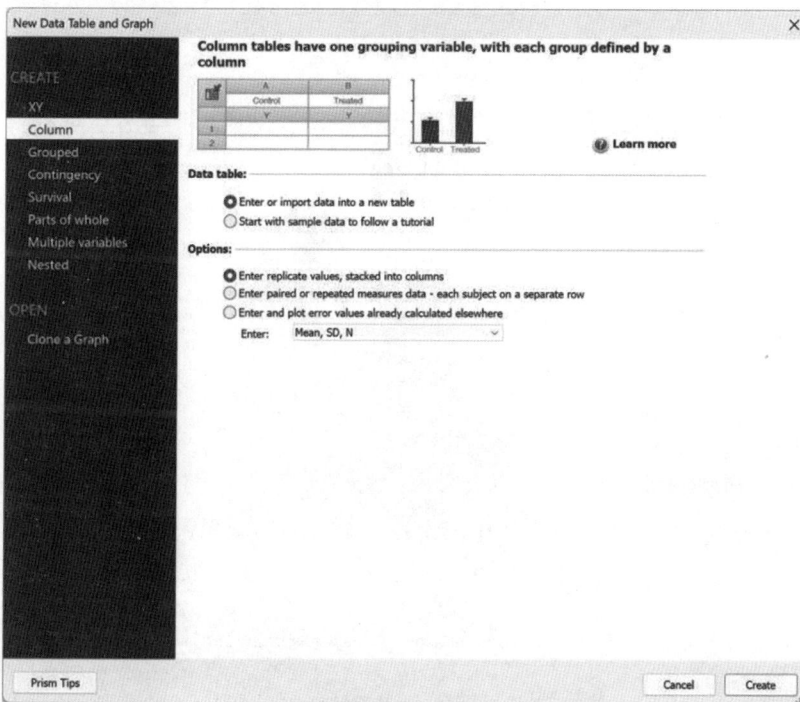

● 左侧 Create 项选择 Column,该类型适合常见的 t 检验、方差分析和秩和检验。

● 右侧 Data table 项选择 Enter or import data into a new table,即建立新的数据文件。

● 右侧 Options 项选择 Enter replicate values,stacked into columns。

2. Step 2:数据录入

软件自动进入数据录入窗口,即 data 窗口,按下图录入数据。

	Group A 甲法	Group B 乙法	Group C 丙法
1	3	6	2
2	4	9	3
3	7	10	5
4	8	12	7
5	8	13	8

点击左侧目录树中的 Graphs 下 Data 1 图标,弹出设置界面,进行如下设置。

3. Step 3:坐标轴和图形调整

点击软件快捷菜单栏 Change 模块中的上左三 ,弹出图形调整对话框。

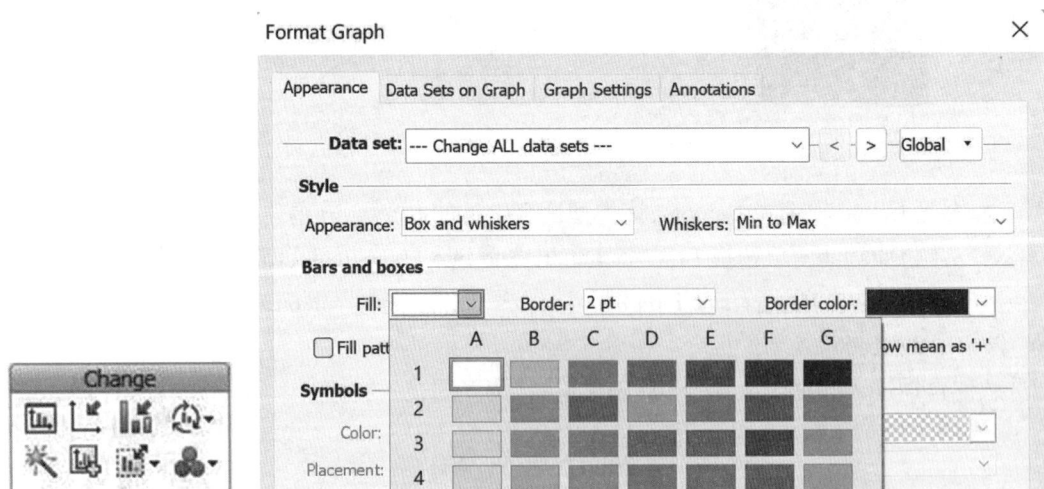

• Data set 项中选择 Change All data sets,即对所有数据集所表达的图形进行调整,当然也可以单独选择甲法、乙法或丙法进行调整。

• 在 Bars and boxes 项对箱式图进行调整,Fill 选择 1A,即不对箱体进行填充,结果图形如下。

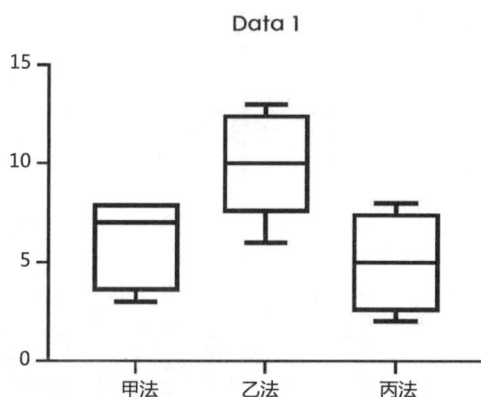

Data 1

4. Step 4：文字修饰

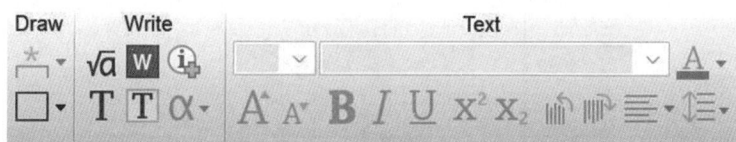

- 将图形中不需要的文字点击删除即可。
- 点击快捷菜单栏 Write 中的 T（文字输入按钮），然后在想要输入文字的地方输入文字即可，输入完成可以点击 Text 菜单栏中的选项进行字体大小等调整，最后图形如下。

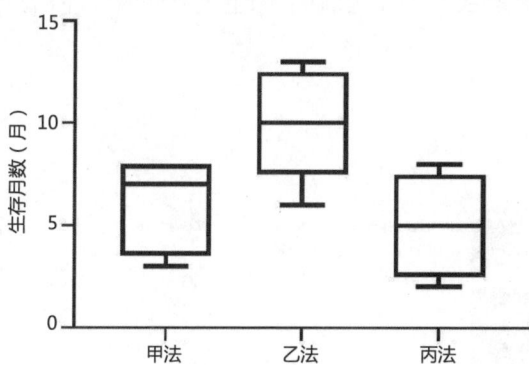

三种方法对应患者生存月数比较

第八节 简单线性回归和线性相关的图形绘制

一、示例

某地一项膳食调查中，随机抽取了 14 名 40～60 岁的健康妇女，测得每人的基础代谢（kJ/d）与体重（kg）数据，试分析这两项指标间有无关联。

14 名中年健康妇女的基础代谢与体重的测量值

编号	基础代谢 （kJ/d）	体重 （kg）	编号	基础代谢 （kJ/d）	体重 （kg）
1	4175.6	50.7	8	3970.6	48.6
2	4435.0	53.7	9	3983.2	44.6
3	3460.2	37.1	10	5050.1	58.6
4	4020.8	51.7	11	5355.5	71.0
5	3987.4	47.8	12	4560.6	59.7
6	4970.6	62.8	13	4874.4	62.1
7	5359.7	67.3	14	5029.2	61.5

二、该示例的图形表达

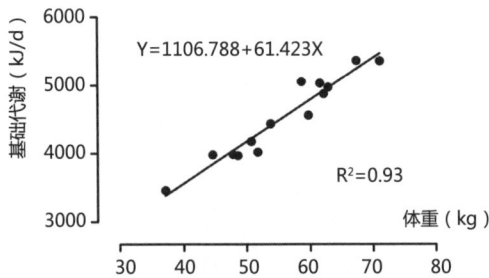

体重与基础代谢之间的关系

简单直线回归和线性相关一般是关联的，图上需要同时标注回归方程和决定系数（R^2）。

三、图形绘制

1. Step 1：图形类型选择

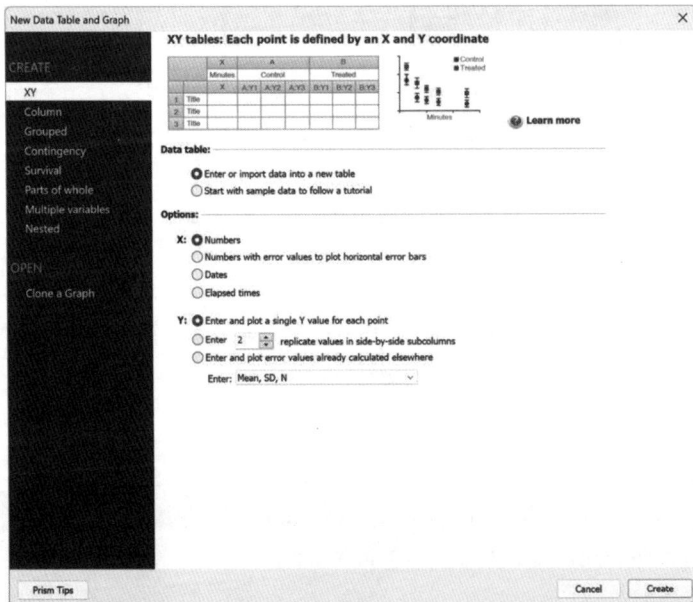

- 左侧 Create 项选择 XY，即线性回归分析。
- 右侧 Data table 项选择 Enter or import data into a new table，即建立新的数据文件。
- 右侧 Options 中，X 选择 Numbers，Y 选择 Enter and plot a single Y value for each point，即一个 X 对应一个 Y 值。

2. Step 2：数据录入

软件自动进入数据录入窗口，即 data 窗口，按下图录入数据。

		X	Group A	
		X Title	Data Set-A	
	☒	X	Y	
1	Title	50.7	4175.6	
2	Title	53.7	4435.0	
3	Title	37.1	3460.2	
4	Title	51.7	4020.8	
5	Title	47.8	3987.4	
6	Title	62.8	4970.6	
7	Title	67.3	5359.7	
8	Title	48.6	3970.6	
9	Title	44.6	3983.2	
10	Title	58.6	5050.1	
11	Title	71.0	5355.5	
12	Title	59.7	4560.6	
13	Title	62.1	4874.4	
14	Title	61.5	5029.2	

点击左侧目录树中的 Graphs 下 Data 1 图标，弹出设置界面，进行如下设置。

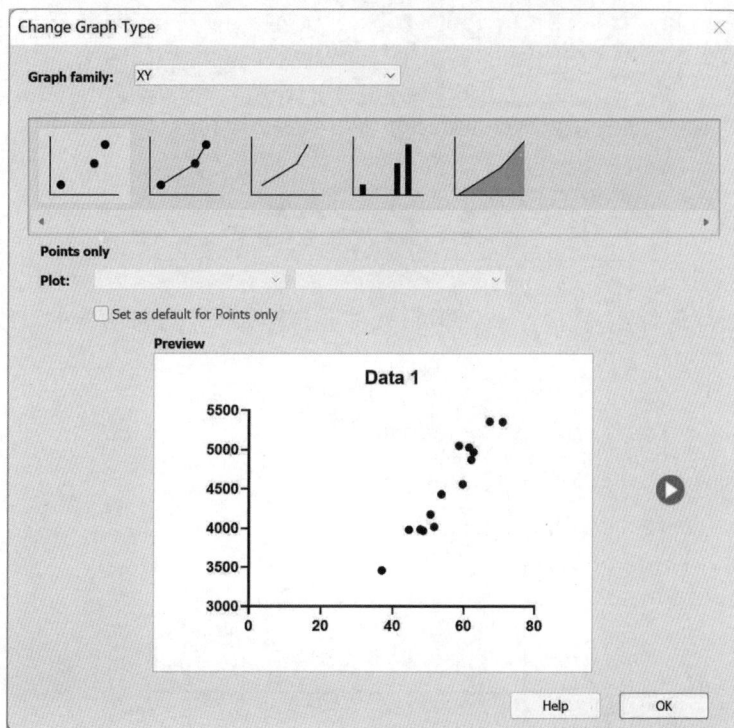

3. Step 3：添加拟合直线

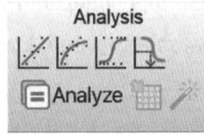

点击软件菜单栏的 Analysis 模块中左上的直线回归按钮，弹出直线回归参数设定对话框（Parameters：Simple Linear Regression）。

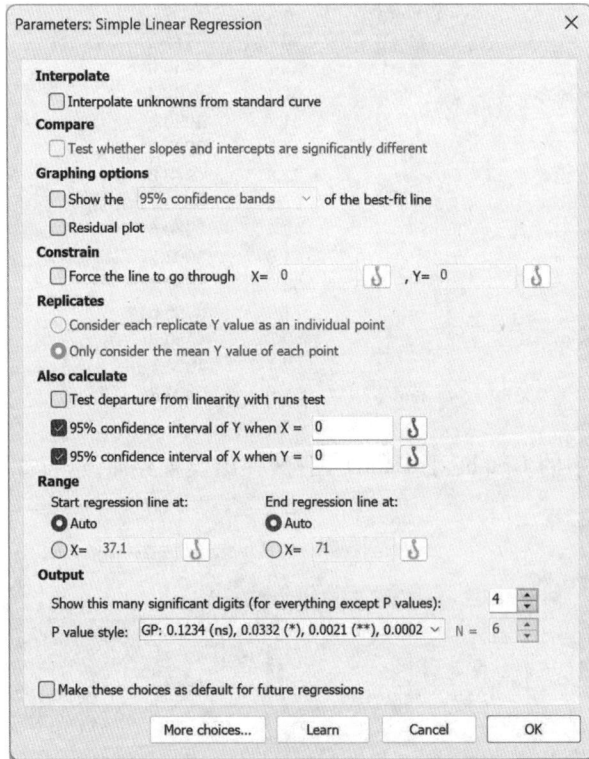

不需要进行任何设定，直接点 OK 即可，软件会自动为图形添加拟合的直线，如下图。

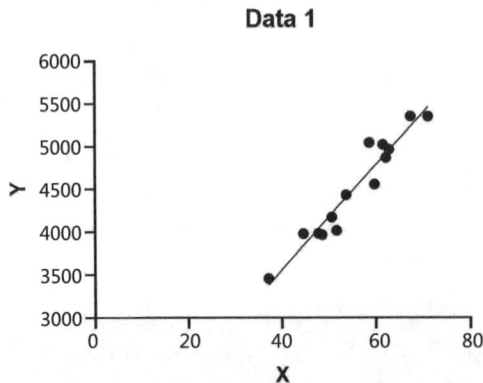

4. Step 4：坐标轴和图形调整

点击软件快捷菜单栏 Change 模块中的上左二 ，弹出坐标轴设定对话框。

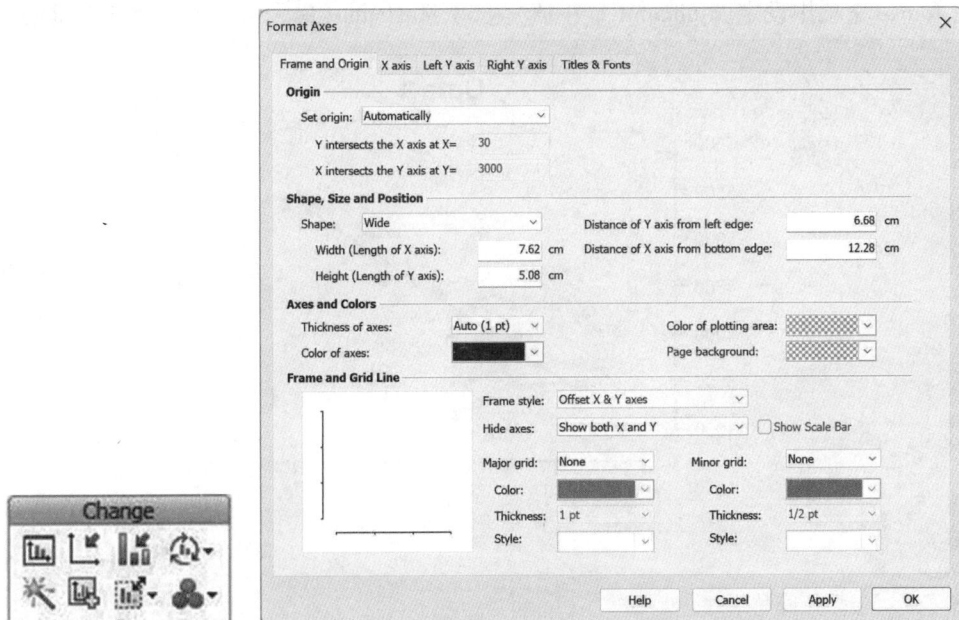

- 选择 Frame and Origin，对坐标系进行整体调整。
- 在下方的 Frame and Grid Line 对 Frame style 进行设定，选择 Offset X & Y axes，即 X 轴与 Y 轴无交叉，这是对坐标轴不交叉于(0,0)的一种处理方法。

- 选择 X axis,对 X 轴进行调整。
- 去除 Automatically determine the range and interval 选项,从而自定义 X 轴的刻度显示,在 Range 选项中设定 Minimum(最小值)为 30,Maximum(最大值)为 80,得到图形如下。

Data 1

5. Step 5:文字修饰

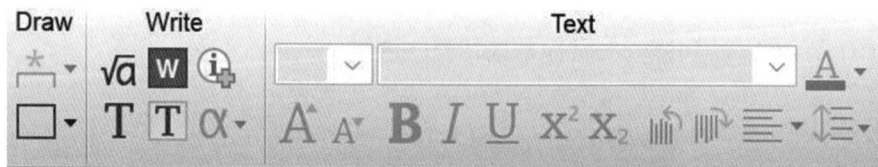

- 将图形中不需要的文字点击删除即可。
- 点击快捷菜单栏 Write 中的 T(文字输入按钮),然后在想要输入文字的地方输入文字即可,输入完成可以点击 Text 菜单栏中的选项进行字体大小等调整,最后图形如下。

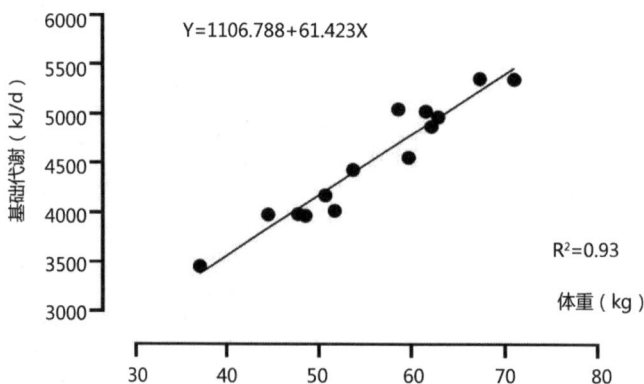

体重与基础代谢之间的关系

第九节 列联表分析的图形绘制

一、示例

某医师研究物理治疗、药物治疗和外用治疗三种疗法治疗周围性神经麻痹的疗效,资料见下表,问:三种疗法的有效率有无差别?

三种疗法有效率的比较

疗法	有效	无效	合计	有效率(%)
物理治疗	68	54	122	56
药物治疗	75	44	119	63
外用治疗	50	55	105	48
合计	193	153	346	56

二、该示例的图形表达

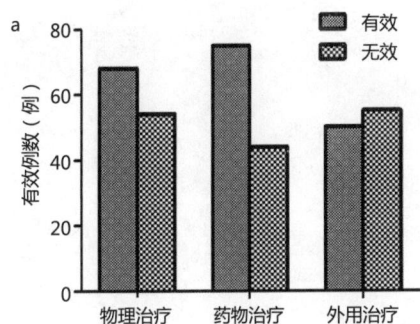

三种疗法疗效比较

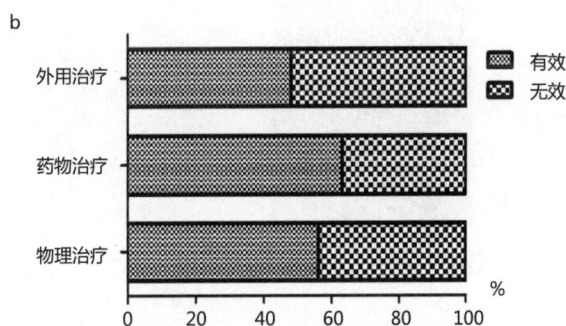

三种疗法有效率比较

列联表数据能用图形表达的比较少,常见的情况:结局为等级资料的数据可用条形图和百分条形图来表示。虽然对于这种数据在统计方法上可能采用秩和检验,但在图形表达上则不同于前面所描述的计量资料的秩和检验中用的散点图和箱式图。

- **条形图**(a),条图的高度反映了各组的具体例数(n)。
- **百分条形图**(b),条形图的长度为100%,而条形图是由各结局组合而成的,也可用扇形图来表达。

三、图形绘制

(一)条形图的绘制

1. Step 1:图形类型选择

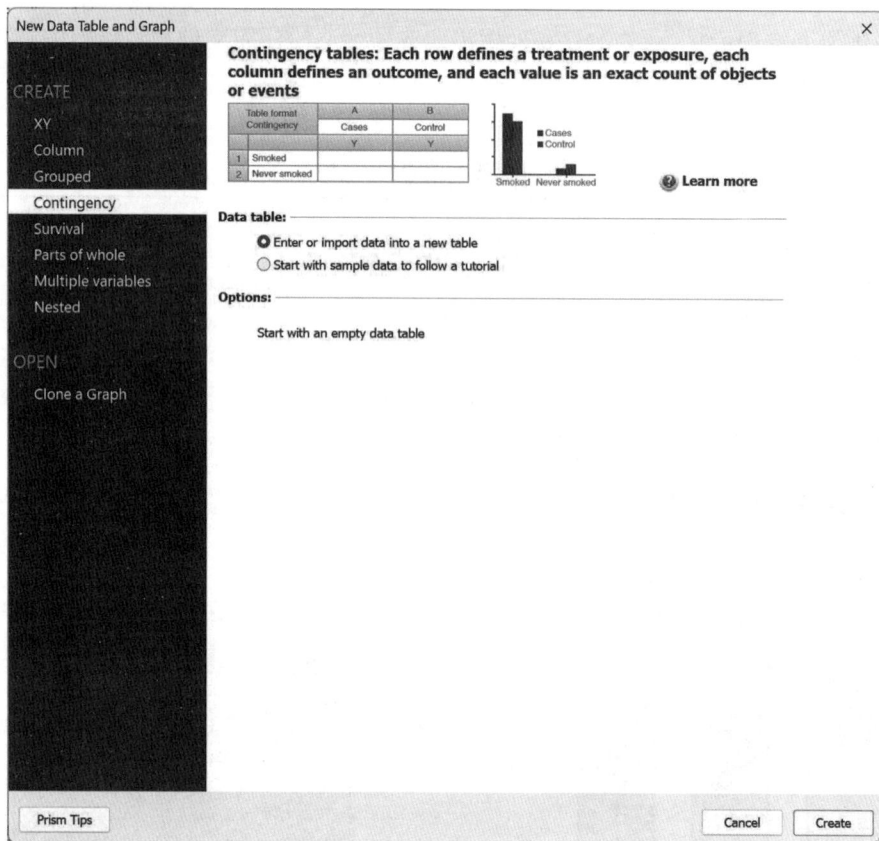

- 左侧 CREATE 项选择 Contingency,即常说的列联表分析。

- 右侧 Data table 项选择 Enter or import data into a new table,即建立新的数据文件。

2. Step 2:数据录入

软件自动进入数据录入窗口,即 data 窗口,按下图录入数据。

Table format: Contingency	Outcome A 有效	Outcome B 无效
1 物理治疗	68	54
2 药物治疗	75	44
3 外用治疗	50	55

点击左侧目录树中的 Graphs 下 Data 1 图标,弹出设置界面,进行如下设置。

3. Step 3：坐标轴和图形调整

点击软件快捷菜单栏 Change 模块中的上左三 ，弹出图形调整对话框。

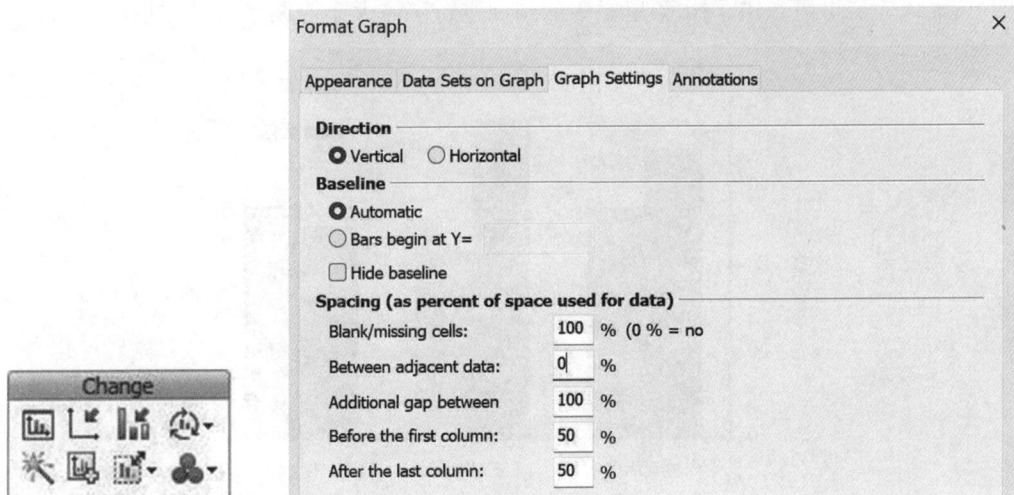

- 选择 Graph Settings，对图形整体进行调整。
- 在 Spacing 中对组内条形图之间的距离进行设定："Between adjacent data：0%"，即组内条形图间的距离为 0，图形如下。

Data 1

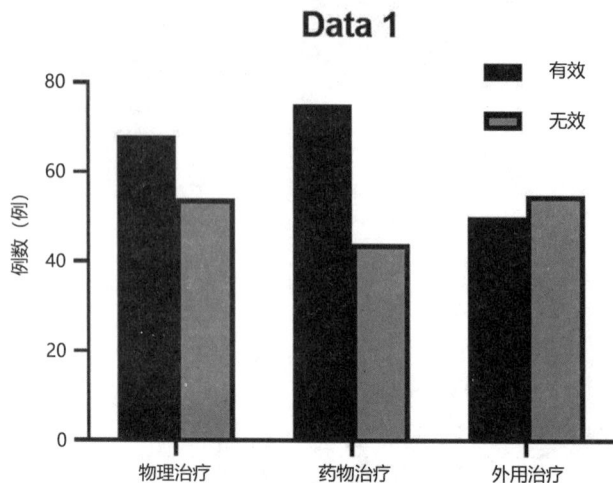

4. Step 4：文字修饰

- 将图形中不需要的文字点击删除即可。
- 点击快捷菜单栏 Write 中的 T（文字输入按钮），然后在想要输入文字的地方输入文字即可，输入完成可以点击 Text 菜单栏中的选项进行字体大小等调整，最后图形如下。

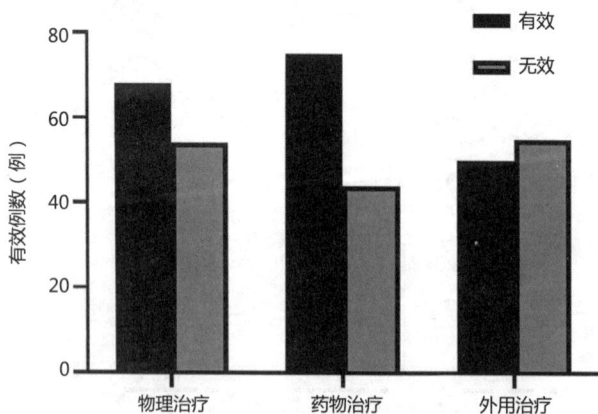

三种疗法疗效比较

(二)百分条图的绘制

1. Step 1:图形类型选择

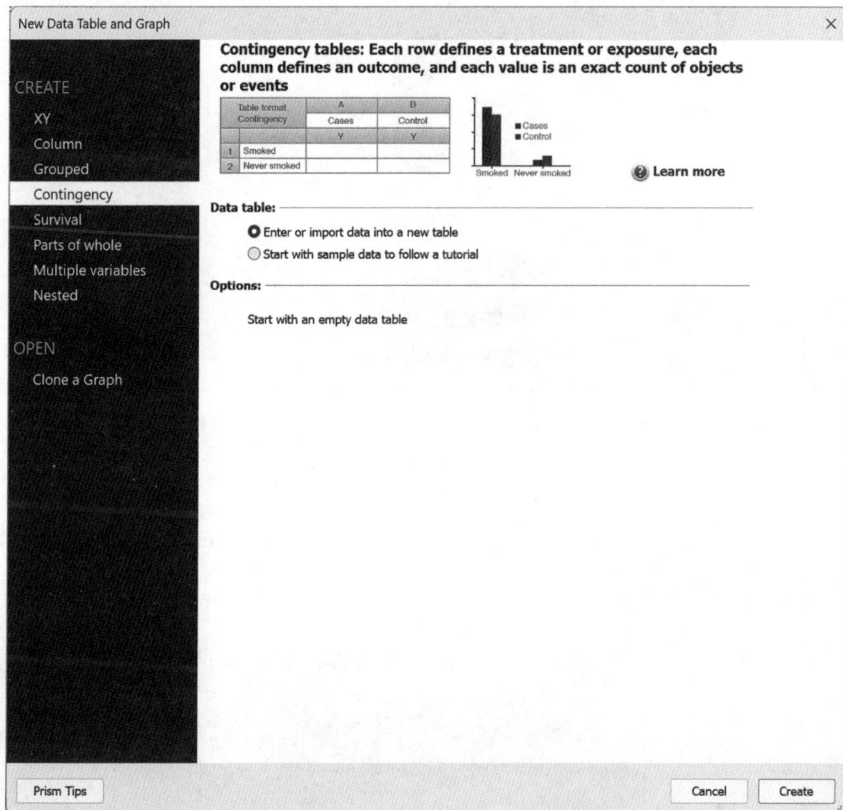

- 左侧 CREATE 项选择 Contingency,即常说的列联表分析。
- 右侧 Data table 项选择 Enter or import data into a new table,即建立新的数据文件。

2. Step 2:数据录入

软件自动进入数据录入窗口,即 data 窗口。这里需要特别注意,由于软件不能直接做出百分条图,我们需要在数据窗口输入百分数,而非原始例数,按下图录入数据。

Table format: Contingency	Outcome A 有效	Outcome B 无效
☒		
1 物理治疗	56	44
2 药物治疗	63	37
3 外用治疗	48	52

点击左侧目录树中的 Graphs 下 Data 1 图标,弹出设置界面,进行如下设置。

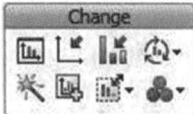

3. Step 3：坐标轴和图形调整

点击软件快捷菜单栏 Change 模块中的左二 ，弹出坐标轴调整对话框。

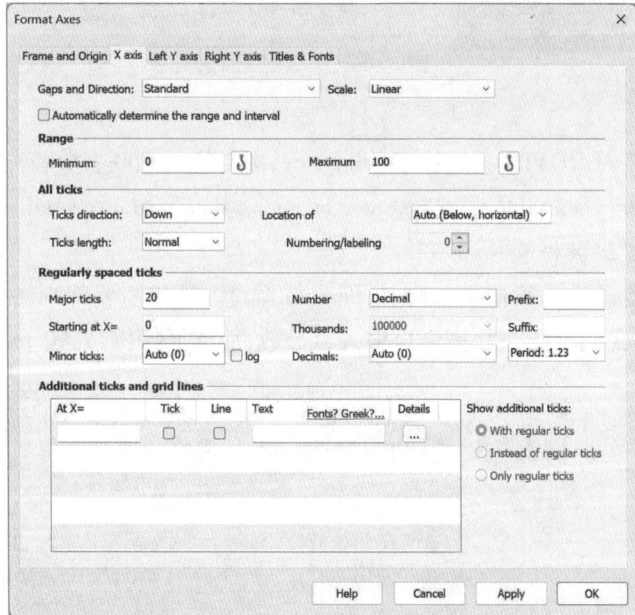

- 选择 X axis，将对 X 轴进行调整。
- 去除 Automatically determine the range and interval 选项，从而自定义 X 轴的刻度显示，在 Range 选项中设定 Minimum（最小值）为 0，Maximum（最大值）为 100，得到图形如下。

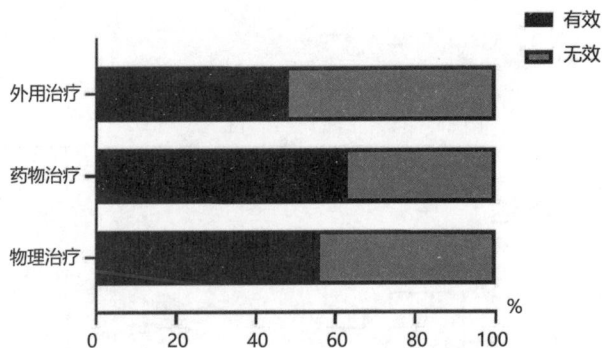

4. Step 4：文字修饰

- 将图形中不需要的文字点击删除即可。
- 点击快捷菜单栏 Write 中的 T（文字输入按钮），然后在想要输入文字的地方输入文字即可，输入完成可以点击 Text 菜单栏中的选项进行字体大小等调整，最后图形如下。

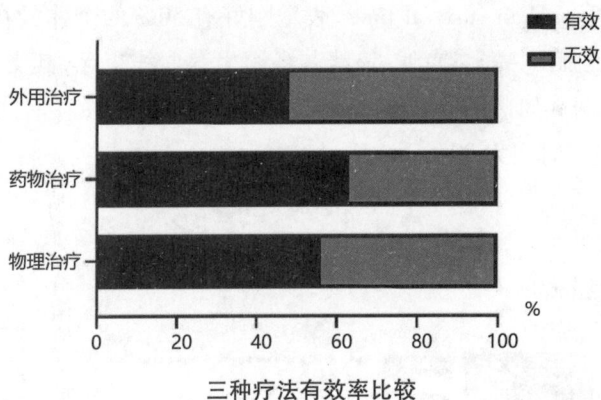

三种疗法有效率比较

第十节　生存分析的图形绘制

一、示例

14 例膀胱肿瘤小于 3.0 cm 的患者和 16 例膀胱肿瘤大于或等于 3.0 cm 的患者的生存时间（月）如下，试估计两组生存率。

肿瘤 < 3.0 cm	14	19	26	28	29	32	36	40	42	44 [+]
	45	53 [+]	54	59 [+]						
肿瘤 ≥ 3.0cm	6	7	9	10	11	12	13	20	23	25
	27	30	34	37	43	50				

二、该示例的图形表达

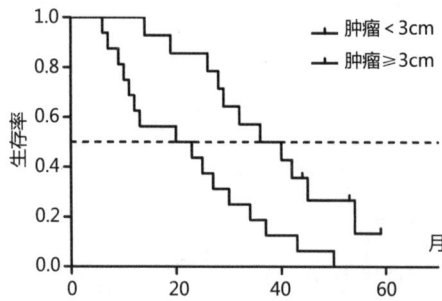

两组肿瘤患者生存曲线的比较

- 生存曲线一般呈阶梯状,每出现一例死亡病例,阶梯就下降一阶。
- 删失数据用"|"线表示。
- 中位生存时间(median survival time)表示刚好有 50% 的个体的存活期大于该时间,即从生存率 $Y=0.5$ 处画出一条参考线,该线与各组生存曲线交叉,其交点对应的 X 轴刻度为该组的中位生存时间。如该图中肿瘤 < 3.0 cm 的患者的中位生存时间为 38 个月,肿瘤 ≥ 3 cm 的患者的中位生存时间为 20 个月。

三、图形绘制

1. Step 1:图形类型选择

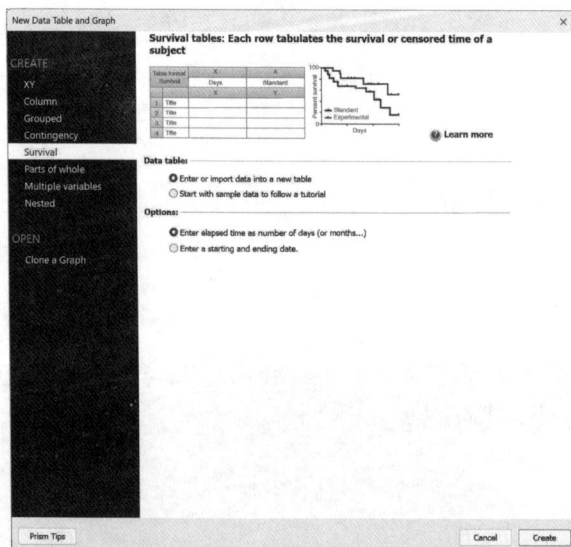

- 左侧 CREATE 项选择 Survival，即生存分析。
- 右侧 Data table 项选择 Enter or import data into a new table，即建立新的数据文件。
- 右侧 Options 项选择 Enter elapsed time as number of days（or months...），即生存时间用天或月来表示。

2. Step 2：数据录入

软件自动进入数据录入窗口，即 data 窗口，按下图录入数据。

		X	Group A	Group B
		X Title	肿瘤<3cm	肿瘤≥3cm
	X	X	Y	Y
1	Title	14	1	
2	Title	19	1	
3	Title	26	1	
4	Title	28	1	
5	Title	29	1	
6	Title	32	1	
7	Title	36	1	
8	Title	40	1	
9	Title	42	1	
10	Title	44	0	
11	Title	45	1	
12	Title	53	0	
13	Title	54	1	
14	Title	59	0	
15	Title	6		1
16	Title	7		1
17	Title	9		1
18	Title	10		1
19	Title	11		1
20	Title	12		1
21	Title	13		1
22	Title	20		1
23	Title	23		1
24	Title	25		1
25	Title	27		1
26	Title	30		1
27	Title	34		1
28	Title	37		1
29	Title	43		1
30	Title	50		1

- X 纵列表示生存时间，各组数据分别占一列，如此处的"肿瘤 < 3cm"和"肿瘤 ≥ 3cm"。
- X 纵列若出现相同的值，重复输入即可。
- Y 纵列完全数据用"1"表示，删失数据用"0"表示。

点击左侧目录树中的 Graphs 下 Data 1 图标,弹出设置界面,进行如下设置。

- Staircase with ticks,即建立阶梯形生存曲线,起点为 100%,删失值用"|"表示。
- Show result as 选择 Fractions,表示 Y 轴累计生存率为 0 到 1。若选择 Percents,则表示 Y 轴累计生存率 0% ~ 100%,两者的含义一样,选择纯属个人喜好,本次选择 Fractions。
- Plot symbols at 选择 Censored points only,即点只表示删失值,这样图形更简洁。
- Error bars 设定是否显示误差线,误差线能带来更多的信息,但会使图形显得拥挤,一般选择不显示(None)。

3. Step 3:坐标轴调整

点击软件快捷菜单栏 Change 模块中的上左二,弹出坐标轴调整对话框。

- 选择 X axis,对 X 轴进行调整。
- 去掉 Automatically determine the range and interval 选项,对 Range 进行调整,Minimum 设为 0,Maximum 设为 70。
- 选择 Left Y axis,将对 Y 轴进行调整。

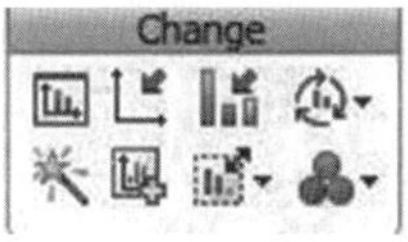

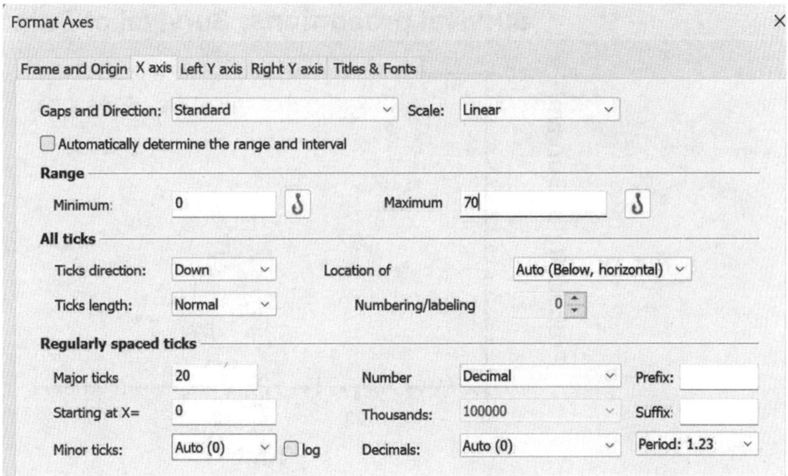

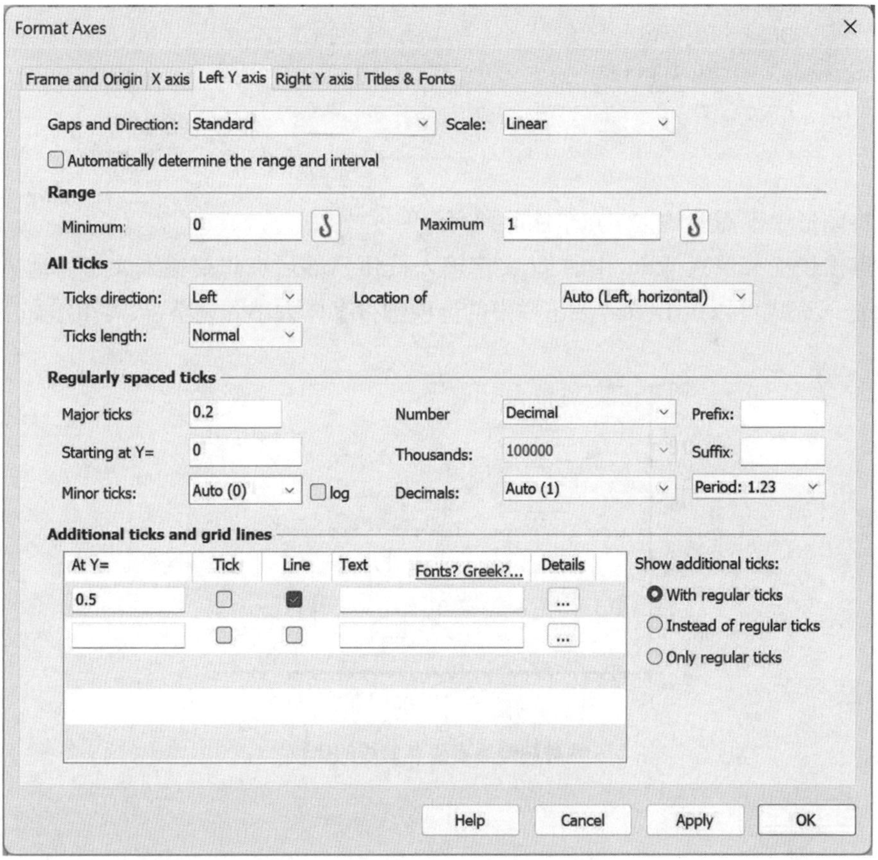

• 去掉 Automatically determine the range and interval 选项,对 Range 进行调整,Minimum 设为 0,Maximum 设为 1,所得图形如下。

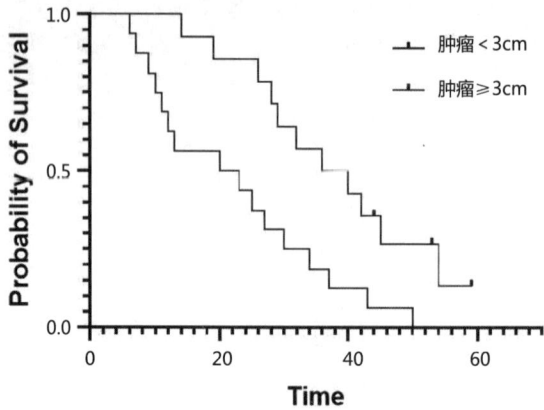

Survival proportions: Survival of Data 1

4. Step 4：文字修饰

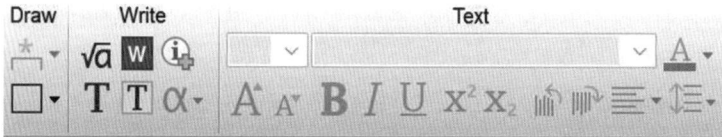

- 将图形中不需要的文字点击删除即可。
- 点击快捷菜单栏 Write 中的 T（文字输入按钮），然后在想要输入文字的地方输入文字即可，输入完成可以点击 Text 菜单栏中的选项进行字体大小等调整，最后图形如下。

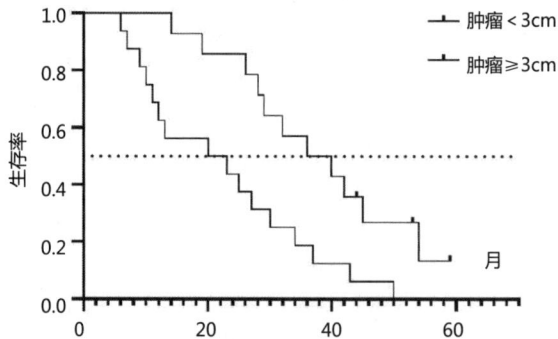

两种肿瘤患者生存曲线的比较

第十七章

统计图的排版与导出

一、建立示例文件

1. Step 1:打开文件"排版1.pzf"和"排版2.pzf"

2. Step 2:设定版式

● 在打开的"排版1.pzf"文件中点击目录树中的 Layouts,软件自动弹出 Create New Layout 对话框(见下图)。

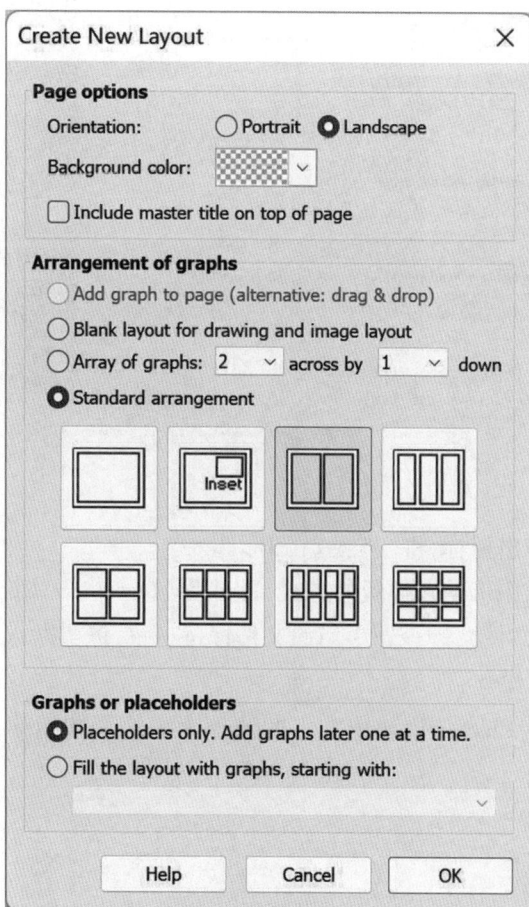

该对话框显示了对多个图形进行排版的版式设定的选项。

● Page options:设定版式的方向(Orientation),常见的为 Portrait(纵向)和 Landscape(横

向)，当版式方向发生改变时，Arrangement of graphs 也会发生相应的变化。

● Background color：设定背景颜色，默认为透明，一般选择默认项即可。

● Standard arrangement：按照列出的缩略图，选用需要的排版样式，如果此处的样式不能满足你的要求，则可以从上方 Array of graphs 中自己设定。

3. Step 3：将各图纳入版式中

● 在左侧方格上双击鼠标，自动跳出图形选择对话框（Place Graph on Layout），将"排版1"图形选入（见下图）。

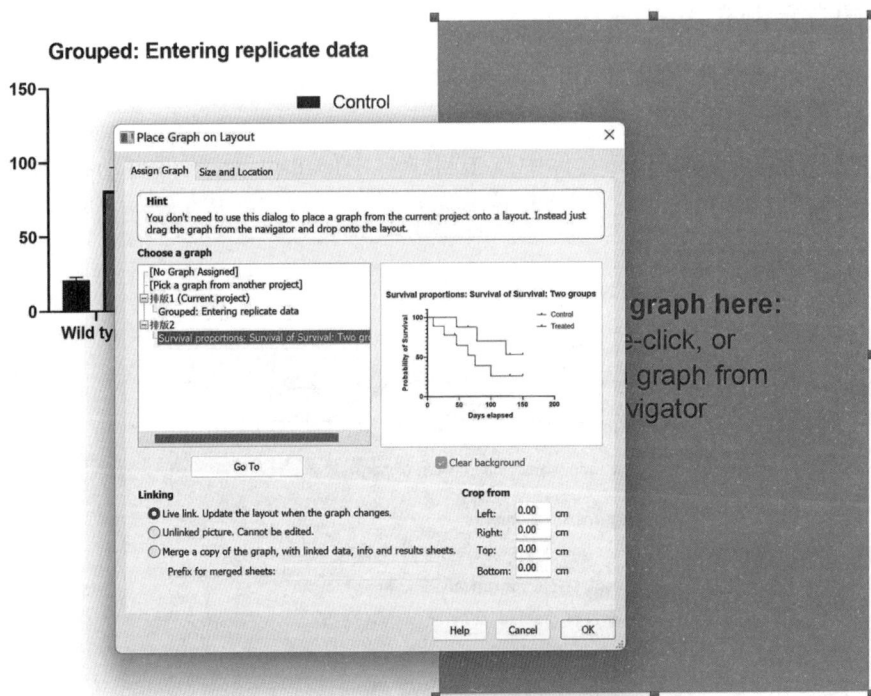

● 在右侧方格上双击鼠标，将"排版2"图形选入。

● 此对话框设定与图形纳入排版的方式，默认为"Live link. Update the layout when the graph changes"（链接到文件），即该图形与源文件保持一致，保留默认选项即可。

4. Step 4：统一各图大小

● 选择快捷菜单栏 Change 模块中右下的图形大小统一按钮，弹出 Equalize Scaling Factors 对话框。

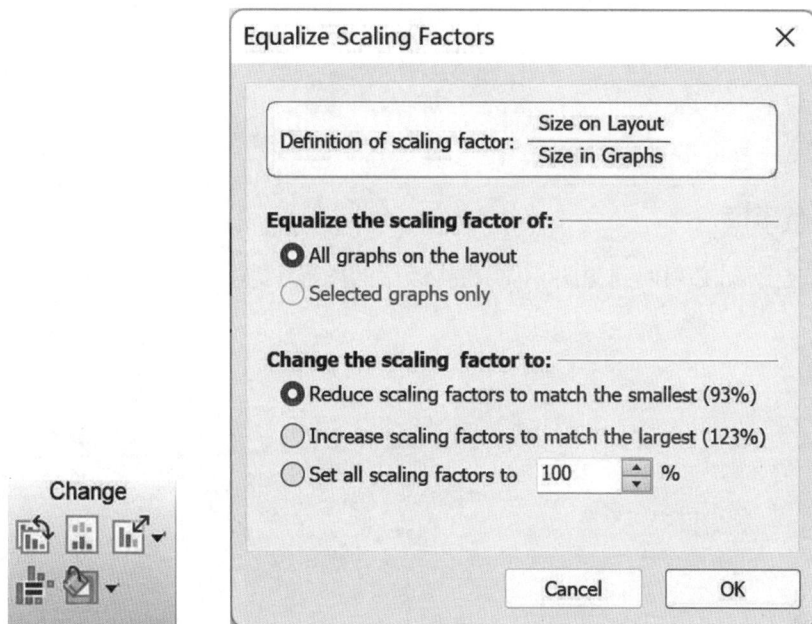

排版完成后的软件界面如下。

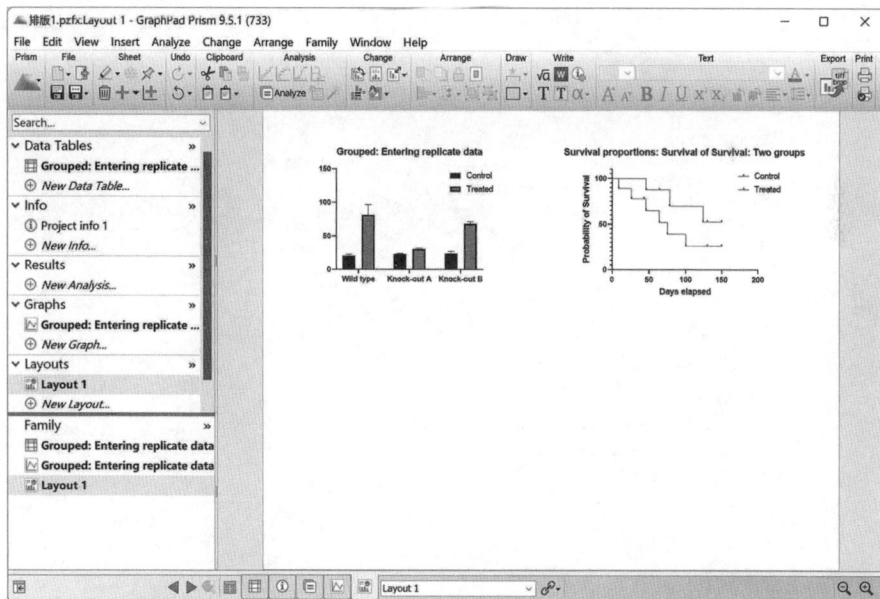

5. Step 5：导出或发送

- 点击软件快捷菜单栏中的 Export 按钮，可以导出出版级图片。
- 也可点击 Send 中相应按钮，发送到 Word 或者 PPT 文档中。

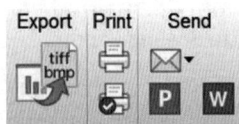

二、注意事项

若要修改图形,必须回到源图,不能在排版后的图形中进行修改。

第四篇

问卷和量表的制作与分析
（SPSS 27 + AMOS 28）

网络问卷(量表)的制作和回收

研究者在研究过程中,通常利用问卷和量表来进行数据收集,两者的简要区别如下。

	问卷	量表
答题形式	多样,包括填空题、单选题、多选题、定向多选题	单一,采用李克特量表,如从不满意到满意
标化程度	低	高,需要先进行区分度、信度和效度分析,才能形成最后量表
统计方法	少,以描述性分析(如频率、均数等)为主,还可进行卡方检验	多,由于量表总分为连续变量,可进行多种高级统计,如 t 检验、方差分析、回归分析等

研究者经常通过问卷(量表)的形式从目标群体进行资料收集,收集方式主要分为两种:自填式和访问式。

一、自填式问卷(量表)法

1. 优点

(1)应答者可不受其他方面因素的影响,真实表达自己的想法,特别是对于敏感性问题和涉及隐私方面的问题。

(2)由于问题的提出采用标准词汇,而且每个人看到的都是同样的问题,所以不存在调查人员在解释中出现主观随意性和诱导性的问题,从而避免了应答者的偏见。

2. 缺点

如果问卷中问题表述不清,或答案含糊,则无法补救,也不能准确掌握应答者回答问题时的环境,从而影响对问卷信度的判断。

二、访问式问卷(量表)法

1. 优点

能够更好地对调查过程进行控制,以达到使调查结果更加真实的目的,同时回答率也会高于自填式问卷。

2. 缺点

(1)调查时间长和成本高,因此调查范围和规模都有一定局限性,因此存在收集资料不全面的情况。

（2）对于敏感问题或隐私问题,访问式的效果往往比不上自填式的。这主要是因为在自填式问卷中填写者可以匿名,这样能减轻应答者的心理负担。

随着网络和智能手机的普及,对于一些自填式问卷(量表),研究者更愿意采用网络方式收集,下面以"预防艾滋病知识调查问卷"为例,介绍如何用问卷星网站(https://www.wjx.cn/)进行网络问卷的制作和回收。

预防艾滋病知识调查问卷

1. 性别　　□男　　□女

2. 年龄_____

3. 你听说过艾滋病没有　□有　　□无

（如果选有,则跳至第 5 题;选无,则回答第 4 题）

4. 你有没有兴趣了解一些艾滋病的相关知识　□有　□无

5. 你以前是从哪些途径了解艾滋病及其相关知识的

　　□培训　□电视广播　□网络　□书本　□其他

6. 如果想进一步了解,你希望从哪些途径了解艾滋病

	网络	书本	热线	讲座	电视广播	其他
第一选择	□	□	□	□	□	□
第二选择	□	□	□	□	□	□
第三选择	□	□	□	□	□	□

7. 有人认为,艾滋病病人不值得同情,你对此的观点是

　　□完全同意　□同意　□一般

这份简单问卷包括了常见题型:单选题(题 1、题 3、题 4,题 3 处还设有跳题逻辑),填空题(题 2),多选题(题 5),定向多选题(题 6),量表题(题 7)。而且还可以设置了前 3 题为必答题。

三、创建问卷

（1）Step 1:登录问卷星网站,创建问卷。

登录问卷星网站(https://www.wjx.cn/),注册新用户或者用微信号、QQ 号登录。

点击左上角**创建问卷**,准备创建问卷。

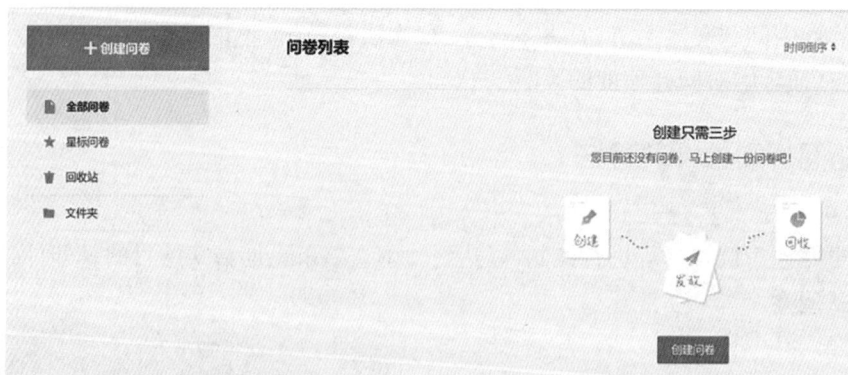

点击左上部**调查**,开始**创建调查问卷**。

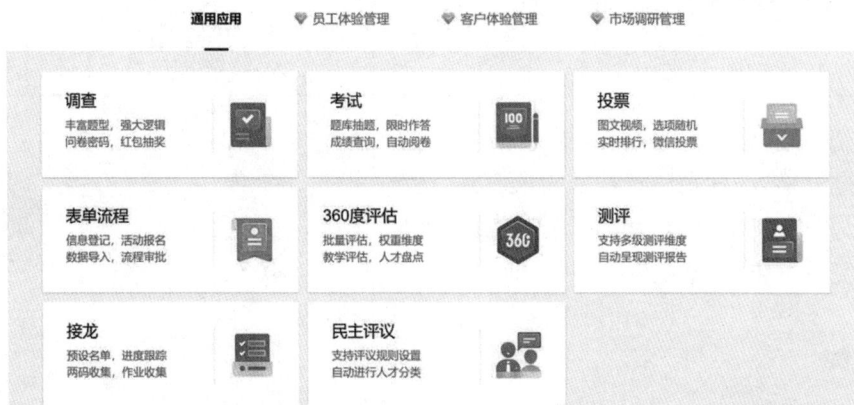

在**请输入标题**处填写问卷题目:预防艾滋病知识调查问卷,点击**立即创建**。

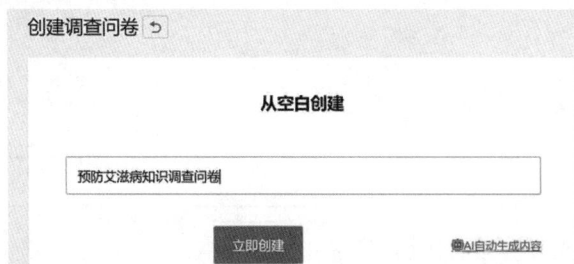

这样就形成了一张空白调查问卷,注意左边选项:**选择题**、**填空题**、**矩阵题**,点击选择需要录入的不同类型题目。

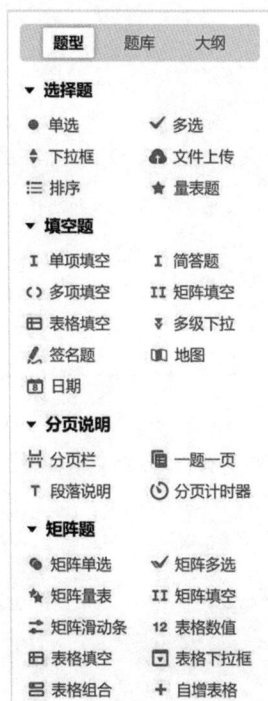

（2）Step 2：录入题 1～7。

---

1. 性别　　□男　　□女

点击**选择题—单选**，跳转录入界面。

在标题处输入"**性别**"，选项处输入"**男**""**女**"。

默认为"**必答**"，题型默认为"**单选**"。

点击**完成编辑**。

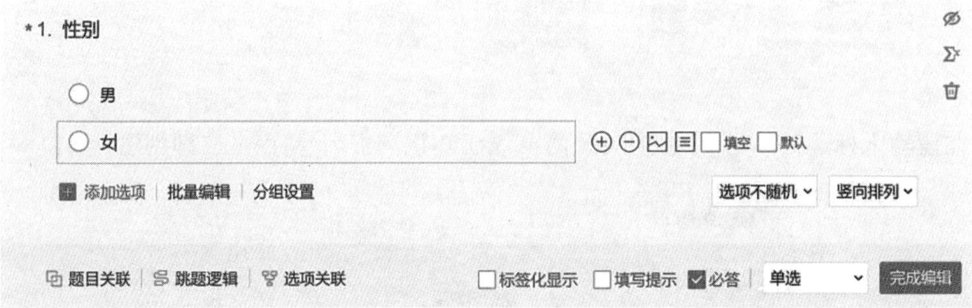

2. 年龄＿＿＿＿＿＿

点击**填空题—单项填空**，跳转录入界面。

在标题处输入"**年龄**"。

默认为"**必答**"，题型默认为"**填空**"。

点击**完成编辑**。

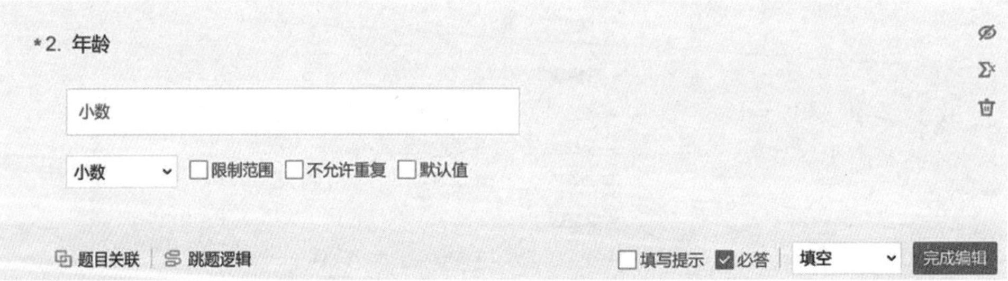

---

3. 你听说过艾滋病没有　　□有　　□无

点击**选择题—单选**，跳转录入界面。

在标题处输入"**你听说过艾滋病没有**"，选项处输入"**有**""**无**"。

默认为"**必答**"，题型默认为"**单选**"。

点击**完成编辑**。

3. 你听说过艾滋病没有

○ 有

○ 无

添加选项 ｜ 批量编辑 ｜ 分组设置　　　选项不随机 ∨　竖向排列 ∨

题目关联 ｜ 跳题逻辑 ｜ 选项关联　　□标签化显示 □填写提示 ☑必答 单选 ∨ 完成编辑

4. 你有没有兴趣了解一些艾滋病的相关知识　□有　□无

点击**选择题—单选**,跳转录入界面。

在标题处输入"**你有没有兴趣了解一些艾滋病的相关知识**",选项处输入"**有**""**无**"。

将"**必答**"前的勾号取消,变为"**非必答题**";题型默认为"**单选**"。

点击**完成编辑**。

4. 你有没有兴趣了解一些艾滋病的相关知识

○ 有

○ 无

添加选项 ｜ 批量编辑 ｜ 分组设置　　　选项不随机 ∨　竖向排列 ∨

题目关联 ｜ 跳题逻辑 ｜ 选项关联　　□标签化显示 □填写提示 □必答 单选 ∨ 完成编辑

5. 你以前是从哪些途径知道艾滋病及其相关知识的

□培训　□电视广播　□网络　□书本　□其他

点击**选择题—多选题**,跳转录入界面。

在标题处输入"**你以前是从哪些途径知道艾滋病及其相关知识的**",选项处分别输入"**培训、电视广播、网络、书本、其他**"(当选项空格不够时,点击左下角的**添加选项**)。

将"**必答**"前的勾号取消,变为**非必答题**;题型默认为"**多选**"。

点击**完成编辑**。

5. 你以前是从哪些途径知道艾滋病及其相关知识的

□ 培训

□ 电视广播

□ 网络

□ 书本

□ 其他

添加选项 ｜ 批量编辑 ｜ 分组设置　　至少选 ∨　最多选 ∨　选项不随机 ∨　竖向排列 ∨

题目关联 ｜ 跳题逻辑 ｜ 选项关联　　□标签化显示 □填写提示 □必答 多选 ∨ 复制 完成编辑

6. 如果想进一步了解,你希望从哪些途径了解艾滋病

	网络	书本	热线	讲座	电视广播	其他
第一选择	☐	☐	☐	☐	☐	☐
第二选择	☐	☐	☐	☐	☐	☐
第三选择	☐	☐	☐	☐	☐	☐

这是一道定向多选题,其实我们也常见以下形式,不过上面形式更符合数据录入规范。

6. 如果想进一步了解,你希望从哪些途径了解艾滋病,前三项选择是_____
　　①网络　②书本　③热线　④讲座　⑤电视广播　⑥其他

点击**矩阵题—矩阵单选**,跳出录入界面。

在标题处输入"**如果想进一步了解,你希望从哪些途径了解艾滋病**"。

点击**行标题**,修改为"**第一选择、第二选择、第三选择**"。

点击**选项**,修改为"**网络、书本、热线、讲座、电视广播、其他**"。

将"**必答**"前的勾号取消,变为 **非必答题**;题型默认为"**矩阵单选**"。

点击**完成编辑**。

7. 有人认为,艾滋病病人不值得同情,你对此的观点是
　　☐完全同意　　☐同意　　☐一般

点击**评分题—量表题**,跳出录入界面。

在标题处输入"**有人认为,感染艾滋病的人不值得可怜,你对此的观点是**"。

点击**设置选项**,选项处输入"**完全同意、同意、一般、反对、完全反对**",点击**确定**。

将"**必答**"前的勾号取消,变为**非必答题**;默认题型为**量表题**。

点击**完成编辑**。

编辑选项

(满意度) (认同度) (重要度) (符合度) (可能性)

选项 ↕	分值（不填代表不计分） ▾
完全同意	1
同意	2
一般	3
反对	4
完全反对	5

（3）Step 3：设置跳题逻辑和题目关联。

> 7. 有人认为，艾滋病病人不值得同情，你对此的观点是
>
> 完全同意   完全反对
>
> ①   ②   ③   ④   ⑤
>
> [设置选项]   5级量表 ▾ 样式：123 ○ 1 ★ 👍 ♥
>
> 🔲 题目关联 💲 跳题逻辑 💐 选项关联   □填写提示 □必答 | 量表题 ▾ | 复制 | 完成编辑

- 题3：你听说过艾滋病没有？
- 题4：你有没有兴趣了解一些艾滋病的相关知识？
- 题5：你以前是从哪些途径了解艾滋病及其相关知识的？

未答题3时，题4和题5均不显示，当题3选择"无"，则显示题4；题3选择"有"，则显示题5。

将鼠标挪至题3，点击**编辑—跳题逻辑**。

选择**按选项跳题**，选项"有"，则跳转至"5. **你以前是从哪些途径知道艾滋病及其相关知识的**"，选项"无"，则跳转至"4. **你有没有兴趣了解一些艾滋病的相关知识**"，点击确定。

点击**完成编辑**。

跳题逻辑   ✕

☑ **按选项跳题**

	选项	跳转到
选择	有	5.你以前是从哪些途径知道艾滋 ▾
选择	无	4.你有没有兴趣了解一些艾滋病 ▾

将鼠标挪至题4，点击**编辑—题目关联**。

显示当前题目的条件为："3. **你听说过艾滋病没有**［**单选**］"，并且在"选择任一选项"中选择"**无**"，点击**保存**。

点击**完成编辑**。

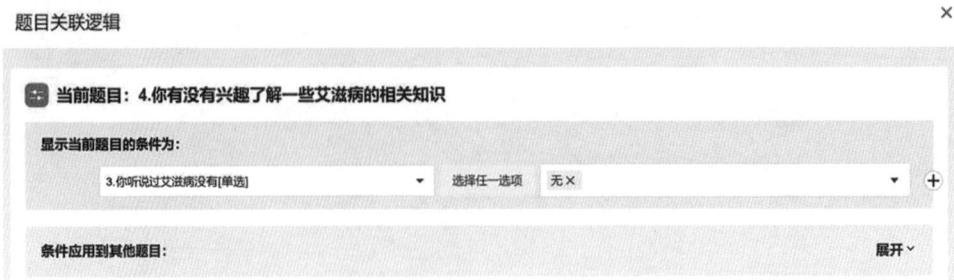

将鼠标挪至题 5,点击**编辑—题目关联**。

显示当前题目的条件为:"3. **你听说过艾滋病没有**[**单选**]",并且在"选择任一选项"中选择"**有**",点击**保存**。

点击**完成编辑**。

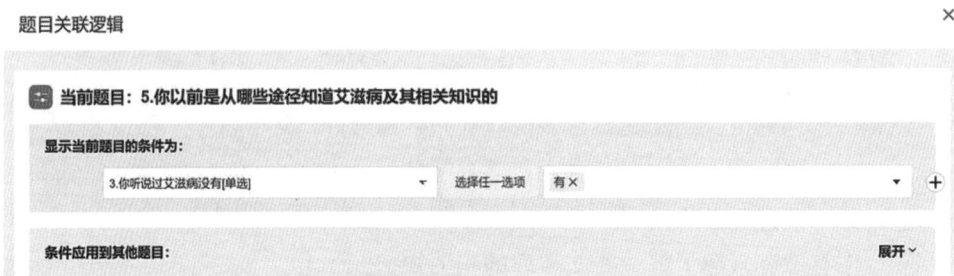

(4)Step 4:发布问卷。

点击页面右上角**完成编辑**,进入问卷完成界面。

点击**发放问卷**,进入回收答卷界面。

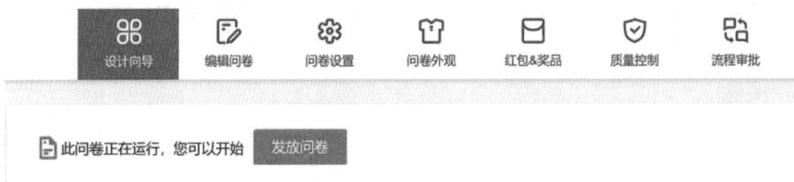

问卷星网站提供了多种问卷发放渠道,并且可以**自定义来源**和**自定义链接参数**。

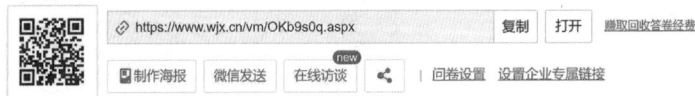

　　下图是**微信（微信朋友圈）**的问卷界面,不过需要注意的是,由于设置了**跳题逻辑**和**题目关联逻辑**,因此题 4 和题 5 被隐藏起来,当你选中题 3 中的选项"**有**"时,会自动出现题 5,而选择"**无**"时,则自动出现题 4。

（5）Step 5：回收问卷。

　　等数据收集完成后,登录问卷星,点击**我的问卷**,出现你所创建的所有问卷。

　　点击欲收集问卷的"**分析 & 下载**"下拉菜单,选择"**查看下载答卷**"。

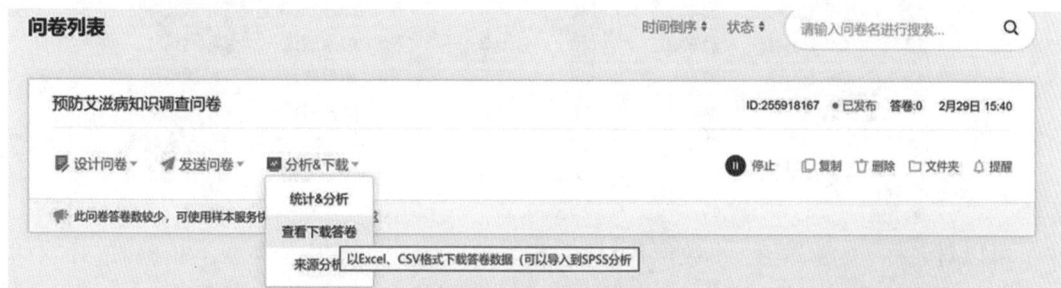

在"下载答卷数据"下拉菜单中选择"**下载到 SPSS(.sav)**",可能服务器需要转换格式,稍等片刻,就可以下载了。

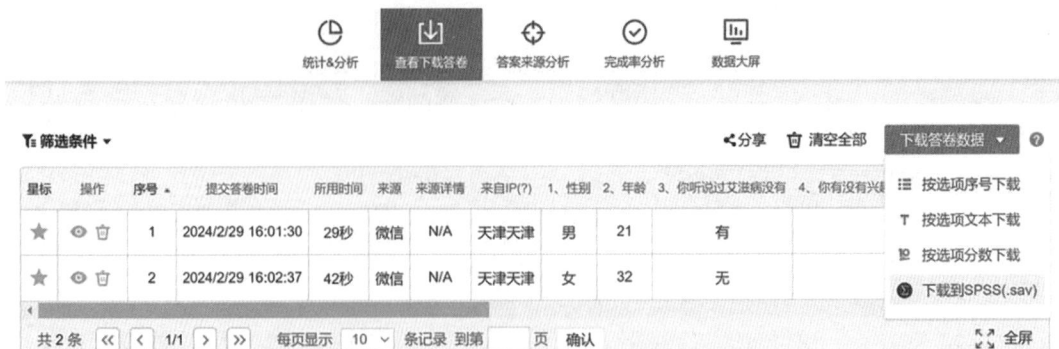

(6)Step 6:在 SPSS 中导入问卷。

SPSS 软件打开下载的数据文件,在变量视图中可见到如下界面。

* 前两个变量 index 和 totalseconds 分别代表机器自动产生的**序号**和**填表时间**,可以删除。

* 题5(多选题)在数据表中的变量数目为5,和选项数一致。"题5 你以前是从哪些途径知道艾滋病及其相关知识的",第一个选项是"培训",如果选择"是",则显示"1",否则为"0"。

* 题6(定向多选题)有 3 个选择,即 3 个单选题。

(**应特别注意的是,由于跳题等的影响,数据中可能出现负数,即缺失值,分析时将其替换成缺失值即可。**)

	名称	类型	宽度	小数位数	标签	值
1	index	字符串	3000	0	序号	无
2	totalseconds	字符串	3000	0	所用时间	无
3	Q1	数字	40	0	性别	{1, 男}...
4	Q2	字符串	3000	0	年龄	无
5	Q3	数字	40	0	你听说过艾滋病...	{1, 有}...
6	Q4	数字	40	0	你有没有兴趣了...	{1, 有}...
7	Q5_Choice1	数字	40	0	你以前是从哪些...	{0, 未选中}...
8	Q5_Choice2	数字	40	0	你以前是从哪些...	{0, 未选中}...
9	Q5_Choice3	数字	40	0	你以前是从哪些...	{0, 未选中}...
10	Q5_Choice4	数字	40	0	你以前是从哪些...	{0, 未选中}...
11	Q5_Choice5	数字	40	0	你以前是从哪些...	{0, 未选中}...
12	Q6_Row1	数字	40	0	6、如果想进一...	{1, 网络}...
13	Q6_Row2	数字	40	0	6、如果想进一...	{1, 网络}...
14	Q6_Row3	数字	40	0	6、如果想进一...	{1, 网络}...
15	Q7	数字	40	0	有人认为,艾滋...	{1, 完全同意}...
16	totalvalue	字符串	3000	0	总分	无

可以对名称、类型、宽度、小数位数、标签和值进行调整。尤其是类型不正确时,必须纠正,如 Q2 **年龄变量的类型**,默认为"字符串",应点击纠正为"**数字**",如下图。

点击下方数据视图,进入数据视图界面,为了显示得更明确,可在查看菜单下勾选"**值标签**"。

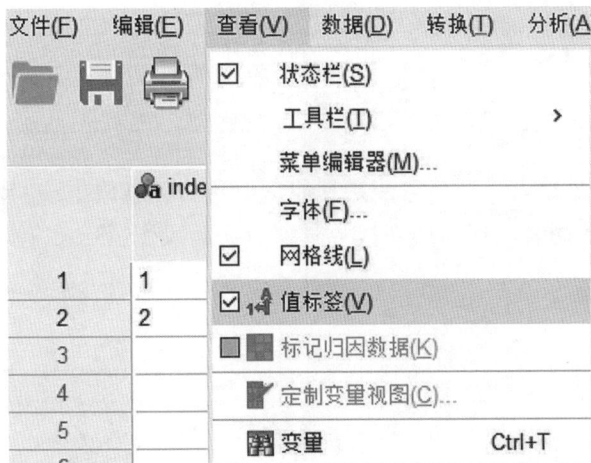

比如 Q1,本来显示数值"1"和"2",现在则显示"男"和"女"。

	index	total seconds	Q1	Q2	Q3	Q4	Q5_Choice1	Q5_Choice2	Q5_Choice3
1	1	29	男	21.0	有	-3	选中	选中	选中
2	2	42	女	32.0	无	无	-3	-3	-3

负数值的处理:

需要注意,界面中出现的负值(如 Q4"-3"),其实相当于缺失值,在整理时需要转换成缺失值。处理过程如下。

在"**转换**"下拉菜单中选择"**重新编码为相同的变量(S)**"。

将左侧需要转换的变量选入右侧的数字变量框中,此处选择"Q4"(不只是 Q4,有负值的变量都应当选入),点击"旧值和新值"。

在左侧旧值空格处填入 -3(也可能是其他负值),右侧新值中选"**系统缺失值**",然后点击**添加**,如果同一变量同时出现 -1、-2、-3,那么接着操作,将 -1 和 -2 也改为系统缺失值,最后点击**继续**。

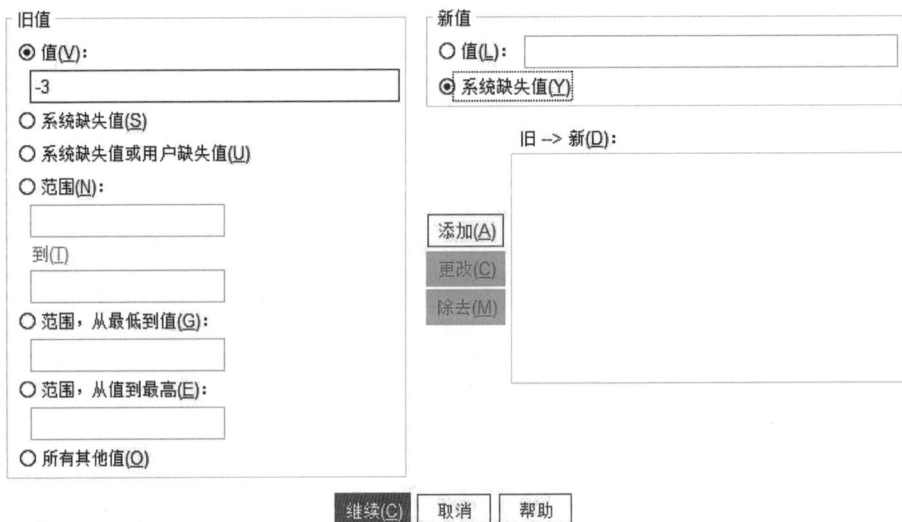

此时,问卷数据整理完毕,可以进一步进行统计处理了。

问卷分析

　　问卷调查是临床医学研究中常用的一种手段,研究者根据研究目的来设计问卷。问卷一般包括填空题、单选题、多选题、定向多选题。填空题又分为两类,如"年龄＿＿＿"和"你认为其他合理的形式是＿＿＿","年龄"后应填写数值,可以进行统计分析;而"合理的形式"一题为开放式问题,无法进行统计分析,但是可以开阔研究者的思路。单选题一般可以进行频率分布和卡方检验,多选题则可采用 SPSS 中的多重响应来进行分析,定向多选题可以视为多个单选题。

第一节　多选题分析

一、分析示例

　　下表为"预防艾滋病知识调查问卷"设置的两道题,题1为单选题,题2为多选题。

---

1. 性别　　□男　　□女
2. 你以前是从哪些途径知道艾滋病及其相关知识的
　　　□网络　□书本 □电视广播 □其他

　　对题1(单选题)和题2(多选题)的24例调查对象的填写结果汇总如下表。

调查编号	性别	网络	书本	电视广播	其他
1	男		√		√
2	女		√		√
3	男	√	√		
4	女	√	√	√	
5	男	√		√	√
6	女	√		√	
7	男	√		√	
8	女			√	
9	男		√		√

续表

调查编号	性别	网络	书本	电视广播	其他
10	女		√		
11	男		√		
12	女		√		
13	男	√			√
14	女	√			
15	男	√			
16	女	√			
17	男	√	√	√	√
18	女	√	√	√	
19	男	√	√	√	
20	女	√	√	√	
21	男	√		√	√
22	女	√		√	
23	男	√		√	
24	女	√		√	

二、数据录入

(一)变量视图

名称:sex;标签: 性别。

名称:a1m1;标签: 以前获取艾滋病知识途径网络。

名称:a1m2;标签: 以前获取艾滋病知识途径书本。

名称:a1m3;标签: 以前获取艾滋病知识途径电视广播。

名称:a1m4;标签: 以前获取艾滋病知识途径其他。

	名称	类型	宽度	小数位数	标签	值
1	sex	数字	8	0	性别	无
2	a1m1	数字	8	0	以前获取艾滋病…	无
3	a1m2	数字	8	0	以前获取艾滋病…	无
4	a1m3	数字	8	0	以前获取艾滋病…	无
5	a1m4	数字	8	0	以前获取艾滋病…	无

一个多选题对应多个变量,一个选项对应一个变量,比如此处"以前获取艾滋病知识途径网络"有"网络、书本、电视广播、其他"4 个选项,因此产生 4 个变量,如果该选项被选中,则赋值1,否则为 0。

（二）数据视图

	sex	a1m1	a1m2	a1m3	a1m4
1	1	0	1	0	1
2	2	0	1	0	1
3	1	1	1	0	0
4	2	1	1	1	0
5	1	1	0	1	1
6	2	1	0	1	0
7	1	1	0	1	0
8	2	0	0	1	0
9	1	0	1	0	1
10	2	0	1	0	0
11	1	0	1	0	0
12	2	0	1	0	0
13	1	1	0	0	1
14	2	1	0	0	0
15	1	1	0	0	0
16	2	1	0	0	0
17	1	1	1	1	0
18	2	1	1	1	0
19	1	1	1	1	0
20	2	1	1	1	0
21	1	1	0	1	1
22	2	1	0	1	0
23	1	1	0	1	0
24	2	1	0	1	0

三、定义多选题

分析 — 多重响应 — 定义变量集

集合中的变量(V)：以前获取艾滋病知识途径网络

　　　　　　　　以前获取艾滋病知识途径书本

　　　　　　　　以前获取艾滋病知识途径电视广播

　　　　　　　　以前获取艾滋病知识途径其他

变量编码方式：二分法(D) 计数值(O)：1

名称 (N)：a1

添加 (A)

关闭

这4个变量其实反映的都是题2（多选题）的内容，但是 SPSS 软件并不知晓，需要通过定义多重响应集的方式来确认，点击添加按钮后在多重响应集中出现 $ a1，即将这4个变量定义为一个整体（一个多选题）。此处只有一个多选题，如果出现多个多选题，则应当多次添加定义。

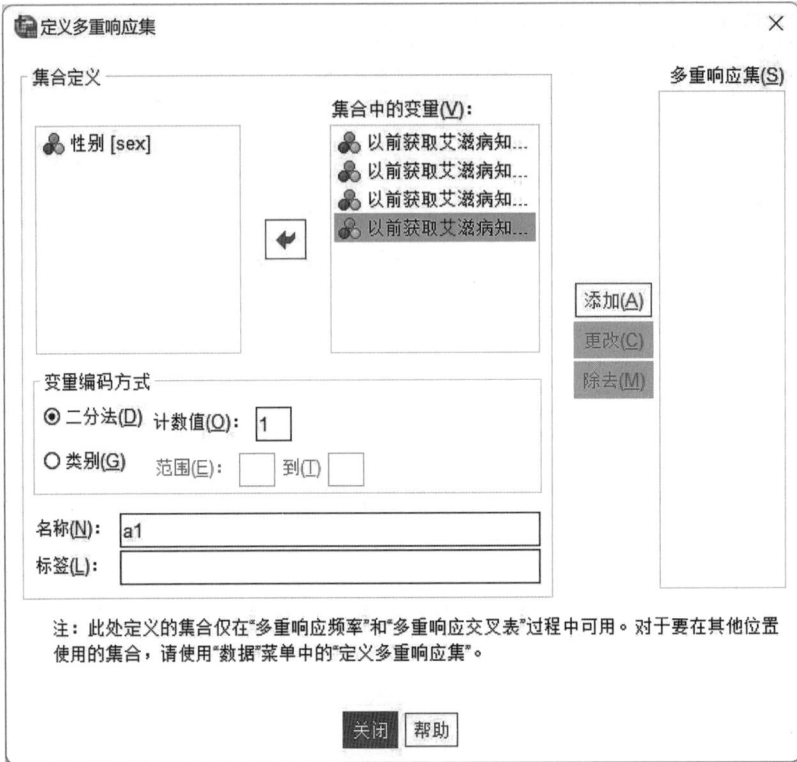

四、频率分布

(一)操作流程

```
分析 — 多重响应 — 频率
表(T)：$a1
确定
```

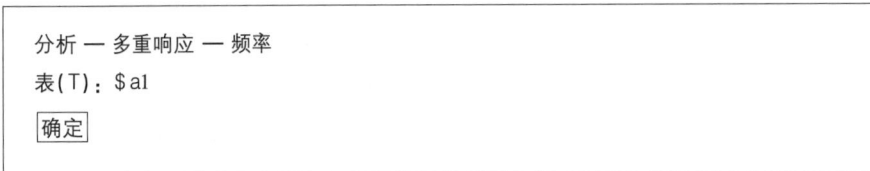

频率分布界面很简单，就是计算反应频率。

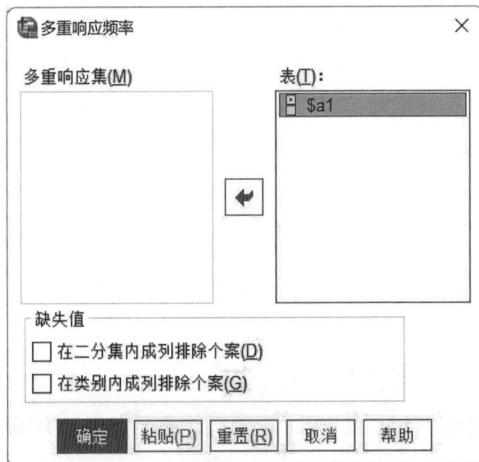

（二）结果解释

（1）下表就是资料汇总,共调查了24人,没有缺失项。

个案摘要

	个案					
	有效		缺失		总计	
	个案数	百分比	个案数	百分比	个案数	百分比
$ a1ª	24	100.0%	0	0.0%	24	100.0%

注:ª,使用了值1对二分组进行制表。

（2）下表就是频率分布表格,在24名被调查者中,17人选择"网络",12人选择"书本",13人选择"电视广播",7人选择"其他",共计49(响应总数),由于为多选题,那么一名被调查者,既可以选择"网络",同时还可以选择"其他",本例中这4种途径被选择的次数共计49次。"网络"的百分比为34.7%(17÷49≈34.7%),表示网络在总响应次数中的比例为34.7%。个案数的百分比为70.8%(17÷24≈70.8%),表示24人中,有70.8%的人选择了"网络"。

$ a1 频率

		响应		个案百分比
		个案数	百分比	
$ a1ª	以前获取艾滋病知识途径网络	17	34.7%	70.8%
	以前获取艾滋病知识途径书本	12	24.5%	50.0%
	以前获取艾滋病知识途径电视广播	13	26.5%	54.2%
	以前获取艾滋病知识途径其他	7	14.3%	29.2%
	总计	49	100.0%	204.2%

注:ª,使用了值1对二分组进行制表。

五、多选题列联表

（一）操作流程

```
分析 — 多重响应 — 交叉表
行(W)— sex(??)—
定义范围最小值(N):1;最大值(X):2 — 继续
列(N)：$ a1
选项(O)  单元格百分比:行(W)  列(C)  总计(T) — 继续
确定
```

其界面和普通交叉表界面一致,只不过普通交叉表的列变量是一个变量,而此处是定义好的多重响应集(多选题变量),其实软件也将其视为一个变量对待。

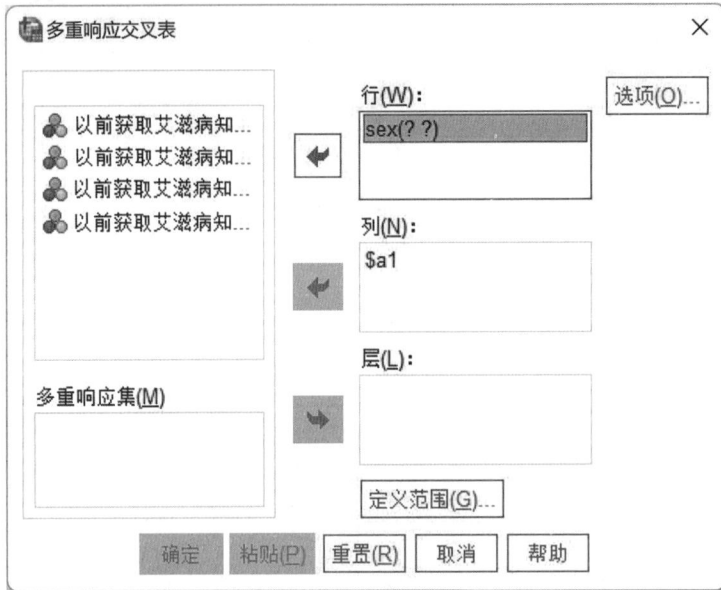

根据下图定义行变量的最大值和最小值。

点击"选项(O)"按钮,选择交叉表的输出项(下图)。

(二)结果解释

(1)下表就是资料汇总,共调查 24 人,没有缺失项。

个案摘要

	个案					
	有效		缺失		总计	
	个案数	百分比	个案数	百分比	个案数	百分比
sex * $ a1	24	100.0%	0	0.0%	24	100.0%

(2)下表为多选题的列联表。

性别 * $ a1 交叉表

			\$ a1[a]				总计
			以前获取艾滋病知识途径网络	以前获取艾滋病知识途径书本	以前获取艾滋病知识途径电视广播	以前获取艾滋病知识途径其他	
性别	1	计数	9	6	6	6	12
		占 sex 的百分比	75.0%	50.0%	50.0%	50.0%	
		占 \$ a1 的百分比	52.9%	50.0%	46.2%	85.7%	
		占总计的百分比	37.5%	25.0%	25.0%	25.0%	50.0%
	2	计数	8	6	7	1	12
		占 sex 的百分比	66.7%	50.0%	58.3%	8.3%	
		占 \$ a1 的百分比	47.1%	50.0%	53.8%	14.3%	
		占总计的百分比	33.3%	25.0%	29.2%	4.2%	50.0%
总计		计数	17	12	13	7	24
		占总计的百分比	70.8%	50.0%	54.2%	29.2%	100.0%

注:百分比和总计基于响应者。[a],使用了值 1 对二分组进行制表。

软件给出的部分数据,为了更容易理解,请参照下表。可见男性选择网络的人数为 9 人,占 75.0%(9÷12=75.0%),表示男性 12 人中有 75% 的人选择了网络;52.9%(9÷17 ≈52.9%),表示在选择网络的 17 人中,男性占了 52.9%;37.5%(9÷24=37.5%),表示在 24 人中,男性选择网络的占了 37.5%。

	网络	书本	电视广播	其他	响应总计	人数
男	**9**	6	6	6	27	**12**
女	8	6	7	1	22	12
响应总计	**17**	12	13	7	49	**24**

第二节 定向多选题分析

一、分析示例

定向多选题也是问卷调查中的一类常见题型,不过它实际上可以被看成多个独立的单选题,下面是类似前述"预防艾滋病知识调查问卷"中的"如果想进一步了解,你希望从哪些途径了解艾滋病"这个题目的量表。当然实际可能有以下两种形式。

	网络	书本	热线	电视广播	其他
第一选择	□	□	□	□	□
第二选择	□	□	□	□	□
第三选择	□	□	□	□	□

如果想进一步了解,你希望从哪些途径了解艾滋病,前三项选择是(请按次序填写)_____
①网络 ②书本 ③热线 ④电视广播 ⑤其他

下表汇总了 12 例被调查者填写的信息。

调查编号	第一选择	第二选择	第三选择
1	网络	书本	热线
2	网络	电视广播	书本
3	书本	热线	其他
4	电视广播	书本	热线
5	网络	书本	热线
6	网络	电视广播	书本
7	书本	热线	其他
8	电视广播	书本	热线
9	网络	书本	热线
10	网络	电视广播	书本
11	书本	热线	其他
12	电视广播	书本	热线

二、数据录入

(一)变量视图

<u>名称</u>:a1;<u>标签</u>:第一选择;<u>值</u>:1 = 网络,2 = 书本,3 = 热线,4 = 电视广播,5 = 其他。

<u>名称</u>:a2;<u>标签</u>:第二选择;<u>值</u>:1 = 网络,2 = 书本,3 = 热线,4 = 电视广播,5 = 其他。

<u>名称</u>:a3;<u>标签</u>:第三选择;<u>值</u>:1 = 网络,2 = 书本,3 = 热线,4 = 电视广播,5 = 其他。

	名称	类型	宽度	小数位数	标签	值
1	a1	数字	8	0	第一选择	{1, 网络}...
2	a2	数字	8	0	第二选择	{1, 网络}...
3	a3	数字	8	0	第三选择	{1, 网络}...

值标签只改变显示,即以前在数据视图中只显示数字,现在显示对应的值标签,开启方法为"**视图—值标签**"。

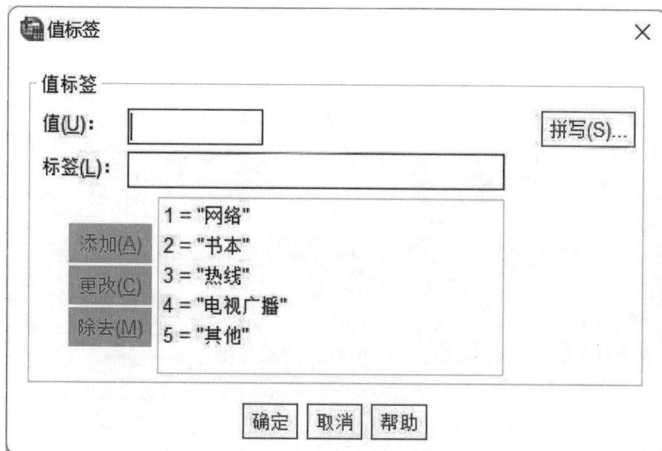

(二)数据视图

	♣ a1	♣ a2	♣ a3
1	网络	书本	热线
2	网络	电视广播	书本
3	书本	热线	其他
4	电视广播	书本	热线
5	网络	书本	热线
6	网络	电视广播	书本
7	书本	热线	其他
8	电视广播	书本	热线
9	网络	书本	热线
10	网络	电视广播	书本
11	书本	热线	其他
12	电视广播	书本	热线

三、操作流程

```
分析 — 描述统计 — 频率
变量(V):第一选择[a1]
        第二选择[a2]
        第三选择[a3]
确定
```

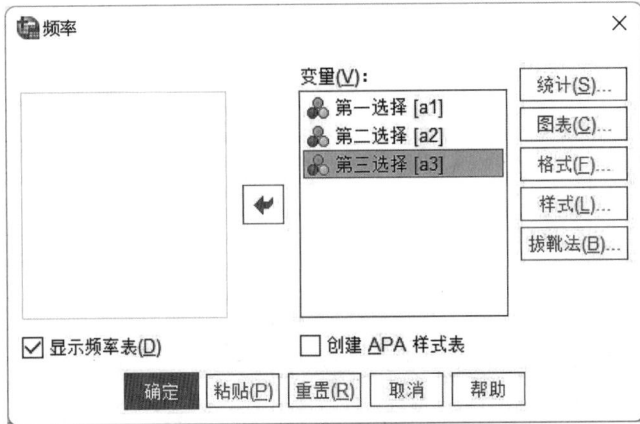

四、结果解释

（1）下表为资料的简单信息，该资料显示没有缺失值。

统计

		第一选择	第二选择	第三选择
个案数	有效	12	12	12
	缺失	0	0	0

（2）第一选择，12 人中有 6 人选择网络（50%），有 3 人选择书本（25%），有 3 人选择电视广播（25%）。

第一选择

		频率	百分比	有效百分比	累积百分比
有效	网络	6	50.0	50.0	50.0
	书本	3	25.0	25.0	75.0
	电视广播	3	25.0	25.0	100.0
	总计	12	100.0	100.0	

（3）第二选择,12 人中有 6 人选择书本（50%）,有 3 人选择热线（25%）,有 3 人选择电视广播（25%）。

第二选择

		频率	百分比	有效百分比	累积百分比
有效	书本	6	50.0	50.0	50.0
	热线	3	25.0	25.0	75.0
	电视广播	3	25.0	25.0	100.0
	总计	12	100.0	100.0	

（4）第三选择,12 人中有 3 人选择书本（25%）,有 6 人选择热线（50%）,有 3 人选择其他（25%）。

第三选择

		频率	百分比	有效百分比	累积百分比
有效	书本	3	25.0	25.0	25.0
	热线	6	50.0	50.0	75.0
	其他	3	25.0	25.0	100.0
	总计	12	100.0	100.0	

第二十章

量表分析

第一节　量表的基本概念

量表是由若干问题或自我评分指标组成的标准化测定表格,用于测量研究对象的某种态度、行为或状态。

一、量表的适用范围

(1)无法直接测量的指标,如临床医学研究中的疼痛评价指标。

(2)抽象的概念和态度,如社会医学中的幸福感、满意度、社会交流能力等。

(3)复杂的行为或神经心理状态,如心理研究中的儿童多动症、认知障碍、阅读障碍等。

二、量表分析的基本步骤

(一)形成初稿

研究者根据研究目的、相关文献与研究结构等进行量表编制,也可以对已有的研究量表加以修订和删减。态度量表通常采用李克特式量表(Like-type Scale)法,回答项目通常为4点至6点,大多数情况下,5点量表最为可靠。

(二)预调查

量表初稿形成以后,应当进行预调查,调查对象应当与正式量表测量对象一致,如研究对象为中学生,那么预调查对象也应当为中学生;预调查人数等于量表中包括最多题目的"分量表"题目数的3~5倍,如一份调查问卷包括三种分量表,所包含的题目数分别为40题、35题和25题,则预调查对象为120~200人。

(三)数据整理

当量表回收后,应逐份进行检查筛选,对于数据不全或不诚实回答的量表,应考虑删除。由于一份量表为一个整体,最后需计算总分,因此不能出现数据不全的情况。

(四)区分度分析

一份好的量表应当具有良好的区分能力,即高分组和低分组在各个题目的区别上应当有统计学意义。

(五)效度分析

效度主要评价量表的准确性、有用性,即实际测量结果和预想结果的符合程度。常用的效度指标有内容效度(content validity)、标准关联效度(criterion-related validity)和结构效度

（construct validity）。

- **内容效度**：内容效度一般通过专家评议打分。内容效度和结构效度也有相关性，因此评价结构效度的指标也间接反映了内容效度。

- **标准关联效度**又称**标准效度**，是以一个公认有效的量表为标准，检验新量表与标准量表的相关性，采用两种量表间的相关系数来表示。

- **结构效度**是指测量结果体现出来的某种结构与测值之间的对应程度，所采用的方法是因子分析。因子分析的主要功能是从量表全部变量（题项）中提取一些公因子，各公因子分别与某一群特定变量高度关联，这些公因子即代表了量表的基本结构。通过因子分析可以考察问卷是否能够测量出研究者设计问卷时假设的某种结构。因子分析又可分为**探索性因子分析**（exploratory factor analysis，EFA）和**验证性因子分析**（confirmatory factor analysis，CFA）两种，探索性因子分析常用 SPSS、SAS 等软件进行分析，验证性因子分析常用 AMOS、LISREL 等软件进行分析。

（六）信度分析

信度（reliability）指使用某研究工具重复测量某一组研究对象时，所获得结果的一致程度，即研究工具能否稳定地测量待测的事物或变量。所测得结果的一致性程度越高，该工具的信度就越高。信度又可分为外部信度和内部信度。

- **外部信度**，常用**重测信度**（test-retest reliability）来表示，指用同样的工具对同一组研究对象进行重复测量，计算两次测量结果的相关系数，用以考察量表的跨时间稳定性。重测信度的测量方法主要包括两种：**组内相关系数法**及**相关系数法**。

- **内部信度**，又称**内部一致性信度**（internal consistency reliability），是指组成研究工具的各个项目之间的同质性和内在相关性。当研究工具包含多条项目时，需要对各项目之间的关系进行评测。内在相关性越高或同质性越好，说明组成研究工具的各项目在一致地测量同一个问题或指标方面表现越好，也就说明该工具的内部一致性越好，信度越高。对量表内部一致性的评价，一般可以通过 KR-20 值、分半系数以及 Cronbach α 系数来计算。

（七）形成正式量表

三、量表制定流程

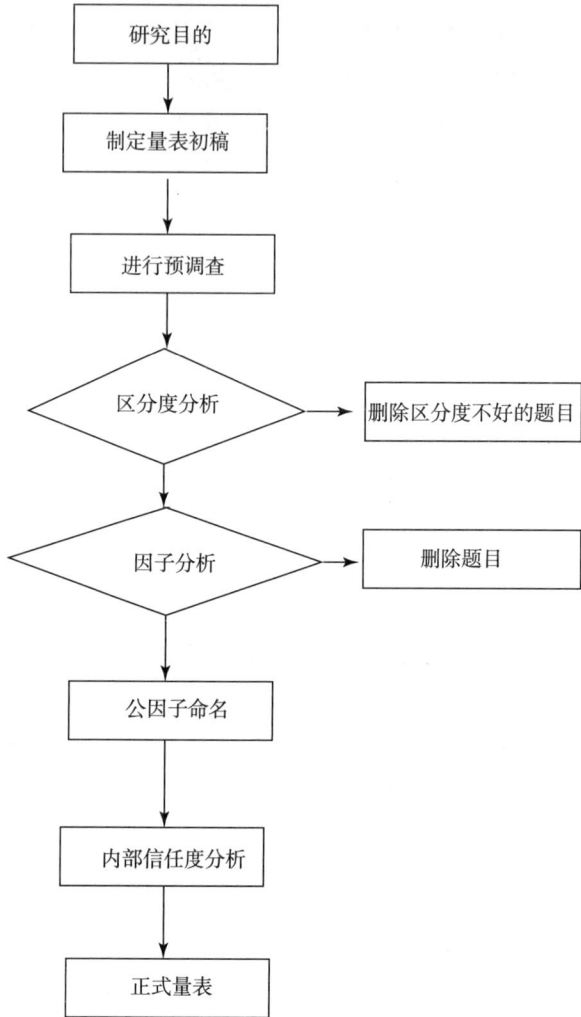

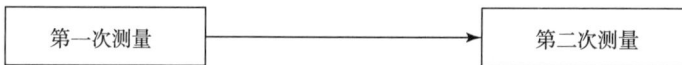

```
┌──────────────┐
│   研究目的    │
└──────┬───────┘
       │
┌──────▼───────┐
│  制定量表初稿  │
└──────┬───────┘
       │
┌──────▼───────┐
│  进行预调查    │
└──────┬───────┘
       │
    ◇─────────◇                    ┌──────────────────┐
    │ 区分度分析 ├──────────────────►│ 删除区分度不好的题目 │
    ◇─────┬───◇                    └──────────────────┘
          │
    ◇─────▼───◇                    ┌──────────────┐
    │  因子分析  ├──────────────────►│   删除题目    │
    ◇─────┬───◇                    └──────────────┘
          │
┌─────────▼────┐
│   公因子命名   │
└──────┬───────┘
       │
┌──────▼───────┐
│ 内部信任度分析 │
└──────┬───────┘
       │
┌──────▼───────┐
│   正式量表    │
└──────────────┘
```

```
┌──────────────┐                    ┌──────────────┐
│  第一次测量    ├────────────────────►│  第二次测量    │
└──────────────┘                    └──────────────┘
```

四、示例

硕士研究生健康状况调查量表

Q1：对自己健康状况的满意程度 　　①不满意　②一般　③满意　④非常满意 Q2：是否需要调养身体 　　①是　②一般　③没有　④一点没有

Q3:身体有不适的感觉

　　①是　②一般　③没有　④一点没有

Q4:有生病的感觉

　　①是　②一般　③没有　④一点没有

Q5:有紧张情绪和压力感

　　①是　②一般　③没有　④一点没有

Q6:晚间休息时感到不能很快入睡

　　①是　②一般　③没有　④一点没有

Q7:吃饭有时觉得胃口不好

　　①是　②一般　③没有　④一点没有

共计7道题,选项计1~4分,总分为7~28分。下面是对50名硕士研究生进行健康状况调查的量表,第二十章量表的分析内容皆来自这些数据。

注意:T1为第一次测量的总分,为 X1~X7 的合计;T2为第二次测量的总分。

N	X1	X2	X3	X4	X5	X6	X7	T1	T2	N	X1	X2	X3	X4	X5	X6	X7	T1	T2
1	2	2	3	3	3	2	2	17	18	26	2	3	3	2	2	1	2	15	15
2	2	2	2	2	3	1	3	15	15	27	2	2	2	2	2	1	1	12	11
3	2	2	2	2	2	2	2	14	16	28	2	3	2	2	3	2	2	16	16
4	2	2	2	2	3	1	3	15	13	29	2	2	2	2	2	2	2	14	15
5	2	2	3	2	2	3	3	17	17	30	2	2	2	1	1	1	2	11	10
6	2	3	2	2	2	2	2	15	14	31	2	2	2	2	3	1	3	15	16
7	1	2	2	2	2	2	2	13	13	32	2	2	3	1	1	1	1	11	10
8	2	1	3	2	1	2	1	12	13	33	3	3	3	3	1	1	1	17	18
9	2	2	2	2	1	1	3	13	14	34	2	2	3	2	4	3	3	19	20
10	1	2	2	1	3	3	4	16	18	35	2	2	2	2	2	2	2	14	15
11	2	2	2	1	3	1	2	13	12	36	3	3	2	2	2	2	2	16	16
12	2	2	2	2	3	4	1	16	15	37	2	2	3	2	3	2	3	17	18
13	2	2	2	2	2	2	1	13	14	38	2	2	2	3	3	2	2	16	16
14	2	4	2	2	3	2	2	17	15	39	2	2	2	2	2	2	3	15	15
15	1	1	1	1	1	1	1	7	9	40	2	3	3	2	3	4	2	19	20
16	2	3	2	2	4	4	4	21	20	41	2	2	2	2	2	2	2	14	15
17	2	1	2	2	2	2	3	14	15	42	2	4	2	2	4	3	4	21	20

N	X1	X2	X3	X4	X5	X6	X7	T1	T2	N	X1	X2	X3	X4	X5	X6	X7	T1	T2
18	1	1	1	1	1	2	1	8	6	43	3	3	3	3	4	1	2	19	20
19	3	3	3	3	3	2	2	19	19	44	2	3	2	2	2	2	2	15	18
20	2	3	2	2	2	2	2	15	15	45	2	3	2	2	3	3	3	18	20
21	2	3	2	2	2	2	1	14	13	46	3	3	3	3	3	3	3	21	21
22	2	2	2	2	2	2	2	14	15	47	2	1	2	2	2	2	2	13	15
23	2	3	2	2	3	3	3	18	14	48	2	2	2	2	3	2	3	16	14
24	2	3	2	2	3	2	1	15	16	49	2	2	2	2	3	3	3	17	18
25	2	2	2	1	1	1	1	10	9	50	2	2	2	2	3	3	2	16	15

第二节　区分度分析

一、方法原理

量表一般要求各个项目和总分具有鉴别作用,高考试卷其实就是一份量表,一份好的高考试卷能把考生的知识能力区分出来,否则该考卷无效。其方法在于求出各个题目的临界比率值(CR 值),将未达显著水准的题目删除,其操作流程如下。

(1)量表按总分高低排序。

(2)找出高低分排序后前、后 27% 的分数,将其作为临界分数。

(3)依据临界分数排序后挑选出高分组和低分组。

(4)用独立样本 t 检验检验两组在每个题目上的差异。

(5)考虑将 t 检验结果中未达显著性的题目删除。

其中(1)、(2)、(3)均为数据预处理过程,(4)和(5)为数据分析过程。

二、分析示例

以《硕士研究生健康状况调查量表》的处理为例。

三、数据预处理

在数据视图窗口,在 T1 变量上点击右键,选择"升序排列(A)"。

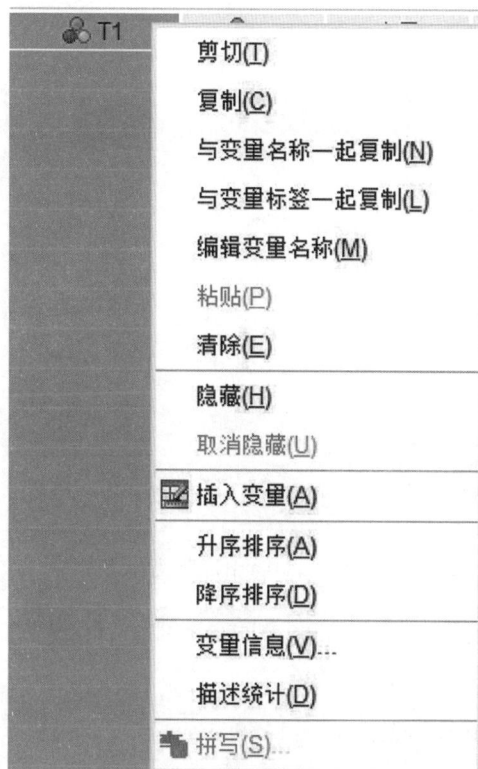

此时数据按照总分从低到高排列,该数据共 50 条,前 27% 则为 13.5(50 × 27% = 13.5),那么从低到高数 14 名,总分为 14 分;后 27% 则为 36.5(50 × 73% = 36.5),那么从低到高数 37 名,对应总分为 17 分。则可以将总分 T1 ≤ 14 者列为 **低分组**,将 T1 ≥ 17 者列为 **高分组**。

```
转换 — 重新编码为不同变量
数字变量→输出变量:T1→?
输出变量　名称(N):group
旧值和新值(O)
　　旧值:范围,从最低到值(G):14;新值:值(L):1,旧→新(D):点击
添加(A)
　　旧值:范围,从值到最高(E):17;新值:值(L):2,旧→新(D):点击
添加(A)
继续 — 变化量 — 确定(E)
```

下图是变量编码的主界面,需要按照 T1,生成分组变量 group。而点击"**旧值和新值**"则进入了具体的设置规则。

这是设定 T1 生成 group 的规则：T1 ≤ 14 则 group = 1（低分组），T2 ≥ 17 则 group = 2（高分组）。

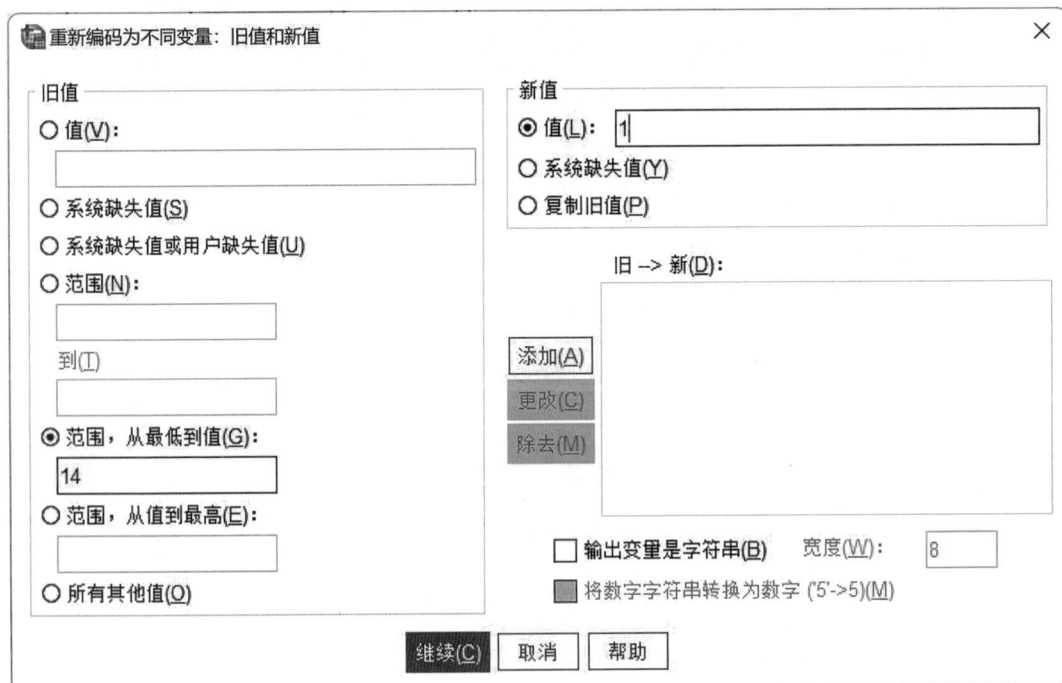

四、数据分析

（一）操作流程

分析 — 比较平均值 — 独立样本 T 检验

检验变量（T）：X1，X2，X3，X4，X5，X6，X7，T1

分组变量（G）：group（??）

　选中变量 group：$\boxed{定义组（D）}$

　使用指定的值（U）：组 1：键入 1 | 组 2：键入 2 — $\boxed{继续}$

$\boxed{确定}$

这是独立样本 *t* 检验的主对话框，也非常简单明了，**检验变量**（T）为 X1、X2、X3、X4、X5、X6、X7、T1，**分组变量**（G）为 group，不过分组变量需要点击"**定义组（D）**"来进一步定义，见下图。

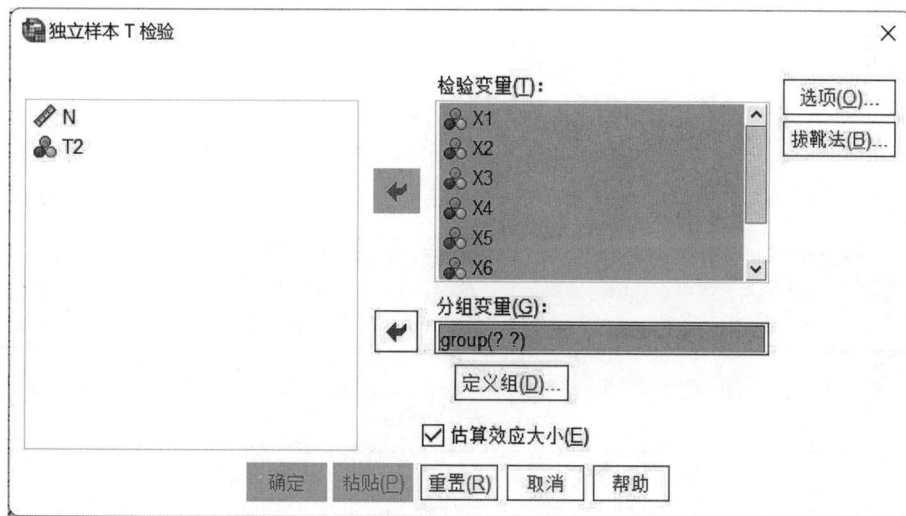

这是**定义组**的对话框，本例当中明确了两组的具体赋值 1（低分组）和 2（高分组），只需要填入即可。

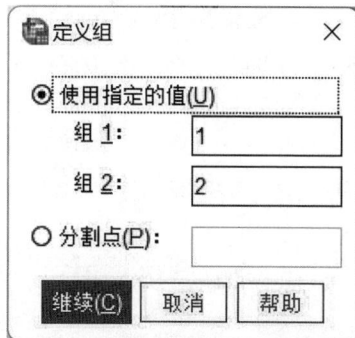

(二)结果解释

(1)下表给出了资料概要,从左到右包括组别(1 = 低分组,2 = 高分组)、个案数(低分组 19 人、高分组 15 人)、平均值、标准差和标准误差。

组统计

	group	个案数	平均值	标准差	标准误差均值
X1	1.00	19	1.84	.375	.086
	2.00	15	2.27	.458	.118
X2	1.00	19	1.79	.535	.123
	2.00	15	2.80	.676	.175
X3	1.00	19	2.00	.471	.108
	2.00	15	2.53	.516	.133
X4	1.00	19	1.68	.478	.110
	2.00	15	2.33	.488	.126
X5	1.00	19	1.68	.582	.134
	2.00	15	3.20	.561	.145
X6	1.00	19	1.63	.496	.114
	2.00	15	2.67	.900	.232
X7	1.00	19	1.68	.671	.154
	2.00	15	2.67	.816	.211
T1	1.00	19	12.32	2.083	.478
	2.00	15	18.47	1.552	.401

独立样本 t 检验

		莱文方差等同性检验		平均值等同性 t 检验						
		F	显著性	t	自由度	显著性（双尾）	平均值差值	标准误差差值	差值95%的置信区间 下限	差值95%的置信区间 上限
X1	假定等方差	2.308	.139	−2.976	32	.006	−.425	.143	−.715	−.134
	不假定等方差			−2.905	26.877	.007	−.425	.146	−.724	−.125
X2	假定等方差	.928	.343	−4.868	32	.000	−1.011	.208	−1.433	−.588
	不假定等方差			−4.734	26.279	.000	−1.011	.213	−1.449	−.572
X3	假定等方差	6.972	.013	−3.141	32	.004	−.533	.170	−.879	−.187
	不假定等方差			−3.107	28.789	.004	−.533	.172	−.885	−.182
X4	假定等方差	.044	.835	−3.898	32	.000	−.649	.167	−.988	−.310
	不假定等方差			−3.888	29.887	.001	−.649	.167	−.990	−.308
X5	假定等方差	.547	.465	−7.659	32	.000	−1.516	.198	−1.919	−1.113
	不假定等方差			−7.695	30.691	.000	−1.516	.197	−1.918	−1.114

		莱文方差等同性检验		平均值等同性 t 检验						
		F	显著性	t	自由度	显著性（双尾）	平均值差差值	标准误差值	差值95%的置信区间	
									下限	上限
X6	假定等方差	3.995	.054	−4.271	32.000	.000	−1.035	.242	−1.529	−.541
	不假定等方差			−4.002	20.591	.001	−1.035	.259	−1.574	−.497
X7	假定等方差	.492	.488	−3.853	32.000	.001	−.982	.255	−1.502	−.463
	不假定等方差			−3.764	26.951	.001	−.982	.261	−1.518	−.447
T1	假定等方差	.652	.425	−9.526	32.000	.000	−6.151	.646	−7.466	−4.836
	不假定等方差			−9.862	31.922	.000	−6.151	.624	−7.421	−4.880

下表为两组样本 X1～X7 和 T1 的 t 检验结果，每项又分为两部分，第一部分为莱文方差等同性检验，用于判断两总体方差是否齐，第二部分同时给出了两组在总体方差齐和不齐两种情况下的 t 检验结果。以总分 T1 为例，方差齐性检验 $F = 0.652$，$P = 0.425 > 0.05$，方差齐，则第二部分 t 检验结果选择假定等方差的部分，$t = -9.526$，$P < 0.05$，从而认为高分组和低分组两者总体均数有差异，该量表总区分度较好。同理，从表上可以看出，X1～X7 各题目的差异均有统计学意义，可见各题目均有较好的区分度。

独立样本效应大小

变量	方法	标准化量[a]	点估算	95%置信区间	
				下限	上限
X1	Cohen d	.413	−1.028	−1.743	−.299
	Hedges 修正	.423	−1.004	−1.702	−.292
	Glass Delta	.458	−.928	−1.672	−.157
X2	Cohen d	.601	−1.681	−2.463	−.880
	Hedges 修正	.616	−1.642	−2.405	−.859
	Glass Delta	.676	−1.495	−2.350	−.607
X3	Cohen d	.492	−1.085	−1.804	−.351
	Hedges 修正	.504	−1.059	−1.762	−.342
	Glass Delta	.516	−1.033	−1.795	−.243
X4	Cohen d	.482	−1.346	−2.090	−.585
	Hedges 修正	.494	−1.314	−2.041	−.571
	Glass Delta	.488	−1.330	−2.149	−.480
X5	Cohen d	.573	−2.646	−3.570	−1.699
	Hedges 修正	.587	−2.583	−3.485	−1.659
	Glass Delta	.561	−2.704	−3.889	−1.488

变量	方法	标准化量[a]	点估算	95%置信区间	
				下限	上限
X6	Cohen d	.702	−1.475	−2.233	−.699
	Hedges 修正	.719	−1.440	−2.180	−.683
	Glass Delta	.900	−1.150	−1.934	−.338
X7	Cohen d	.738	−1.331	−2.073	−.572
	Hedges 修正	.756	−1.299	−2.024	−.558
	Glass Delta	.816	−1.203	−1.996	−.380
T1	Cohen d	1.869	−3.290	−4.329	−2.229
	Hedges 修正	1.915	−3.212	−4.227	−2.176
	Glass Delta	1.552	−3.963	−5.551	−2.349

注:[a],估算效应大小时使用的分母。Cohen d 使用汇聚标准差。Hedges 修正使用汇聚标准差,加上修正因子。Glass Delta 使用控制组的样本标准差。

$P < 0.01$,代表两样本所代表总体的均数比较有差异,但是差异大小得结合效应大小来表示,对于成组样本 t 检验,Cohen d 值就是样本均数差值与两样本合并标准差的比值。Cohen d 值的发明人 Jacob Cohen 曾经提出过一条经验准则,把 d 值为 0.2、0.5 和 0.8 的效应分别称为小、中、大效应,总分 T1 为 −3.290,表示两样本所代表的总体均数差异大。当然了,这只是粗略划分,没有考虑不同学科之间的差异,因此只作为参考。

五、注意事项

(1)区分度受样本量大小和样本特征的影响。如果样本量过小,容易出现区分度无意义的现象。也受样本同质性的影响,如果样本人群同质性高,在某些题目上回答一致,也会出现区分度不好的现象。

(2)某些情况下,区分度不好并不代表题目无效,比如测量国民幸福感,可能得分很高,出现天花板效应,区分度不好,但是该题目可能属于整体测量内容的一个必要部分,一般需要进行保留。因此在删除区分度不好的题目时,也应当结合专业知识进行综合考虑。

第三节　信度分析

一、外部信度分析

(一)方法原理

重测信度如果为计量资料,可采用线性相关分析,也可采用配对 t 检验分析,如果为分类资料,则可采用 Kappa 检验分析;组内相关系数(intraclass correlation coefficient,ICC)则同时适用于这两种资料。但是我们通常的量表均为计量资料,此处进行线性相关分析。

(二)分析示例

以《硕士研究生健康状况调查量表》的处理为例。

(三)操作流程

```
分析 — 相关 — 双变量
变量(V):T1,T2
相关系数:皮尔逊(N)
确定
```

这里有相关系数的三个选项,我们选择**皮尔逊**(Pearson)(如下图),又称**线性相关系数**(linear correlation coefficient),是定量描述两个连续变量间线性关系密切程度和相关方向的统计指标。

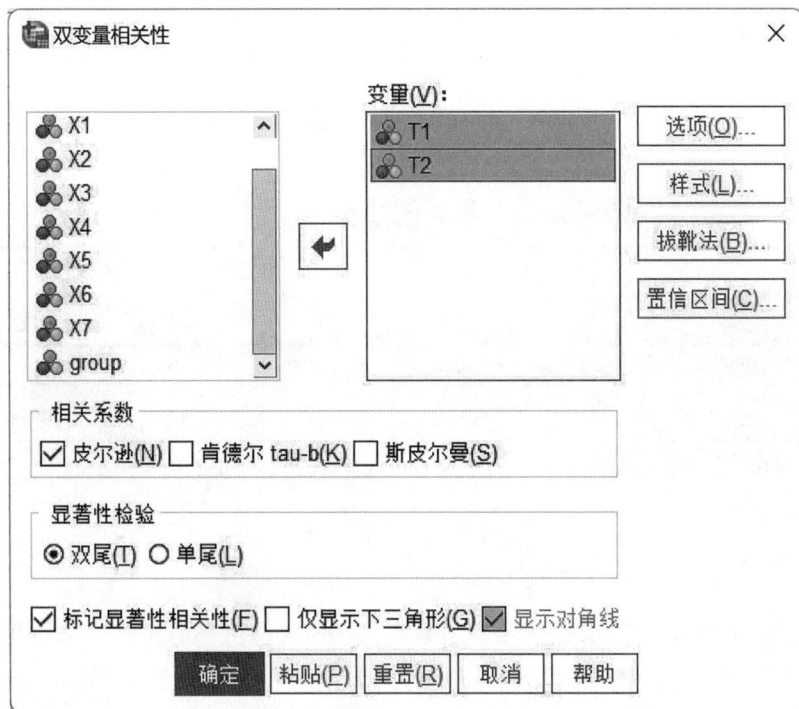

(四)结果解释

在下面的结果中,可见皮尔逊相关系数大小为 0.910,$P < 0.01$,说明两次检验结果高度相关,重测信度良好。一般认为皮尔逊相关系数在 0.7 以上为高度相关。

相关性

		T1	T2
T1	皮尔逊相关性	1	.910**
	显著性(双尾)		.000
	个案数	50	50

续表

		T1	T2
T2	皮尔逊相关性	.910 **	1
	显著性(双尾)	.000	
	个案数	50	50

注:**,在0.01级别(双尾),相关性显著。

(五)注意事项

也可以用组内相关系数,即同类相关系数来表示,其操作流程如下。

```
分析 — 刻度 — 可靠性分析
项:T1,T2
统计:同类相关系数 — 继续
确定
```

同类相关系数

同类相关性[b]	95%置信区间		使用真值0的F检验			
	下限	上限	值	自由度1	自由度2	显著性
单个测量	.907[a]	.842	.946	20.477	49	49	.000
平均测量	.951[c]	.914	.972	20.477	49	49	.000

注:人员效应随机而测量效应固定的双向混合效应模型。[a],无论是否存在交互效应,估算量均相同。[b],使用一致性定义的C类同类相关系数。从分母方差中排除了测量间方差。[c],此估算在假定不存在交互效应的情况下进行计算,否则无法估算。

这是组内相关系数的结果表,单个测量是对每个研究者进行分析产生的结果,可以估计单个研究者的情况;平均测量是对多个研究者的均值进行分析产生的结果,应用范围较局限。本例中单个测量的组内相关系数是0.907,表示它们之间成强相关。一般来说,组内相关系数低于0.4表示弱相关,高于0.75则表示强相关。

二、内部信度分析

(一)方法原理

内部信度是指用来测量同一个概念的多个计量指标的一致程度,常用Cronbach α系数来表示。它最先被美国教育学家Lee Cronbach在1951年命名。通常Cronbach α系数的值在0和1之间。如果该系数不超过0.6,一般认为内部一致信度不足;为0.7~0.8时表示量表具有相当的信度,为0.8~0.9时说明量表信度非常好。Cronbach α系数的一个重要特性是其值会随着量表项目的增加而增大,因此,Cronbach α系数可能由于量表中包含多余的测量项目而被人为地、不适当地提高。

(二)分析示例

以《硕士研究生健康状况量表》的处理为例。

(三)操作流程

分析 — 刻度 — 可靠性分析

项(I):X1,X2,X3,X4,X5,X6,X7—统计(S)

可靠性分析:统计:☑ 标度

         ☑ 删除项后的标度—继续

确定

下图为信度分析(reliability analysis),也就是可靠性分析的主界面,项目指的是各个题目,但需要注意,不能将变量 T1 选入。模型(M)后的下拉菜单默认为 Cronbach α 系数,它实际计算的是变量间的平均相关性。

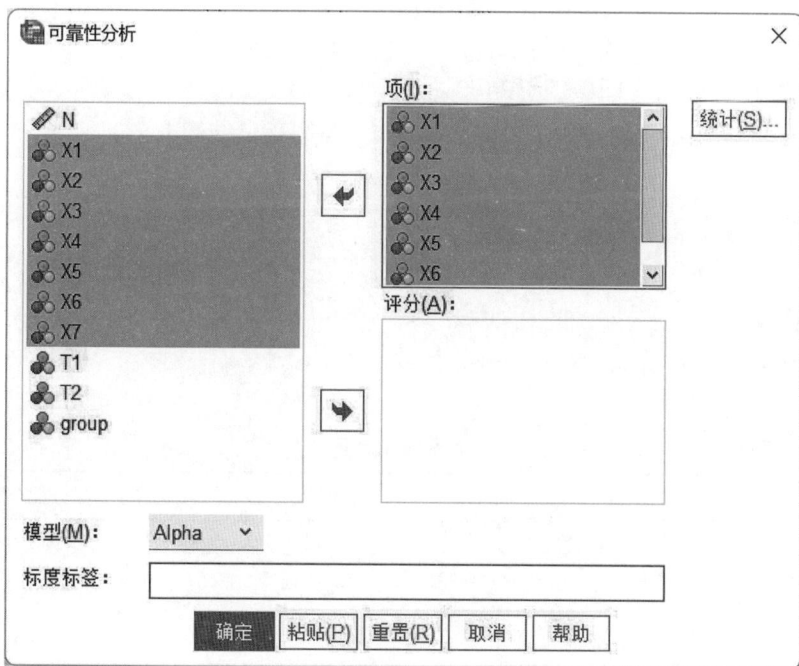

下图为统计设定界面。

- **标度(S)** 指计算各变量值之和(即总分)的均数、方差和标准差。
- **删除项后的标度(A)** 则给出删除该题目后,量表相应指标的改变情况。这一项非常重要,可以用来对量表中的每个问题进行分析,以达到改良量表的目的。

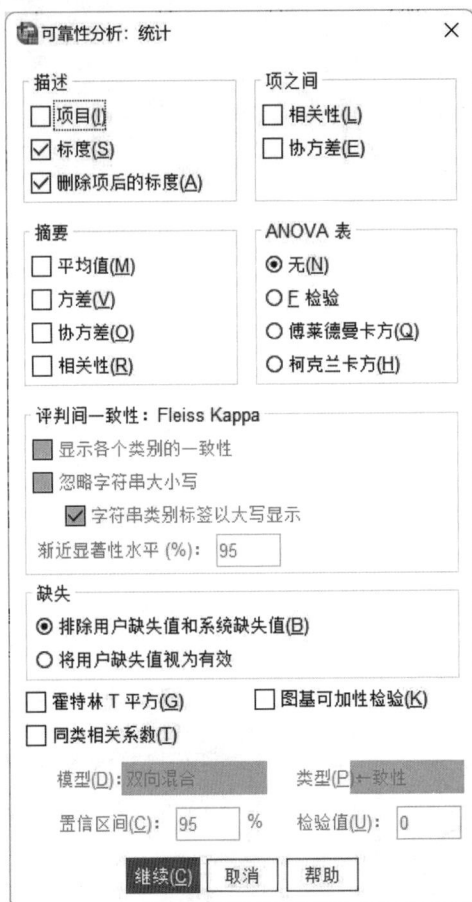

(四)结果解释

下表为资料简单汇总,共有 50 例纳入计算。

个案处理摘要

		个案数(例)	百分比(%)
个案	有效	50	100.0
	排除[a]	0	.0
	总计	50	100.0

注:[a],基于过程中所有变量的成列删除。

下表是总体的 Cronbach 系数,$\alpha = 0.732 > 0.7$,说明总体信度基本良好。

可靠性统计

Cronbach 系数 α	项数
.732	7

下表是最重要的结果,给出的是将相应题目删除后,量表总体信度会如何改变。从左至右依次为**总分均数改变、方差改变、该题与总分的相关系数**和 Cronbach **系数 α 的改变**,最后两项非常重要。如果相关系数比较小,显示该题得分的高低和总分高低相关性不大,可以考虑将其删除。如果删除该题后系数 α 相对较大,则说明该题区分度不太好,可以考虑将其删除。本例中,删除该题后相关系数均大于 0.3,α 均小于 0.8,说明各题信度较好,各题均可保留在量表中。

项总计统计

	删除项后的 标度平均值	删除项后的 标度方差	修正后的项与 总计相关性	删除项后的 Cronbach 系数 α
X1	13.14	7.715	.410	.714
X2	12.84	6.627	.474	.693
X3	12.98	7.693	.354	.720
X4	13.18	7.171	.521	.691
X5	12.72	5.349	.729	.615
X6	13.10	6.622	.355	.729
X7	13.00	6.490	.390	.719

下表显示该数据总分的平均值、方差、标准差,以及该量表题目为 7 道。

标度统计

平均值	方差	标准差	项数
15.16	8.872	2.979	7

第四节 效度分析

研究人员需要解释"量表为什么有效"这一理论问题以及考虑从这一理论问题中能得出什么推论,其中最关心的问题是:量表实际测量了哪些特征? 分析结构效度所采用的方法是**因子分析**。因子分析(factor analysis)是一种降维的相关分析方法,用来考察一组变量的协方差或相关系数矩阵,并用以解释这些变量(即可观察的显变量)与为数较少的公因子(即不可观察的潜变量)之间的关联。因子分析包括**探索性因子分析**(exploratory factor analysis,EFA)和**验证性因子分析**(confirmatory factory analysis,CFA)。

一、共同点

两者的结构模型一致,均为显变量(观察变量) = 误差(特殊因子) + 潜变量(公因子),即将每个变量进行分解,抽取出**公因子(潜变量)**和**特殊因子(误差)**,下图是最简单的结构模型。

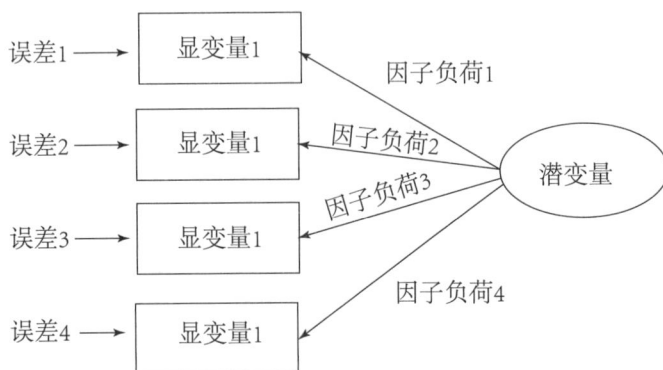

二、不同点

1. 基本思想不同
- **探索性因子分析**主要是为了找出影响观察变量的因子个数,以及各因子和各个观察变量之间的相关程度。
- **验证性因子分析**主要决定事前定义因子的模型拟合实际数据的能力,以检验观察因子变量的因子个数和因子负荷是否与基于预先建立的理论的预期一致。

2. 应用前提不同
- **探索性因子分析**是在事先不知道影响因子的基础上,完全依据样本数据,利用统计软件以一定的原则进行因子分析,最后得出因子的过程。在进行探索性因子分析之前,不知道要用几个因子,以及各因子和观察变量之间的关系。
- **验证性因子分析**则是基于事先建立的理论,要求事先假设因子结构,其先验假设是每个因子都与几个特定的观察变量相对应,以检验这种结构与观察数据是否一致。

三、正确使用

探索性因子分析和验证性因子分析是因子分析中两个不可分割的重要组成部分,两者不能截然分开,而要结合使用,以使研究更有深度。探索性因子分析提供了发现模型以验证假设的概念和计算工具,其提供的结果为验证性因子分析建立假设提供了重要的基础和保证,这两种因子分析缺少任何一个,因子分析都将是不完整的。但是两种因子分析必须使用两组分开的数据来拟合。如果研究者采用同一组数据来进行两种分析,仅仅能拟合数据,而不能检验理论结构。如果样本容量足够大,可将数据随机分成两半,先用一半数据进行探索性因子分析,然后将取得的因子用另外一部分数据进行验证性因子分析。如果验证性因子分析拟合效果很差,还必须用探索性因子分析来找出数据和模型之间的不一致性。

第五节　因子分析

一、探索性因子分析

(一)方法原理

其模型理论中,假定每个问题(变量)均由两个部分组成,一个为**公因子**(common factor),一个为**特殊因子**(unique factor)。因子分析就是从量表全部变量(题目)中提取一些公因子,各公因子分别与某一群特定问题(变量)高度关联,这些公因子即代表了量表的基本结构。通过因子分析可以考察问卷是否能够测量出研究者设计问卷时假设的某种结构。

标准分析步骤如下

(1)根据具体情况,判断是否需要进行因子分析,并采用 KMO 检验以及球形度检验来判断数据是否符合分析要求。

(2)按一定标准确定提取的公因子数目。

(3)考虑公因子的可解释性,并在必要时进行因子旋转,以寻求最佳解释方式。

(二)分析示例

以《硕士研究生健康状况量表》为例。

```
分析 — 降维 — 因子分析
变量(V):X1,X2,X3,X4,X5,X6,X7
描述(C):统计:☑ 初始解(I)
        相关性矩阵 ☑ KMO 和巴特利特球形度检验— 继续
提取:方法(M):主成分
    分析:☑ 相关性矩阵(R)
    显示:☑ 未旋转因子解(F)   ☑ 碎石图(S) — 继续
旋转:方法   ☑ 最大方差法(V) — 继续
确定
```

(三)分析流程

这是**因子分析**的主界面,需要将待分析的变量选入,将该量表 X1 ~ X7 同时选入即可。

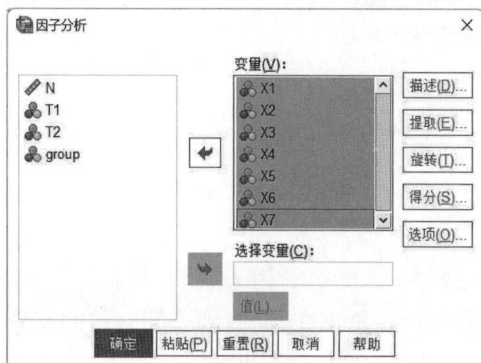

因子分析的描述统计部分,初始解包括原变量的公因子方差、与变量相同个数的因子、各因子的特征根以及其所占总方差的百分比和累计百分比。该选项为系统默认选中。选中**KMO 和巴特利特球形度检验**,这是一个非常重要的选项,用来从统计学上判断数据是否符合因子分析的前提条件。

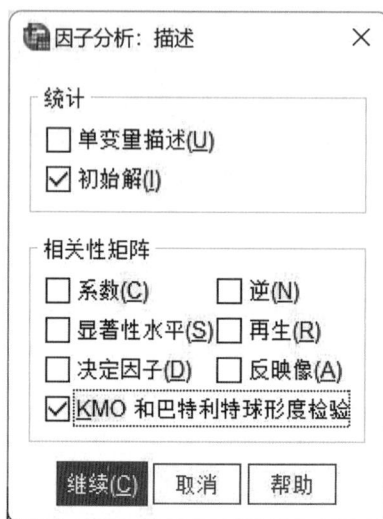

下图为公因子提取的方法设定,默认为**主成分**(principal components),该方法从解释变量的变异出发,尽量使变量的方差能够被主成分解释。而显示部分选中碎石图(scree plot),用于显示各因子的重要程度。

为了使因子在专业上更好解释,需进行**因子旋转**,我们最常选用**最大方差法**(varimax),它旋转的原则为各因子仍旧保持直角正交,同时因子间方差的差异达到最大(相对载荷平方之和达到最大)。用通俗比喻表达,即在平面坐标上以原点为轴心,x 轴、y 轴交角为直角,然后对坐标轴进行旋转。

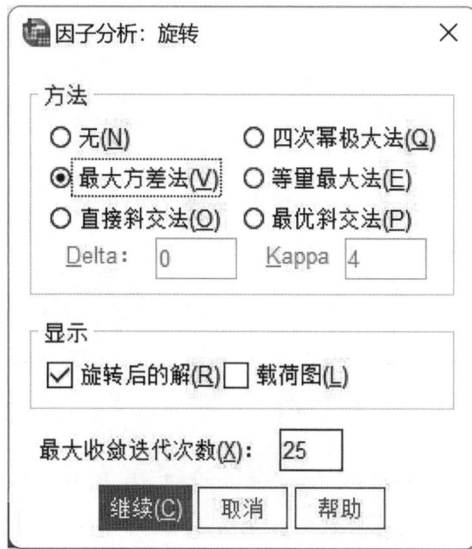

（四）结果解释

下表为检验数据是否符合因子分析的前提条件的结果,第一行 KMO 统计量为 0.718,接近 0.8,表明各变量之间的相关程度无太大差异,适合进行因子分析;第二行为球形度检验结果,$P < 0.01$,说明 7 个指标之间并非独立,取值有关系,符合因子分析前提条件。

KMO 和巴特利特检验

KMO 取样适切性量数		.718
巴特利特球形度检验	近似卡方	110.653
	自由度	21
	显著性	.000

- **KMO 取样适切性量数:** 用于探查变量间的偏相关性,它比较各变量间的简单相关系数和偏相关系数的大小,取值范围为 0～1,如果各变量间存在内在联系,则由于计算偏相关系数时控制其他因素会同时控制潜在变量,导致偏相关系数远远小于简单相关系数,此时 KMO 取样适切性量数接近 1,进行因子分析的效果很好。一般认为 KMO 取样适切性量数大于 0.9 时效果最佳,为 0.7～0.9 时效果尚可,为 0.5～0.7 时则效果很差,为 0.5 以下时不宜做因子分析。

- **巴特利特球形度检验:** 用于检验相关矩阵是否为单位矩阵,即各变量是否各自独立。

下表表示**公因子方差**,即按照标准提取相应数量的主成分后,各变量中信息被提取的比例,可见 X2（0.445）的信息提取不够充分。

公因子方差

	初始	提取比例
X1	1.000	.808
X2	1.000	.445
X3	1.000	.586
X4	1.000	.702
X5	1.000	.775
X6	1.000	.626
X7	1.000	.621

注:提取方法,主成分分析法。

- **公因子方差**(communalities):指提取公因子后,各变量信息分别被提取的比例,或者原变量方差中由公因子决定的比例。公因子方差在 0 ~ 1 范围内取值越大,说明该变量被因子说明的程度越高。

下表是最重要的一个表格,是**主成分(公因子)列表**,表中列出了所有的**主成分(公因子)**,并按照其**特征根**的大小从大到小排序。

- **特征根**(eigenvalue):可以看作反映主成分影响力度大小的指标,代表引入该因子(主成分)后可以解释多少原始变量的信息。如果特征根小于 1,说明该主成分的解释力度还不如直接引入一个原始变量的解释力度大,因此一般以特征根大于 1 作为纳入标准。本例中,第一个主成分特征根为 2.925,它解释了总变异的 41.784%;第二个主成分特征根为 1.639,它解释了总变异的 23.411%。而第三个虽然解释了总变异的 10.985%,但是特征根只有 0.769,说明该主成分的解释力度还不如引入原始变量的力度大。因此对于该数据只需要引入第一、第二个主成分即可。

总方差解释

成分	初始特征值			提取载荷平方和			旋转载荷平方和		
	总计	方差百分比(%)	累积(%)	总计	方差百分比(%)	累积(%)	总计	方差百分比(%)	累积(%)
1	2.925	41.784	41.784	2.925	41.784	41.784	2.554	36.480	36.480
2	1.639	23.411	65.195	1.639	23.411	65.195	2.010	28.715	65.195
3	.769	10.985	76.181						
4	.597	8.522	84.703						
5	.494	7.059	91.762						
6	.317	4.529	96.291						
7	.260	3.709	100.000						

注:提取方法,主成分分析法。

● **方差百分比**:就是公因子(主成分)对于量表的方差的解释力度。

● **累积贡献率**:即方差百分比的累加,如果累积贡献率在 80% ~ 85% 及以上,说明解释效果比较满意。

下图为**碎石图**,实际上是按照特征根大小排列的主成分的散点图,可以看出从第三个主成分开始,特征根小于 1,该图使特征根排序更加直观。

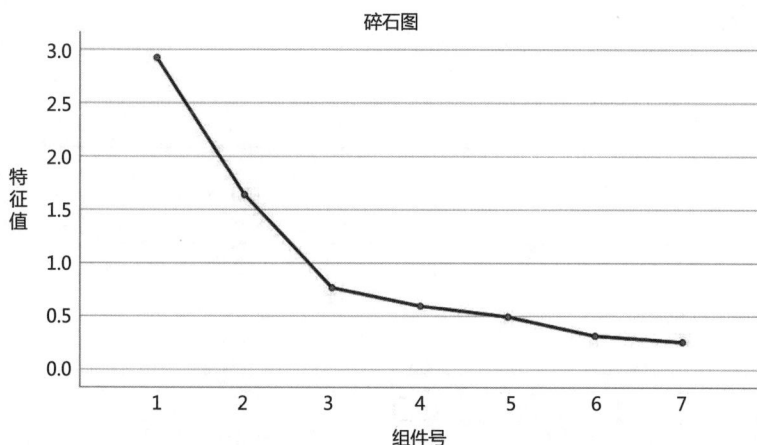

下表为**未旋转的公因子负荷矩阵**,表明 X1 ~ X7 这 7 个题目中 2 个公因子(主成分)主要由哪些变量提供信息,其负荷值实际是变量与该公因子的相关系数,它的平方表示该因子解释该变量的方差比例。比如变量 X1(对自己健康状况的满意程度),与公因子 1 的相关系数为 0.725,解释了 49% 的变量变异度,而与公因子 2 为负相关(-0.532),解释了 25% 的变量变异度。

成分矩阵[a]

	成分	
	1	2
X1	.725	-.532
X2	.667	.028
X3	.635	-.428
X4	.787	-.289
X5	.779	.410
X6	.378	.695
X7	.429	.661

注:提取方法,主成分分析法。[a],提取了 2 个成分。

● **因子负荷**：即因子表达式中各因子的系数值,用于反映因子和各变量之间关系的密切程度,当各因子间完全不相关时,因子负荷值就等于因子与变量的相关系数,它的绝对值越大,表明该因子对当前变量的影响程度越大。

为了使公因子更好解释,需进行旋转,旋转后可见 X1～X7 的负荷比较集中,公因子1负荷主要集中在 **X1**（对自己健康状况的满意程度,0.897、**X2**（是否需要调养身体,0.547）、**X3**（身体有不适的感觉,0.765）、**X4**（有生病的感觉,0.819）上,可以将公因子1视为**主观认识因子**；公因子2负荷主要集中在 **X5**（有紧张情绪和压力感,0.765）、**X6**（晚间休息时不能很快入睡,0.789）、**X7**（吃饭有时胃口不好,0.788）上,可以将公因子2视为**客观感觉因子**。

旋转后的成分矩阵[a]

	成分	
	1	2
X1	.897	-.059
X2	.547	.382
X3	.765	-.020
X4	.819	.179
X5	.437	.765
X6	-.055	.789
X7	.006	.788

注:提取方法,主成分分析法。旋转方法,恺撒正态化最大方差法。[a],旋转在3次迭代后已收敛。

● **因子旋转**：因子旋转并不会影响公因子的提取过程和结果,只会影响各个变量在各因子的贡献率,之所以要进行旋转,是因为按照默认的分解方式,可能难以找到各因子所代表的实际意义,通过适当旋转,改变信息量在不同因子上的分布,就可能为所有因子找到合适的解释。

下表为主成分变换矩阵,说明旋转前、后主成分间的系数对应关系,据此可以对主成分进行转换。

成分转换矩阵

成分	1	2
1	.843	.537
2	-.537	.843

注:提取方法,主成分分析法。旋转方法,恺撒正态化最大方差法。

二、验证性因子分析

(一)方法原理

在行为社会科学领域中,很多假设概念是无法直接测量或观察的,如焦虑、态度、动机、工作压力等,它们分别只是某种抽象的概念,只能间接以量表或观察到的实际数值来反映。例如,同一个人的个性和外表行为,个性如何我们无法获知,但是我们可以将一个人的外表行为作为判断其个性的依据,外表行为的特征很多,综合这些外表行为的特征,就能了解一个人的个性如何。上述的个性就是一个假设概念,也就是潜变量,而具体的外表行为表现就是显变量(观察变量)。若反映外表行为特征的指标越多,则对一个人的个性判断越准确。

验证性因子分析采用了结构方程模型(structural equationmodeling,SEM),而结构方程模型可决定假设模型与样本数据之间的适配程度,评估研究者所提出的假设模型结构是否适用于样本数据,但同时观察数据与假设模型之间很少完美适配,因此两者之间总是存在某种程度的差异,此差异项称为**残差项**(residual terms),其关系可以简单表示为:**数据 = 模型 + 残差**,数据是以显变量中实际数据为代表,而假设结构则是连接显变量与潜变量之间的关系,残差值代表了假设模型与观察数据之间的差异值。

(二)分析示例

以《硕士研究生健康状况量表》为例。注意,实际运用中应该采用与探索性因子分析不同的数据,但是此处仅作为演示流程,故采用相同数据。

(三) AMOS28 界面简介

Amos,全称 Analyze of Moment Structures,它是矩阵结构分析的权威工具,专为结构方程模型(SEM)的构建与检验而设计。它以 SPSS 般的直观图形界面为特点,让用户能够通过简单的点击操作,轻松完成模型的搭建和检验。本章采用 AMOS28 为例进行说明。

1. 菜单栏

位于界面的顶部,包括 File、Edit、View、Diagram、Analyze、Tools 和 Plugins,提供的下拉菜单提供各项功能。

2. 工具栏

左侧工具栏提供了绘制模型时所需要的常见功能,选取工具后可以绘制显变量、潜变量,以及添加指标或协变量,形成复杂模型。

3. 模型及结果显示栏

运行过程中生成的模型和对应的结果。

4. 模型绘制区

右侧模型绘制区相当于一块画布,我们选取左侧工具栏中的工具,在该区域绘制模型。

(四)分析流程

1. 绘制路径图

● **绘制潜变量**:点击左侧工具栏上的 ⬭(椭圆按钮)(Draw unobserved variables),在右侧画布画出两个椭圆,代表两个潜变量。

● **绘制显变量**:点击左侧工具栏上的 按钮(Draw a latent variable or add an indicator to a latent variable),在右侧画布中两个椭圆的上方绘制显变量和误差。

● **旋转图形**:点击左侧工具栏上的 ↻(旋转按钮)(Rotate the indicator of a latent variable),将图形旋转,使其更加美观。

● **绘制潜变量之间的相关性**:点击左侧工具栏上的 ↔(双向箭头按钮)(Draw covariances(double headed arrows)),将画布上两个椭圆连接起来。

● **保存路径图**:点击左侧工具栏上的 💾(保存按钮)(Save the current path diagram),将路径图保存在硬盘某个文件夹中。

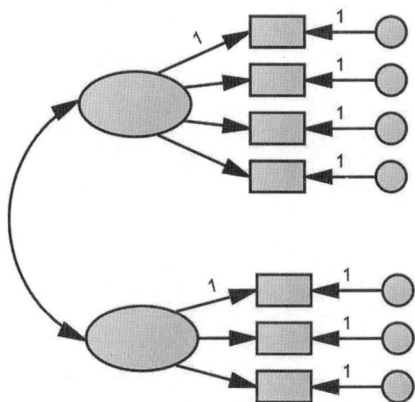

2. 将各变量代入路径图

● **添加潜变量名称**：分别双击椭圆，在弹出的 Object Properties 对话框中的 Variable name 处分别填写 subject 和 object，即两个潜变量的名称，注意点击对话框右上角叉号关闭。

● **打开数据文件**：点击左侧工具栏 （数据文件选择按钮）（Select data files），选择数据文件中《健康状况验证性因子分析》。

● **将数据文件中的变量拖入相应显变量的位置**：点击左侧工具栏中 （数据文件变量列表按钮）（List variables in data set），将 X1 ~ X7 变量拖入对应的方框（显变量）中。

● **插入残差**：点击顶部工具栏 Plugins，在下拉菜单中选择 Name Unobserved Variables。

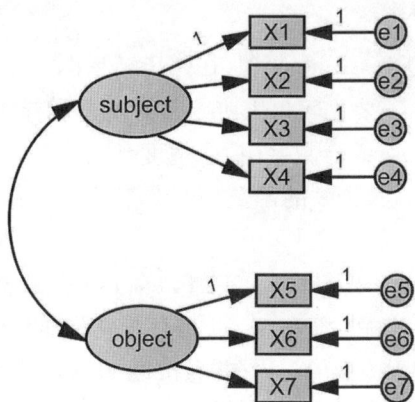

3. 计算参数

● **输出参数选择**：点击左侧工具栏 （分析属性按钮）（Analysis properties），在弹出菜单 Output 中选择 Minimization history、Standardized estimates、Modification indices 三项。

● **进行分析**：点击左侧工具栏中 （参数计算按钮）（Calculate estimates），此时计算结果中的因子载荷等为非标化估计值。

● **标化估计**：选择中间模型及结果显示框 Standardized estimates，使路径图显示标化后的负荷因子、相关系数等。

上图是验证性因子分析最重要的结果图,比如显变量 X1(对自己健康状况的满意程度),因子载荷为 0.81,两个潜变量 subject(主观认识因子)和 object(客观感受因子)之间的相关系数为 0.47。因子载荷指该变量在公因子中的相对重要性,取值范围一般在 0~1,绝对值越接近 1,代表重要性越强。从下图可以看出,潜变量 subject(主观认识因子)所对应的 X1~X4 中,X1(对自己健康状况的满意程度)的因子载荷为 0.81,X2(是否需要调养身体)的因子载荷为 0.51,X3(身体不适或不舒服的感觉)的因子载荷为 0.64,X4(有生病的感觉)的因子载荷为 0.80;潜变量 object(客观感受因子)所对应的显变量 X5~X7 中,X5(有紧张情绪和压力感)的因子载荷为 1.17,超过 1,属于"违犯估计现象"(见本节"注意事项");X6(晚间休息不能很快入睡)的因子载荷为 0.37,X7(吃饭有时胃口不好)的因子载荷为 0.45,可见 X6 和 X7 的因子载荷都没超过 0.6,相对不太重要。

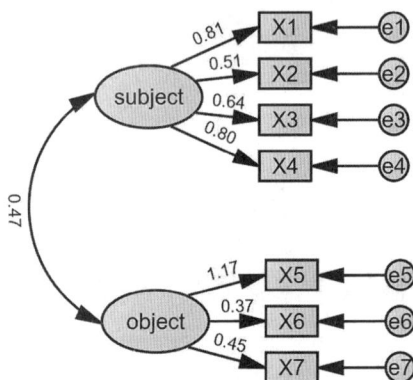

4. 结果显示

选择顶部菜单 View 中的 Text Output 项,在弹出结果图中选择 Model fit(模型拟合度)。要检验模型是否与数据拟合,需要比较再生协方差举证 E 和样本协方差举证 S 的差异($E - S$),这两个举证的差异可用一个综合数字(拟合优度指标)来表示,出现了多达 40 多种拟合的度指标,大部分是以 χ^2 为基础(即 χ^2 的函数),只是进行各种修正,以下是几种常见的拟合优度指标。

- 拟合优度的卡方检验(χ^2 goodness - of - fit test):χ^2 是最常报告的拟合优度指标,与自由度一起使用可以说明模型正确的概率,χ^2/df 是直接检验样本协方差矩阵和估计方差矩阵相似程度的统计量,其理论期望值为 1。χ^2/df 愈接近 1,表示模型拟合优度越好。在实际研究中,χ^2/df 接近 2,认为模型拟合优度较好,样本较大时,χ^2/df 在 5 左右也可接受。下表中 $\chi^2/df = 18.97/13 = 1.459$,表示拟合优度较好。

CMIN					
Model	NPAR	CMIN	DF	P	CMIN/DF
Default model	15	18.97	13	0.124	1.459
Saturated model	28	0	0		
Independence model	7	118.299	21	0	5.633

- **均方根残差**(root of the mean square residual,RMR):该指数通过测量预测相关和实际观察相关的平均残差,衡量模型的拟合程度。如果 RMR <0.1,则认为模型拟合优度较好。下表中,RMR =0.047,表明拟合优度较好。
- **拟合优度指数**(goodness-of-fit index,GFI)和**调整拟合优度指数**(adjusted goodness – of – fit index,AGFI):这两个指标取值范围为 0 ~ 1,愈接近 0 表示拟合愈差,愈接近 1 表示拟合愈好。目前,多数学者认为,GFI≥0.90,AGFI≥0.8,提示模型拟合较好(也有学者认为 GFI 的标准至少为大于 0.80,或大于等于 0.85)。下表中,GFI = 0.905,AGFI = 0.795,表明拟合优度较好。

RMR,GFI

Model	RMR	GFI	AGFI	PGFI
Default model	0.047	0.905	0.795	0.42
Saturated model	0	1		
Independence model	0.143	0.556	0.407	0.417

- **比较拟合指数**(comparative fit index,CFI):该指数在对假设模型和独立模型比较时取得,其取值范围为 0 ~ 1,愈接近 0 表示拟合愈差,愈接近 1 表示拟合愈好。一般认为,若 CFI≥0.939,则认为模型拟合较好。下表中,CFI = 0.939,表明拟合优度较好。

Baseline Comparisons

Model	NFI Delta1	RFI rho1	IFI Delta2	TLI rho2	CFI
Default model	0.84	0.741	0.943	0.901	0.939
Saturated model	1		1		1
Independence model	0	0	0	0	0

- **近似误差均方根**(root – mean – square error of approximation,RMSEA):RMSEA 是评价模型不拟合的指数,如果其值接近 0,表示拟合良好,相反,离 0 愈远表示拟合愈差。一般认为,如果 RMSEA = 0,表示模型完全拟合;RMSEA <0.05,表示模型接近完全拟合;0.05≤RMSEA≤0.08,表示模型拟合合理;0.08 < RMSEA < 0.10,表示模型拟合一般;RMSEA≥0.10,表示模型拟合较差。下表中,RMSEA =0.097,表示拟合优度一般。

RMSEA

Model	RMSEA	LO 90	HI 90	PCLOSE
Default model	0.097	0	0.185	0.203
Independence model	0.308	0.255	0.363	0

（四）注意事项

（1）《硕士研究生健康状况量表》及其数据只起演示作用。首先，进行探索性因子分析时，量表应该是完整成熟的，而《硕士研究生健康状况量表》显然不满足条件；其次，用作探索性因子分析和验证性因子分析的数据，需要是同一人群的两部分不同数据，而本次采用了同一组数据。

（2）"违犯估计"问题：所谓违犯估计是指结构模型或测量模型中统计的所输出的估计系数超出可接受的范围。违犯估计通常有以下三种情况：①误差出现负值；②标准化系数大于0.96，即接近或超过了1；③标准误过大。

导致这种情况的因素是多样的，主要有：①样本量小；②潜变量指标过少，导致模型不稳定，一般指标在4个左右最为稳定；③抽样的问题；④模式的界定有问题，这种错误是初学者最容易犯的，即模型本身的界定有问题；⑤异常值的影响，应先对异常值进行处理；⑥缺失值的不当处理。

第五篇

Meta 分析

（RevMan 5.3）

第二十一章

Meta 分析概述

Meta 分析是对具有相同研究目的的多个独立研究结果进行系统分析、定量综合的一种研究方法。该方法源于 Fisher 1920 年提出的"合并 P 值"思想；1976 年，心理学家 Glass 进一步将其发展为"合并统计量"，并首次命名为"meta – analysis"，国内也称为"荟萃分析"。经过多年发展，Meta 分析已经成为循证医学领域对文献资料进行系统综述的基本统计方法。

一、Meta 分析的目的

（1）增加统计学检验效能。有时候单个研究结果没有统计学意义可能是样本量偏小、检验效能偏低所致。通过对同一研究目的的多个小样本的综合，可扩大样本含量，提高检验效能。

（2）定量估计研究效应。对有争议甚至相互矛盾的同类研究进行 Meta 分析可以得出比较明确的结论，对效应的估计也更加准确。

（3）发现既往研究的不足之处。

二、Meta 分析的方法和步骤

（一）选题

Meta 分析十分适用于针对同一主题的随机对照试验（RCT）的综合分析，因为这类试验严格遵循随机化原则，处理组和对照组之间可比性好，分析结果比较可靠，所以针对 RCT 的 Meta 分析最为常见。近年来，Meta 分析也广泛应用于非试验研究中。

（二）文献检索

由于 Meta 分析是对某一主题已有的研究进行综合分析，所以尽可能全面、系统地收集相关文献是进行文献检索的基础。

（三）文献的纳入和排除

在正式选择文献前，需要指定合格文献的纳入和排除标准，采用的标准需要根据研究目的和专业意义来确定，制订标准时需要考虑的因素有：研究设计类型、文献发表年限和语言、样本量和随访期限、结局测量指标、重复发表以及信息的完整性。

（四）文献质量评价

用于评价文献质量的方法很多，但大多是针对某一种特定研究类型而设计的，如目前用得最多的 CONSORT 声明，就是针对临床试验文献而言的。

（五）数据以及相关信息的提取

（1）文献的基本信息，包括发表刊物、文献名称、作者姓名、发表年代等。

（2）研究类型和方法学特征,如观察性研究还是试验性研究。

（3）研究对象特征,如研究人群的特征和种族等基本特征,患者的诊断标准及对照的选择标准等。

（4）干预措施和结局测量指标。

（5）Meta 分析的效应指标,有的需要先对文章数据进行计算来获得。

（6）样本含量等。

（六）异质性分析

根据异质性产生的原因,可分为方法学上的异质性和生物效应间的异质性。方法学上的异质性是由同一主题的研究方法不同、选择的对照不同或者资料收集方法不同造成的。生物效应间的异质性是由研究人群的特征不同造成的,如年龄、性别和种族。对同质性较好的采用固定效应模型合并,对存在明显异质性的采用随机效应模型合并。也有人认为均应采用随机效应模型合并,这样计算的置信区间较大,结果更加保守。如果异质性过大,则不宜采用 Meta 分析,而应采用描述性系统评价或者使用亚组分析等。

（七）效应量选择

研究中常用的效应量指标包括以下几种。

- 二分类资料效应指标:比值比（odds ratio,OR）,相对危险度（relative risk,RR）,率差（risk difference,RD）。

- 连续变量资料的效应指标:加权均数差（weighted mean difference ,WMD）和标准化均差（standardized mean difference,SMD）。

- 若为等级资料或多分类资料,需要转换成上面两种形式。

- 生存资料的效应指标:危险比（hazard ratio,HR）。有时也可将其当作二分类变量来处理,选用 RR、OR 或 RD 作为效应指标。

（八）发表偏倚分析

发表偏倚是 Meta 分析最常见的系统误差,由于阳性结果比阴性结果更容易发表,因此形成了为数不少的"抽屉文件",指根据发表的文献所做的综合分析有可能歪曲了真实效应。对发表偏倚的识别通常通过漏斗图（funnel plots）来实现。

三、结局指标的选择

（一）结局指标为二分类资料

	OR（odds ratio）	RR（relative risk）	RD（risk difference）
名称	优势比、比值比	相对危险度	风险差、率差
定义	病例组暴露率与对照组暴露率之比	干预组结局发生率与对照组结局发生率之比	干预组结局发生率与对照组结局发生率之差
公式	$(A/B)/(C/D)$	$[A/(A+B)]/[C/(C+D)]$	$[A/(A+B)]-[C/(C+D)]$
使用范围	病例对照研究（回归性的病因学分析）	队列研究、随机对照试验	随机对照试验（前瞻性）

（1）如果是随机对照试验的Meta分析，二分类变量首选RR，只有当干预组和对照组的事件发生率较低（一般认为≤20%，更保守的认为≤10%）的时候，OR与RR的差异较小，此时也可以选用OR。

（2）如果是病例对照研究，就只能选择OR作为效应指标。

（二）结局指标为连续变量

1. 加权均数差（WMD）

用于Meta分析中所有研究具有相同连续性结局变量（如体重）和测量单位时。计算WMD时，需要知道每个原始研究的均数、标准差和样本量。每个原始研究均数差的权重（例如每个研究对Meta分析合并统计量的影响大小）由其效应估计的精确性决定，例如RevMan统计软件中设定计算WMD的权重为方差的倒数。

2. 标准化均差（SMD）

SMD为两组估计均数差除以平均标准差而得。由于消除了量纲的影响，因而结果可以被合并。计算SMD时，也需要知道每个原始研究的均数、标准差和样本量。每个原始研究均数差的权重由其效应估计的精确性决定，一般由方差或者标准差等来决定。SMD属于一个相对指标，不受基线风险的影响，具有较好的一致性。但某些情况下相对指标并不能反映关注事件的真实风险情况，容易夸大效应。

对于连续变量，当测量指标的单位（有的需要转换为相同单位）或者工具相同时，我们选用WMD，但是对于以下情况要选用SMD：测量工具不一样，测量的时间点不一致，还有就是纳入的研究间均数或者标准差相差在10倍以上。

四、异质性检验

系统评价中不同研究中的变异称为异质性，异质性主要有两种：临床异质性和方法学异质性。异质性使每个研究获得的效应量不同。Review Manager软件对于异质性检验，主要提供了Q统计量和I^2统计量。

1. Q统计量

最常用的异质性检验方法为Q检验法，其本质为卡方检验，为Cochrane Handbook所推荐，也是RevMan默认的计算方法，在研究数目少的情况下，Q检验法的检验效能过低，而在研究数目很多的情况下，Q检验法的检验效能又过高。

2. I^2统计量

为了消除研究数目对统计量检验效能的影响，通过对Q统计量进行转换，获得I^2统计量，一般认为I^2值超过25%、50%、75%时，分别提示研究间具有低度、中度及高度异质性，当$I^2 \geq 50\%$时，提示存在实质性的异质性。

五、森林图

以统计指标和统计分析方法为基础，用数值运算结果绘制出的图形。在平面直角坐标系中，以一条垂直的无效线（横坐标刻度为1或0）为中心，用平行于横轴的多条线段描述每个被纳入研究的效应量和置信区间（confidence interval，CI），用一个棱形（或其他图形）描述多个研究合并的效应量及置信区间。它非常简单和直观地描述了Meta分析的统计结果，是

Meta 分析中最常用的结果表达形式。

六、漏斗图

通常阳性结果较阴性结果更容易发表,因此我们有必要进行发表偏倚的评估,常用方法有漏斗图、Egger 法、Begg 法、Trim 法以及计算安全系数等。漏斗图是一种通过视觉观察识别是否存在发表偏倚的方法,也是 Cochran Handbook 推荐使用的方法。此方法以治疗效应为横坐标、样本量为纵坐标作散点图,通过视觉观察是否对称。如果漏斗图显示大部分研究处于"倒漏斗"的上部而基部研究少,且左右大致对称,则提示发表偏倚不明显,反之则提示存在明显发表偏倚。这种方法具有直观、简单的特征,但无法对图形的对称性做出精确检验。

第二十二章

分类资料的 Meta 分析

第一节 比值比的 Meta 分析

一、研究数据

纳入 **Meta** 分析的各项研究的主要信息

研究编号	作者	发表时间	试验组			对照组		
			死亡数	存活数	总人数	死亡数	存活数	总人数
1	Lu	2003	11	41	52	26	30	56
2	Wang	2001	2	28	30	8	22	30
3	Shen	2003	13	29	42	21	19	40
4	Gu	2004	26	34	60	39	21	60
5	Ma	1999	20	30	50	33	17	50

二、操作步骤和结果解释

(一)新建文献评价文件

在菜单 File 下选择 New,在弹出的"New Review Wizard"中点击"Finish",则出现新建文件窗口。

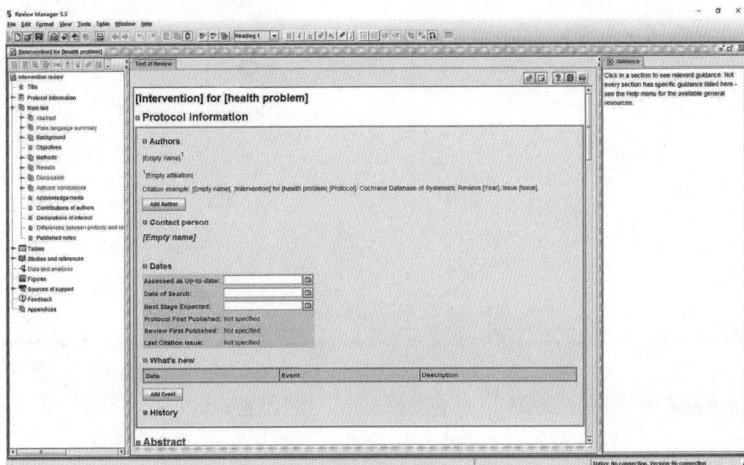

（二）添加纳入研究

右键点击"Characteristics of included studies"，在弹出的菜单中选择第一项"Add Study"。

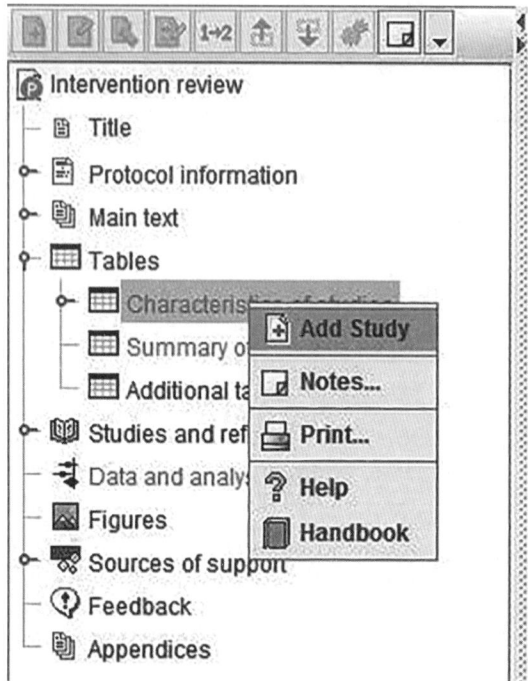

弹出"New Study Wizard"，选择第一项"Included studies"，点击"Next"。

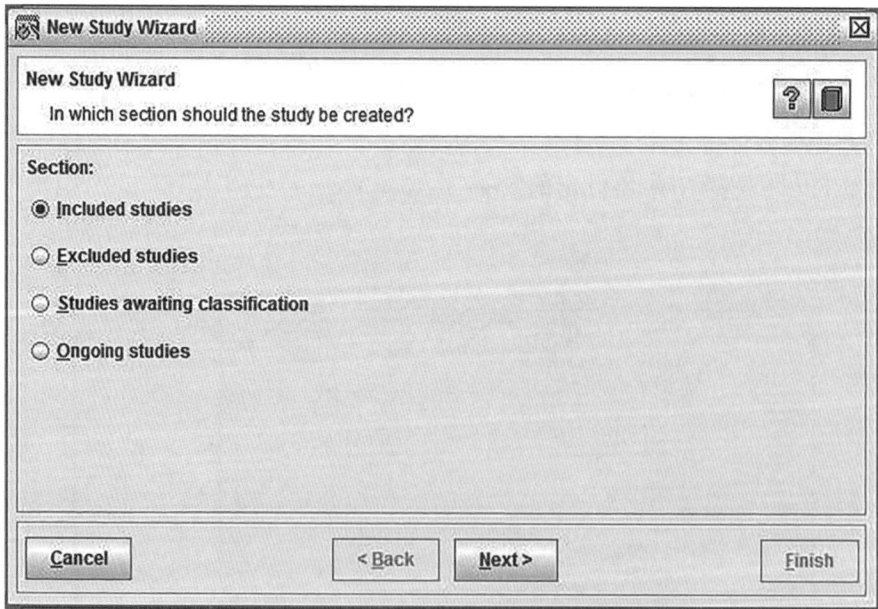

填入第一个研究文献"Lu 2003"，点击"Finish"，则已经纳入了一个研究。

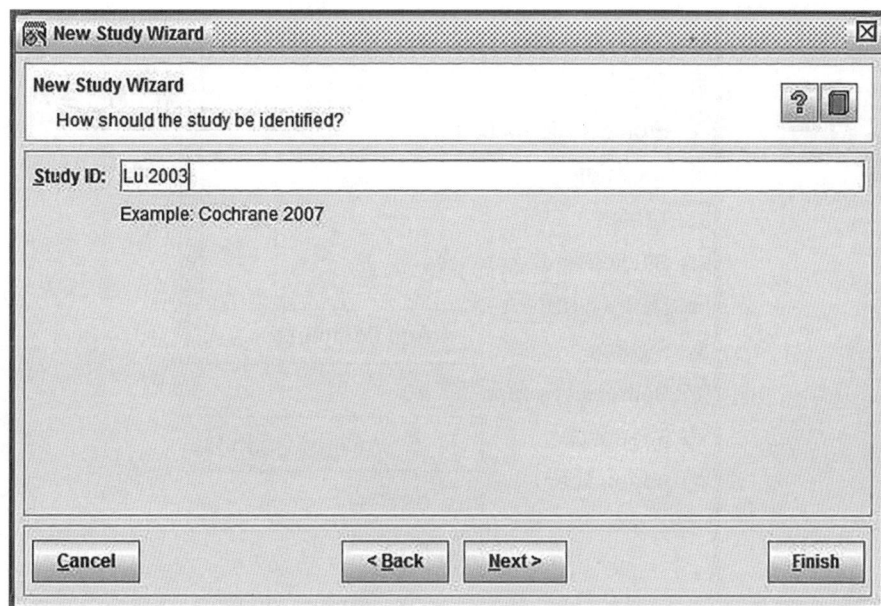

再次重复以上操作,逐一添加"Wang 2001""Shen 2003""Gu 2004""Ma 1999",共计5个研究,则可见右窗口 Included studies 条目下已经包括了这5个研究。

(三)添加比较

右键单击"Data and analyses",在弹出的菜单中选择第一项"Add Comparison"。

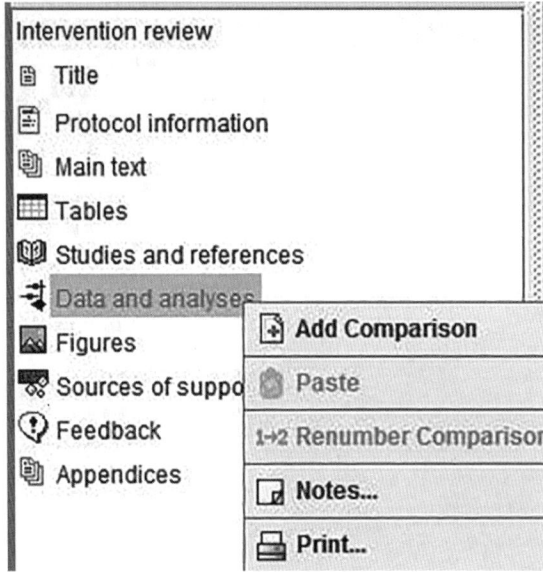

在弹出的"New Comparison Wizard"窗口的"Name"框中输入比较的名称"试验组 VS 对照组",点击"Finish"完成。

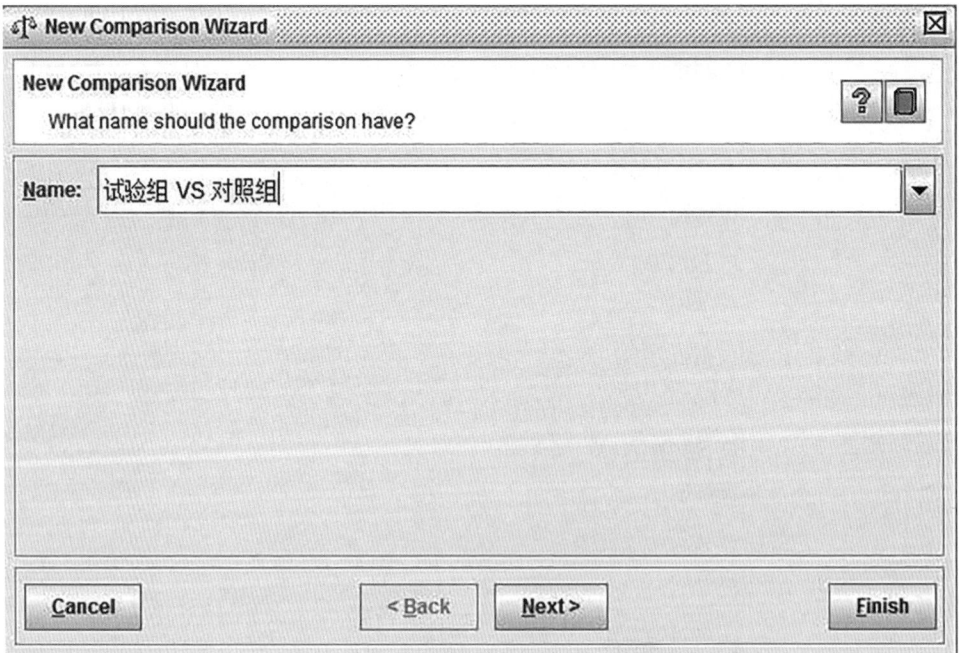

（四）添加结局指标

在右窗口"试验组 VS 对照组"上单击右键,在弹出的菜单中选择第一项"Add Out-come"。

☐ **Data and analyses**

☐ 1 试验组 VS 对照组 ✐

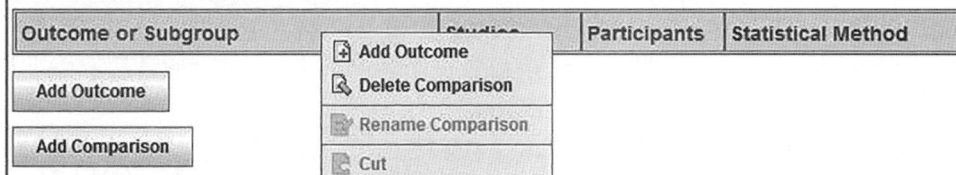

Outcome or Subgroup		Studies	Participants	Statistical Method

Add Outcome

Add Comparison

⊞ Add Outcome
🔍 Delete Comparison
📝 Rename Comparison
📋 Cut

在弹出的"New Outcome Wizard"窗口中选择"Data Type",此处选择"Dichotomous"(二分类变量),点击"Next"。

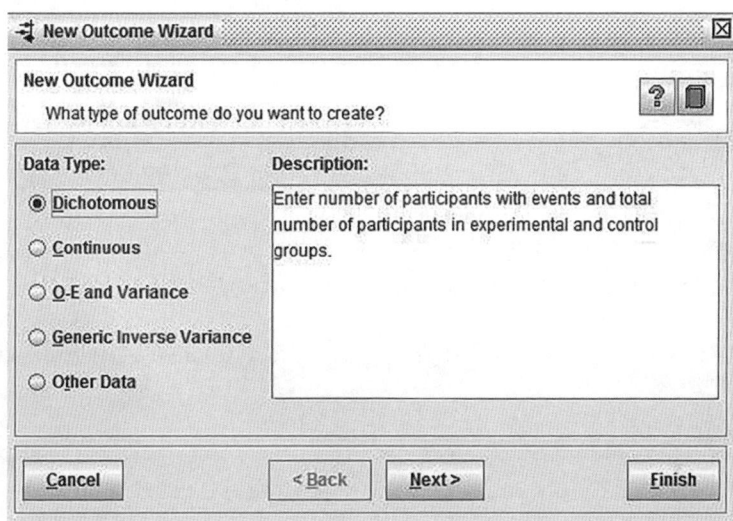

New Outcome Wizard

New Outcome Wizard
What type of outcome do you want to create?

Data Type:

⦿ Dichotomous
○ Continuous
○ O-E and Variance
○ Generic Inverse Variance
○ Other Data

Description:

Enter number of participants with events and total number of participants in experimental and control groups.

Cancel   < Back   Next >   Finish

在"Name"处输入结局指标名称"死亡率",点击"Finish",完成该结局指标的添加。

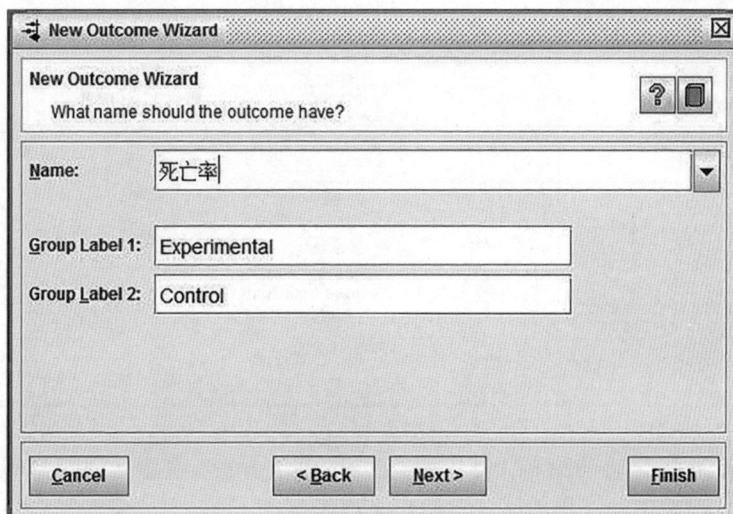

New Outcome Wizard

New Outcome Wizard
What name should the outcome have?

Name: 死亡率

Group Label 1: Experimental

Group Label 2: Control

Cancel   < Back   Next >   Finish

此时出现了如下"死亡率"视图窗口。

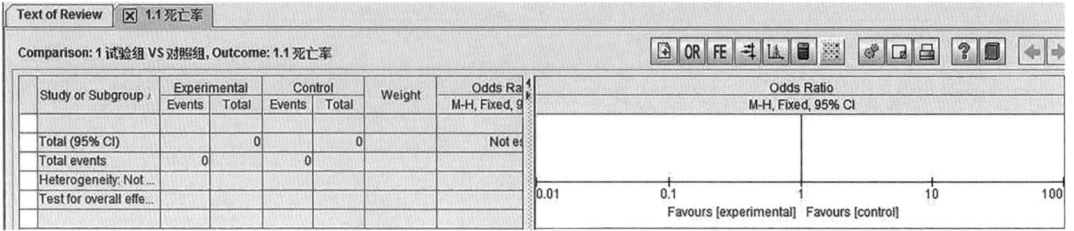

（五）将纳入的研究添加到表中

右键点击结局指标"死亡率"，在弹出的菜单中选择第二项"Add Study Data"。

弹出"New Study Data Wizard"向导窗口，在"Included Studies"栏中选择"Lu 2003"，点击"Finish"。

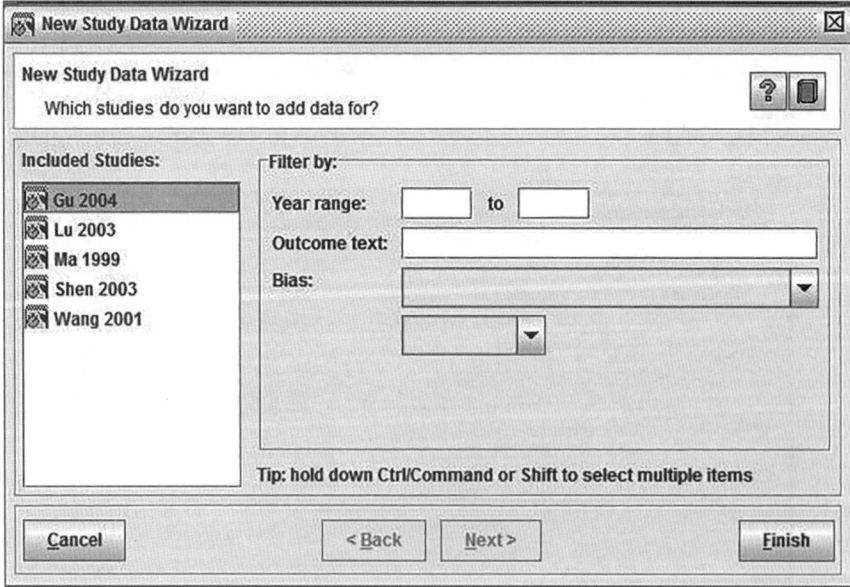

然后再次右键点击结局指标"死亡率"，进行重复操作，将余下的"Wang 2001""Shen 2003""Gu 2004""Ma 1999"共4项研究加入表格中。

（六）在表中添加数据，并选择效应量和统计模型

- 在表格中填写相应的数据。
- 点击表格上方的 OR，可在 RR 和 RD 之间选择统计量，此处选择 OR。
- 点击表格上方的 FE，可转变为 RE，此处选择固定效应模型 FE。

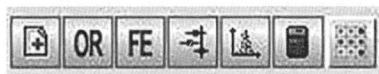

Comparison: 1 试验组 VS 对照组, Outcome: 1.1 试验组 vs 对照组

Study or Subgroup	Experimental Events	Experimental Total	Control Events	Control Total	Weight	Odds Ratio M-H, Fixed, 95% CI
Gu 2004	26	60	39	60	26.3%	0.41 [0.20, 0.86]
Lu 2003	11	52	26	56	23.5%	0.31 [0.13, 0.72]
Ma 1999	20	50	33	50	23.6%	0.34 [0.15, 0.78]
Shen 2003	13	42	21	40	17.7%	0.41 [0.16, 1.00]
Wang 2001	2	30	8	30	8.9%	0.20 [0.04, 1.02]
Total (95% CI)		234		236	100.0%	0.35 [0.24, 0.52]
Total events	72		127			
Heterogeneity: Chi² = 0.84, df = 4 (P = 0.93); I² = 0%						
Test for overall effect: Z = 5.18 (P < 0.00001)						

三、结果解释

分别点击 ⊐（Forest plot）和 ⊥（Funnel plot），则会分别弹出森林图和漏斗图。

（一）森林图

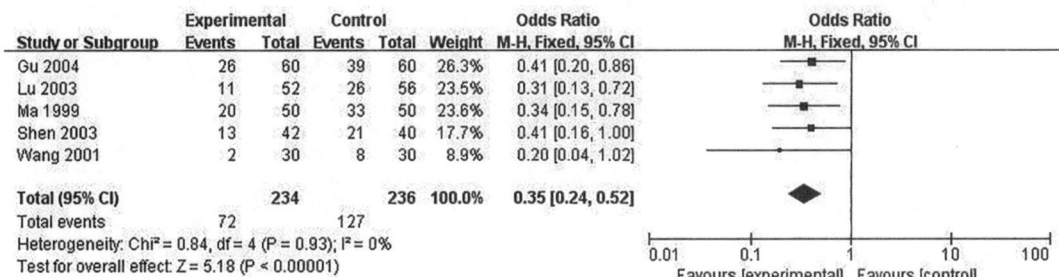

该图是 Meta 分析最重要的结果，包括了三个部分：左上部是原始数据、OR 值及其 95% 置信区间；左下部是异质性分析；右边是森林图。

- 由异质性（Heterogeneity）分析，可见 $I^2 = 0\% < 25\%$，可认为不存在异质性，因此模型采用固定效应模型。
- 表格左上部从左到右包括研究名称（Study or Subgroup），试验组（Experimental）的结局事件（Events）死亡人数和总人数（Total），对照组（Control）的结局事件（Events）死亡人数和总人数（Total），权重（Weight），OR 值及其 95% 置信区间。
  - ➤ 第一行研究"Gu 2004"，其试验组共 60 人，死亡 26 人，对照组共 60 人，死亡 39 人，OR

值(比值比)定义为病例组中暴露人数与非暴露人数的比值除以对照组中暴露人数与非暴露人数的比值,病例组(此处为试验组)暴露人数为 26 人,非暴露人数为 34(60 - 26)人,对照组暴露人数为 39 人,非暴露人数为 21(60 - 39)人,则 OR = (26/34)/(39/21) = 0.41,其含义为试验组发生死亡的风险是对照组的 0.41 倍,也就是该试验组为保护因素组。

　　➢ 权重就是该研究在 Meta 分析中所占比重,一般来说,一项研究中,例数越多,权重越大。

　　➢ 之后是 OR 值的 95% 置信区间(95% CI),为[0.20,0.86]。置信区间是指真实值可能存在的范围,反映了结果的精确度,范围越窄,说明结果越精确。

　　➢ 图中 5 个研究 95% CI 之下就是合并 OR 的结果,合并 OR 值为 0.35,其 95% 置信区间为[0.24,0.52]。

　　● 右边的森林图就是对表格数据的图形化,中线 OR = 1,代表试验因素没有意义,OR < 1 代表试验因素为保护因素,OR > 1 表示试验因素为危险因素,此处 OR < 1。每一条线代表了一个研究的置信区间,线段中间的小方块代表了该研究的 OR 值。最下方的菱形代表合并 OR 值及其置信区间,菱形中点位置代表合并 OR 值,为 0.35,菱形的左右两端代表其 95% 置信区间为[0.24,0.52]。如果短线或菱形与中线 OR = 1 相交或接触,则代表差异无统计学意义。

　　(二)漏斗图

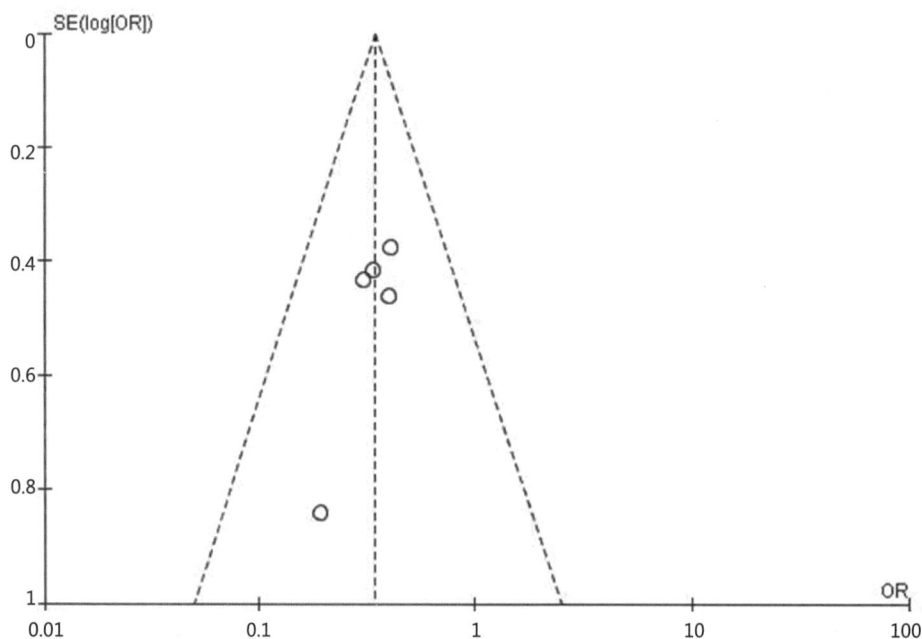

　　漏斗图包含的内容:5 个小圆圈代表的 5 个研究,可见只有 1 个研究处于基部,其余 4 个研究处于倒漏斗上部,且左右大致对称,提示发表偏倚不明显。

第二节　相对危险度的 Meta 分析

一、研究数据

纳入 **Meta** 分析的各项研究的主要信息

研究编号	作者	发表时间	试验组			对照组		
			有效数	无效数	总人数	有效数	无效数	总人数
1	Blondal	1989	37	55	92	24	66	90
2	Campbell	1991	21	86	107	21	84	105
3	Fagerstrom	1982	30	20	50	23	27	50
4	Fee	1982	23	157	180	15	157	172
5	Garcia	1989	21	47	68	5	33	38

二、操作步骤和结果解释

（一）新建文献评价文件

在菜单 File 下选择 New，在弹出的"New Review Wizard"中点击"Finish"，则出现新建文件窗口。

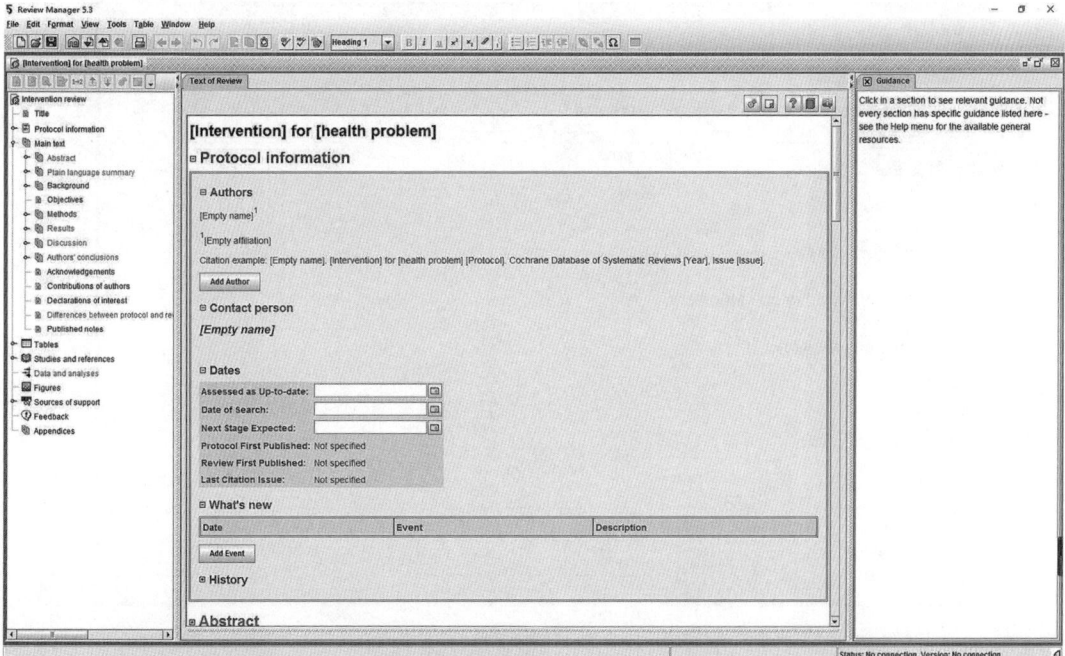

(二)添加纳入研究

右键点击"Characteristics of included studies",在弹出的菜单中选择第一项"Add Study"。

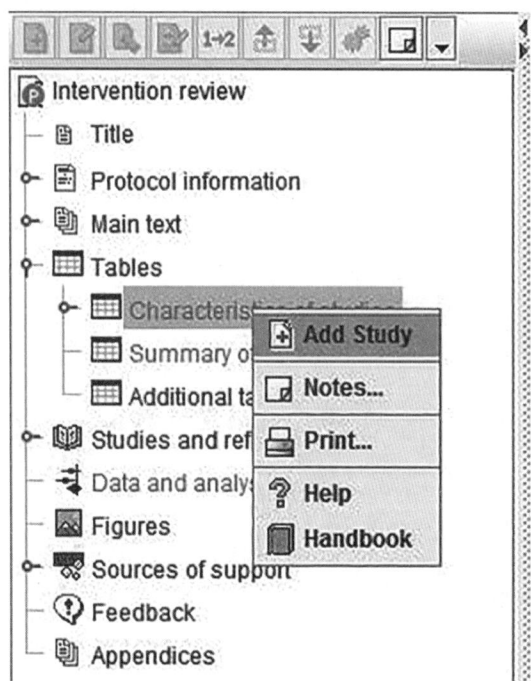

弹出"New Study Wizard",选择第一项"Included studies",点击"Next"。

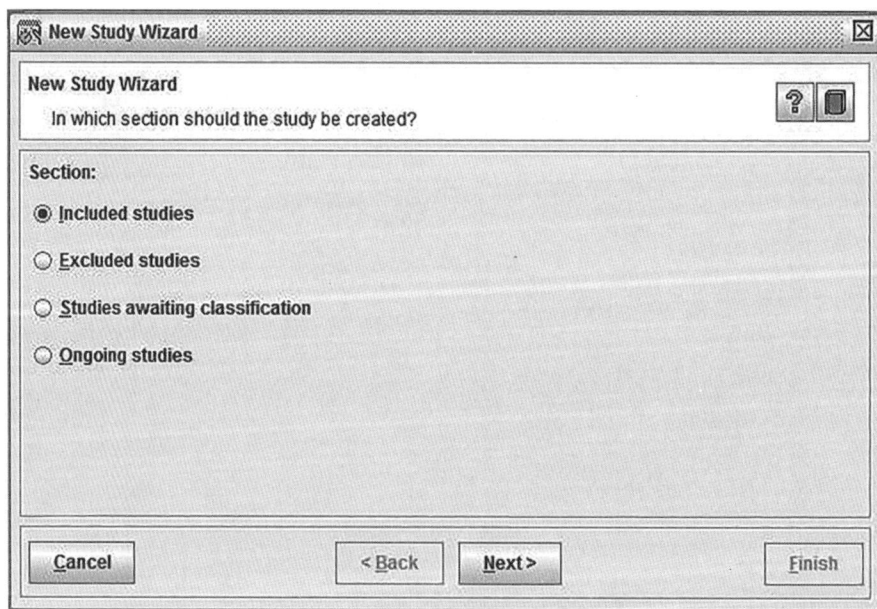

填入第一个研究文献"Blondal 1989",点击"Finish",则已经纳入了一个研究。

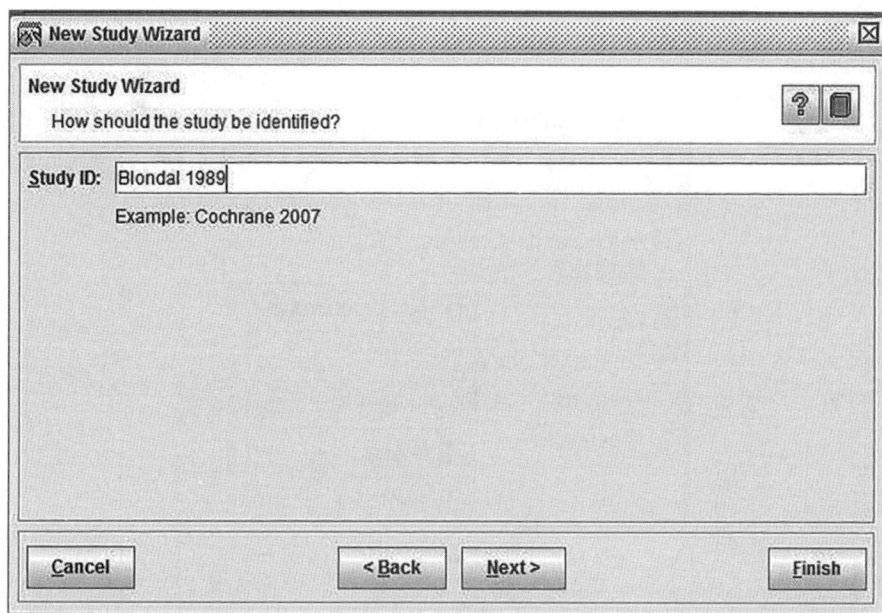

再次重复以上操作,逐一添加余下的"Campbell 1991""Fagerstrom 1982""Fee 1982" "Garcia 1989",共计 5 个研究,则可见右窗口 Included studies 条目下已经包括了这 5 个 研究。

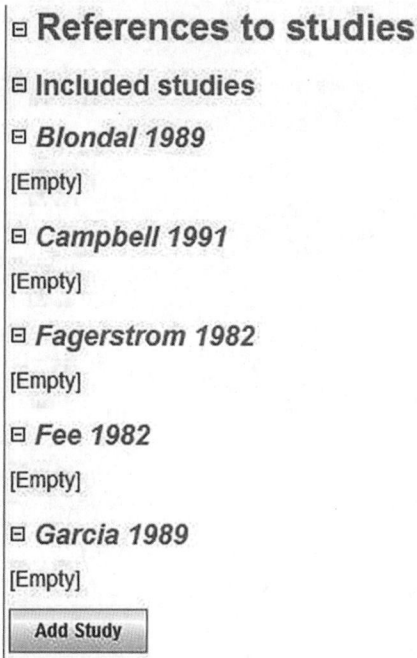

(三)添加比较

右键单击"Data and analyses",在弹出的菜单中选择第一项"Add Comparison"。

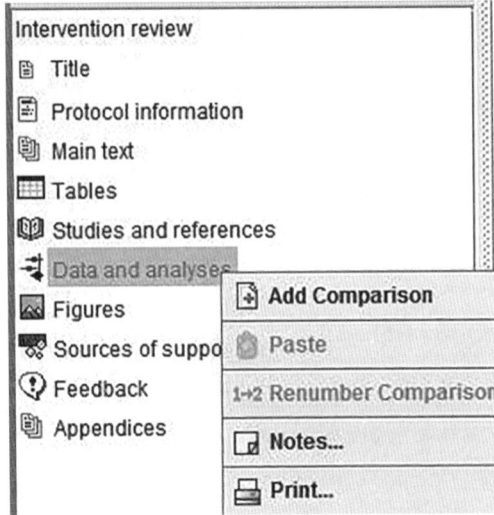

在弹出的"New Comparison Wizard"窗口的"Name"框中输入比较的名称"试验组 VS 对照组",点击"Finish"完成。

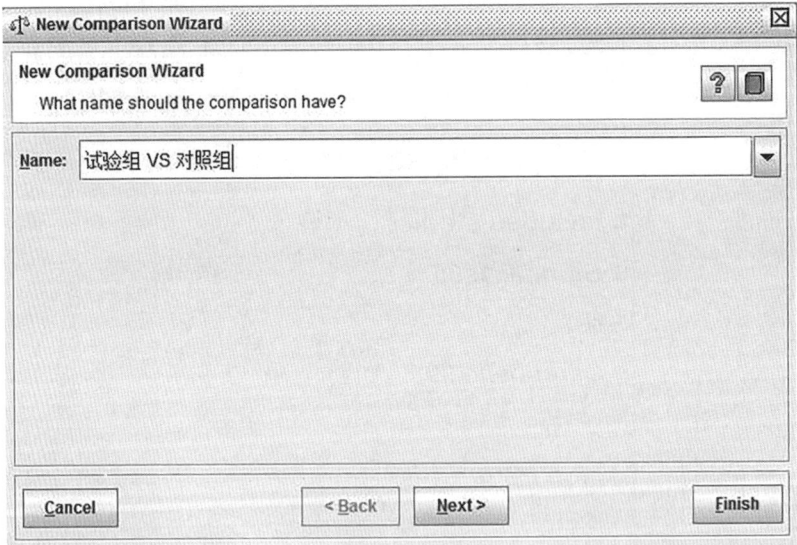

(四)添加结局指标

在右窗口"试验组 VS 对照组"上单击右键,在弹出的菜单中选择第一项"Add Outcome"。

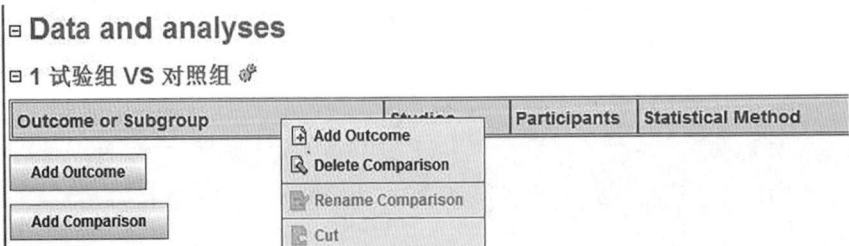

在弹出的"New Outcome Wizard"窗口中选择"Data Type",此处选择"Dichotomous"(二分类变量),点击"Next"。

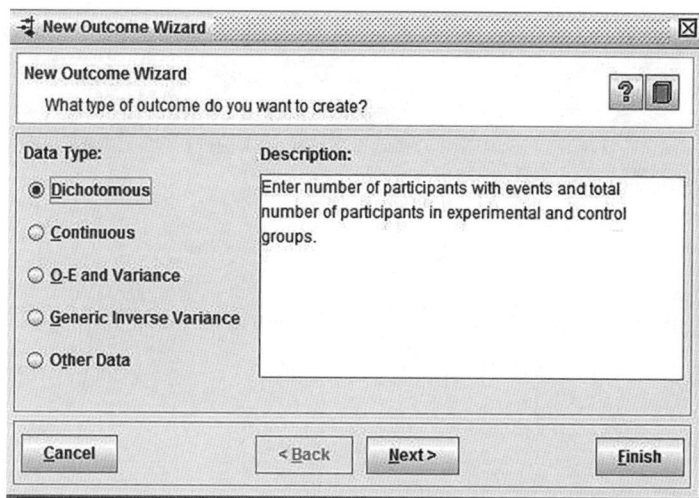

在"Name"处输入结局指标的名称"有效率",点击"Finish"完成该结局指标的添加。

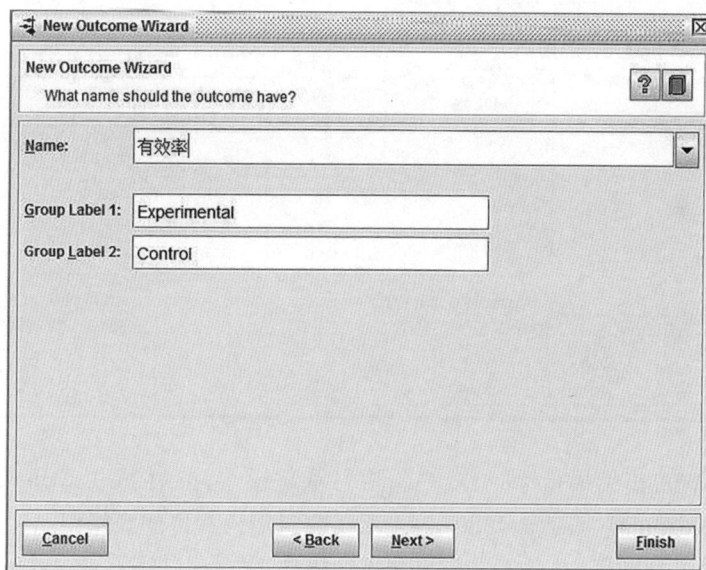

此时出现了如下"有效率"视图窗口。

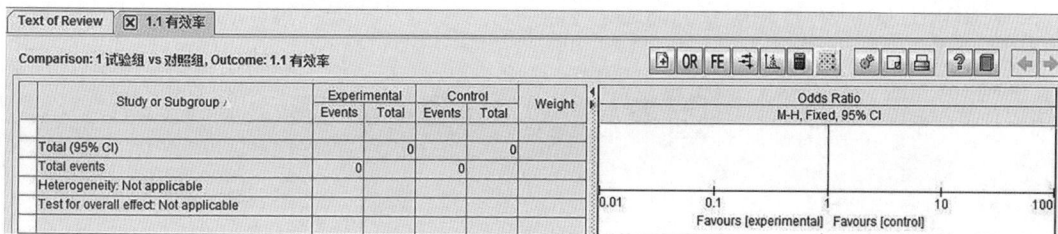

(五)将纳入的研究添加到表中

右键点击结局指标"有效率",在弹出的菜单中选择第二项"Add Study Data"。

弹出"New Study Data Wizard"向导窗口,在"Included Studies"栏中选择"Blondal 1989",点击"Finish"。

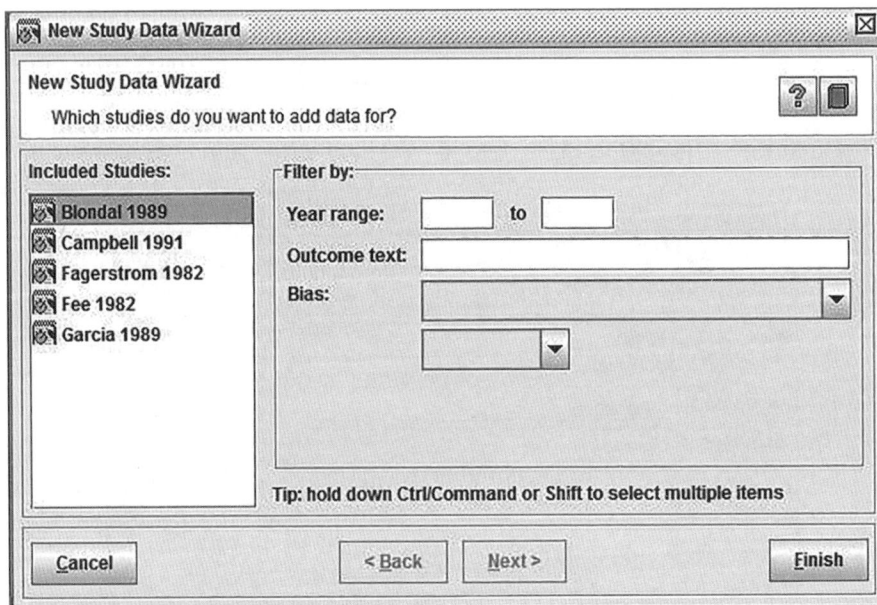

然后再次右键点击结局指标"有效率",进行重复操作,将余下的"Campbell 1991""Fagerstrom 1982""Fee 1982""Garcia 1989"这 4 项研究也加入右边的表格中。

(六)在表中添加数据,并选择效应量和统计模型

- 在表格中填写相应的数据。
- 点击表格上方,选择 RR。
- 点击表格上方,选择固定效应模型 FE。

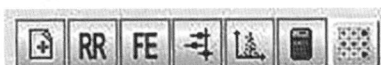

Comparison: 1 试验组 vs 对照组, Outcome: 1.1 有效率   RR FE

Study or Subgroup	Experimental Events	Experimental Total	Control Events	Control Total	Weight	Risk Ratio M-H, Fixed, 95% CI
☑ Blondal 1989	37	92	24	90	26.9%	1.51 [0.99, 2.30]
☑ Campbell 1991	21	107	21	105	23.5%	0.98 [0.57, 1.69]
☑ Fagerstrom 1982	30	50	23	50	25.5%	1.30 [0.90, 1.90]
☑ Fee 1982	23	180	15	172	17.0%	1.47 [0.79, 2.71]
☑ Garcia 1989	21	68	5	38	7.1%	2.35 [0.96, 5.72]
Total (95% CI)		497		455	100.0%	1.38 [1.10, 1.74]
Total events	132		88			
Heterogeneity: Chi² = 3.19, df = 4 (P = 0.53); I² = 0%						
Test for overall effect: Z = 2.78 (P = 0.005)						

三、结果解释

分别点击 (Forest plot) 和 (Funnel plot),则会分别弹出森林图和漏斗图。

(一) 森林图

Study or Subgroup	Experimental Events	Total	Control Events	Total	Weight	Risk Ratio M-H, Fixed, 95% CI
Blondal 1989	37	92	24	90	26.9%	1.51 [0.99, 2.30]
Campbell 1991	21	107	21	105	23.5%	0.98 [0.57, 1.69]
Fagerstrom 1982	30	50	23	50	25.5%	1.30 [0.90, 1.90]
Fee 1982	23	180	15	172	17.0%	1.47 [0.79, 2.71]
Garcia 1989	21	68	5	38	7.1%	2.35 [0.96, 5.72]
Total (95% CI)		497		455	100.0%	1.38 [1.10, 1.74]
Total events	132		88			
Heterogeneity: Chi² = 3.19, df = 4 (P = 0.53); I² = 0%						
Test for overall effect: Z = 2.78 (P = 0.005)						

Risk Ratio M-H, Fixed, 95% CI
0.01 0.1 1 10 100
Favours [experimental] Favours [control]

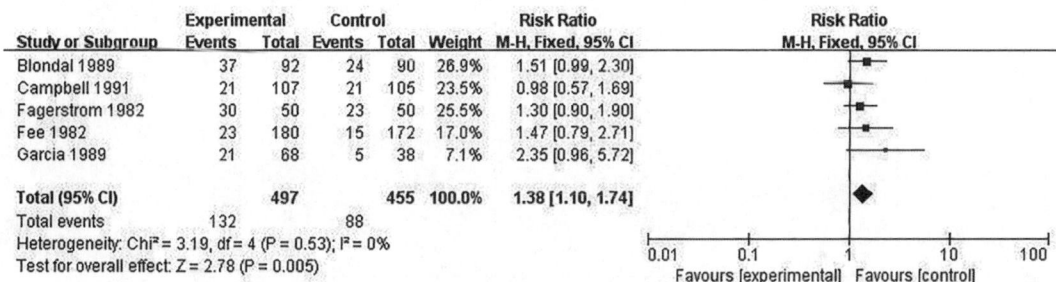

这幅图是 Meta 分析最重要的结果,包括了三个部分:左上部是原始数据、RR 值及其 95% 置信区间;左下部是异质性分析;右边是森林图。

- 由异质性(Heterogeneity)分析,可见 $I^2 = 0\% < 25\%$,可认为不存在异质性,因此模型采用固定效应模型。
- 表格从左到右包括研究名称(Study or Subgroup),试验组(Experimental)的结局事件(Events)有效人数和总人数(Total),对照组(Control)的结局事件(Events)有效人数和总人数(Total),权重(Weight),RR 值及其 95% 置信区间。
  - ➤ 第一行研究"Blondal 1989",其试验组共 92 人,有效 37 人,对照组共 90 人,有效 24 人,RR 值(相对危险度)定义为试验组中的暴露率(此处为有效率)是对照组中暴露率的倍数。试验组总人数为 92 人,有效人数(暴露人数)为 37 人,则暴露率为 37/92,对照组总人数为 90 人,有效人数(暴露人数)为 24 人,则暴露率为 24/90,则 RR = (37/92)/(24/90) = 1.51。其含义为试验组有效的可能性是对照组的 1.51 倍。
  - ➤ 权重就是该研究在 Meta 分析中所占比重,一般来说,一项研究中,例数越多权重越大。
  - ➤ 之后是 RR 值的 95% 置信区间,为[0.99, 2.30]。置信区间是指真实值可能存在的范围,反映了结果的精确度,范围越窄说明结果越精确。

➢ 图中 5 个研究的 95% CI 之下就是合并的结果,合并 RR 值为 1.38,其 95% 置信区间为 [1.10,1.74]。

● 右边森林图就是对表格数据的图形化,中线 RR = 1,代表试验因素没有意义,RR < 1,代表试验因素降低了有效率,RR > 1,表示试验因素提高了有效率,此处 RR > 1。每一条线代表了一个研究的置信区间,线段中间的小方块代表了该研究的 RR 值。最下方的菱形代表合并 RR 值及其置信区间,菱形中点位置代表合 RR 值,为 1.38,菱形左右两端代表 95% 置信区间[1.10,1.74]。如果短线或菱形与中线 RR = 1 相交或接触,则代表差异无统计学意义,此处 5 个研究均穿过 1,很可能是原始研究样本量不足造成的。

(二)漏斗图

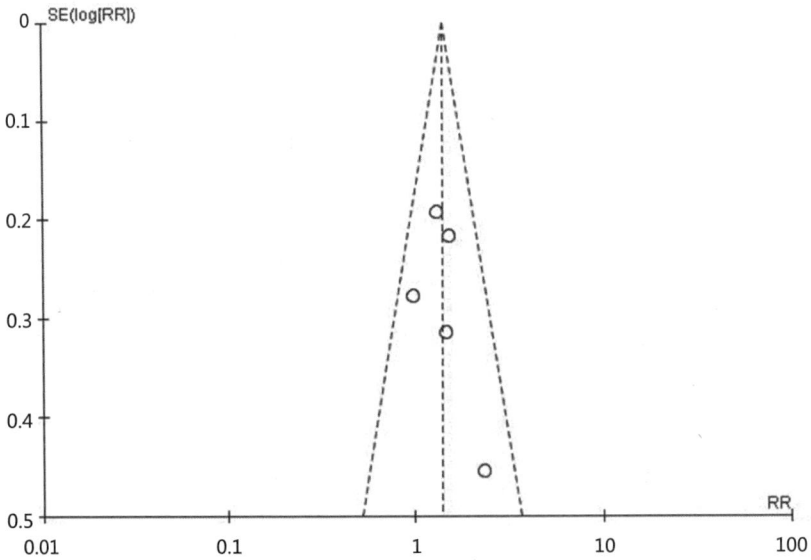

漏斗图包含的内容:5 个小圆圈代表 5 个研究,可见只有 1 个研究处于基部,其余 4 个研究处于倒漏斗上部,且左右大致对称,提示发表偏倚不明显。

第三节　率差的 Meta 分析

一、研究数据

纳入 Meta 分析的各项研究的主要信息

研究编号	作者	发表时间	试验组			对照组		
			死亡数	存活数	总人数	死亡数	存活数	总人数
1	Hartman	1998	37	45	82	46	36	82
2	AHS	1998	76	105	181	101	80	181
3	ATBC	2001	21	25	46	20	27	47
4	CARET	2003	69	73	142	63	81	144
5	Weinstein	2005	43	61	104	40	66	106

二、操作步骤和结果解释

(一) 新建文献评价文件

在菜单 File 下选择 New，在弹出的"New Review Wizard"中点击"Finish"，则出现新建文件窗口。

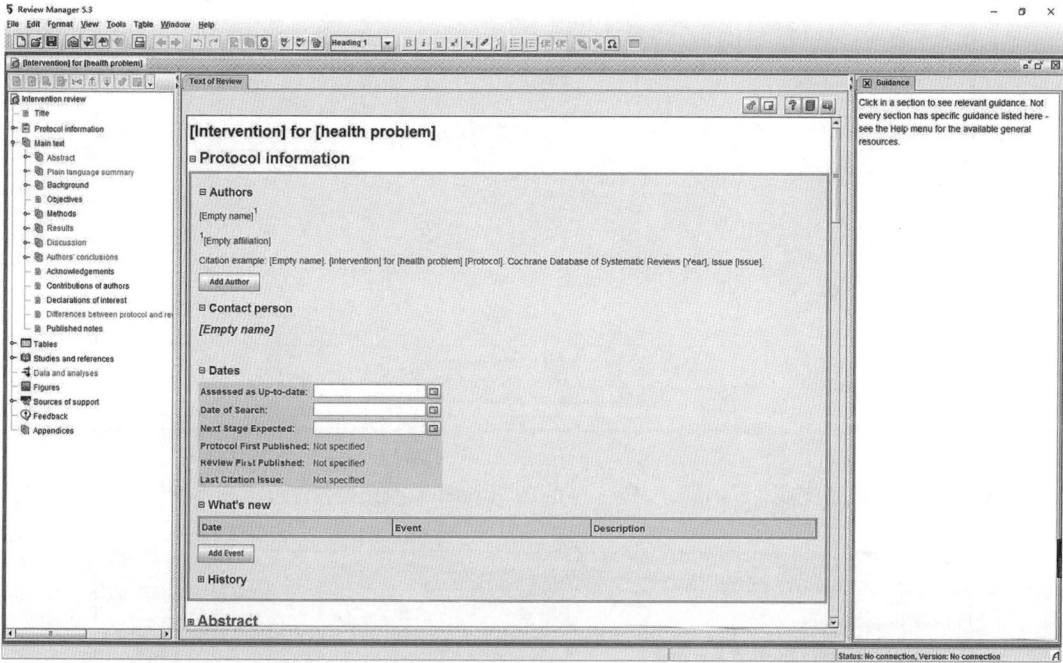

(二) 添加纳入研究

右键点击"Characteristics of included studies"，在弹出的菜单中选择第一项"Add Study"。

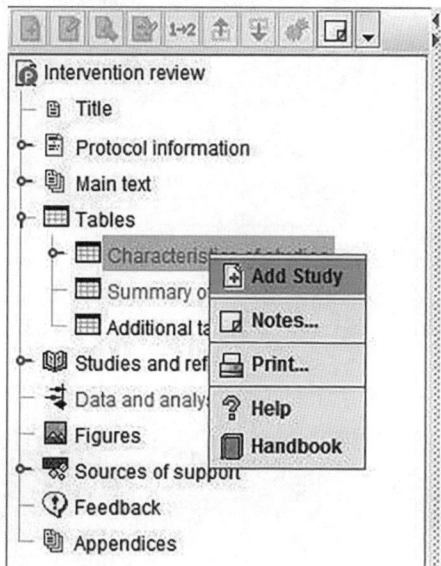

弹出"New Study Wizard",选择第一项"Included studies",点击"Next"。

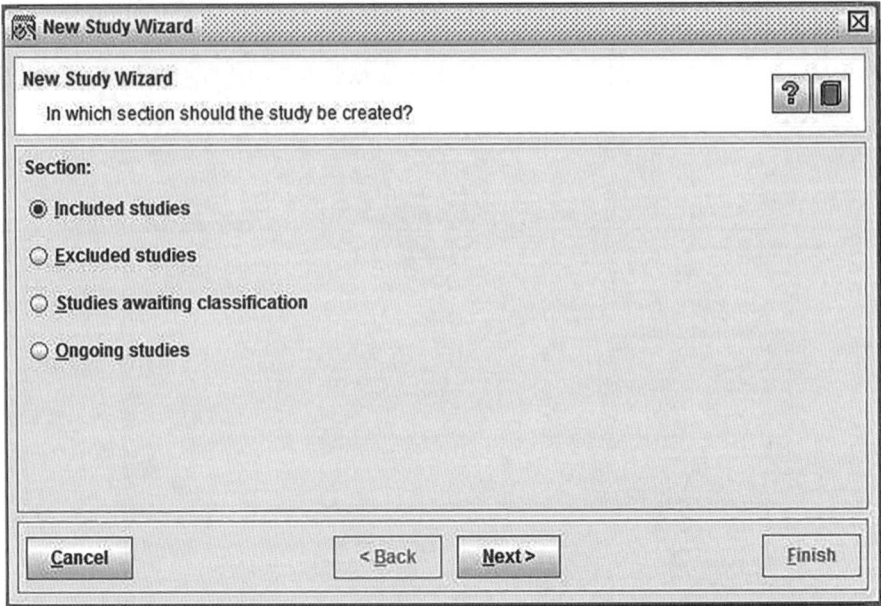

填入第一个研究文献"Hartman 1998",点击"Finish",则已经纳入了一个研究。

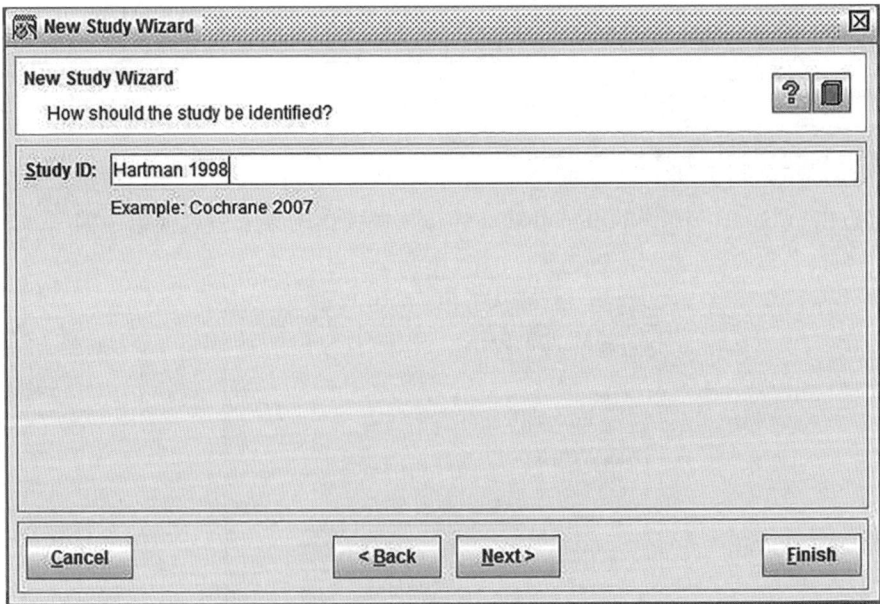

再次重复以上操作,逐一添加余下的"AHS 1998""ATBC 2001""CARET 2003""Weinstein 2005",共计5个研究,可见右窗口 Included studies 条目下已经包括了这5个研究。

(三) 添加比较

右键单击"Data and analyses",在弹出的菜单中选择第一项"Add Comparison"。

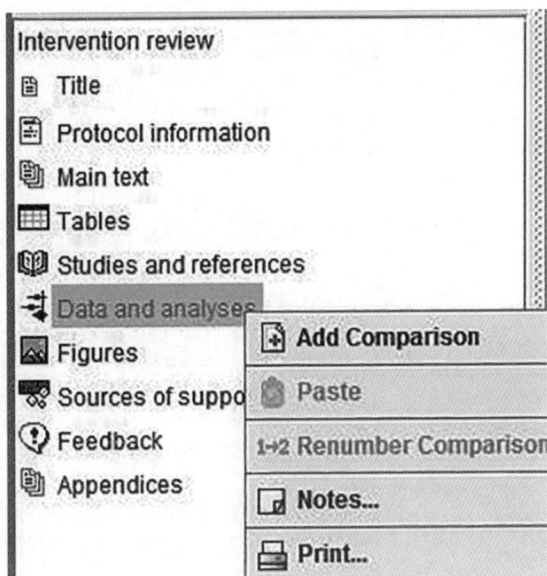

在弹出的"New Comparison Wizard"窗口的"Name"框中输入比较的名称"试验组 VS 对照组",点击"Finish"完成。

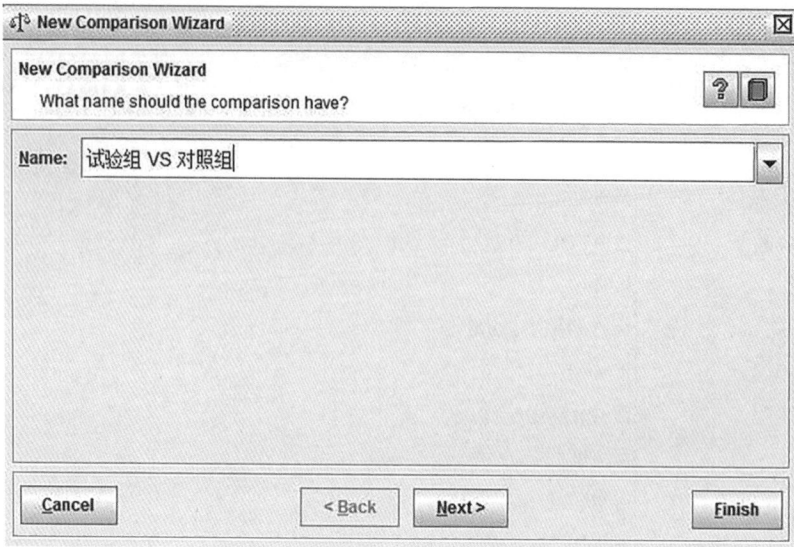

（四）添加结局指标

在右窗口"试验组 VS 对照组"上单击右键,在弹出的菜单中选择第一项"Add Outcome"。

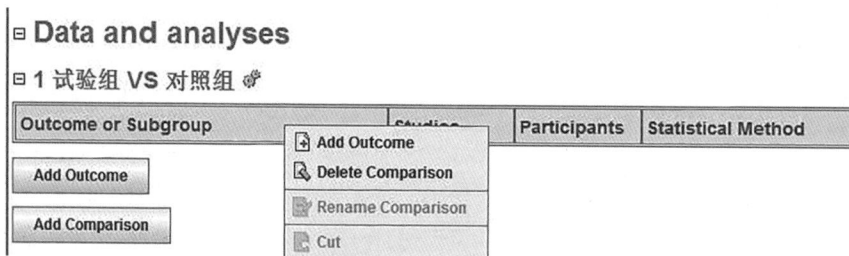

在弹出的"New Outcome Wizard"窗口中选择"Data Type",此处选择"Dichotomous"(二分类变量),点击"Next"。

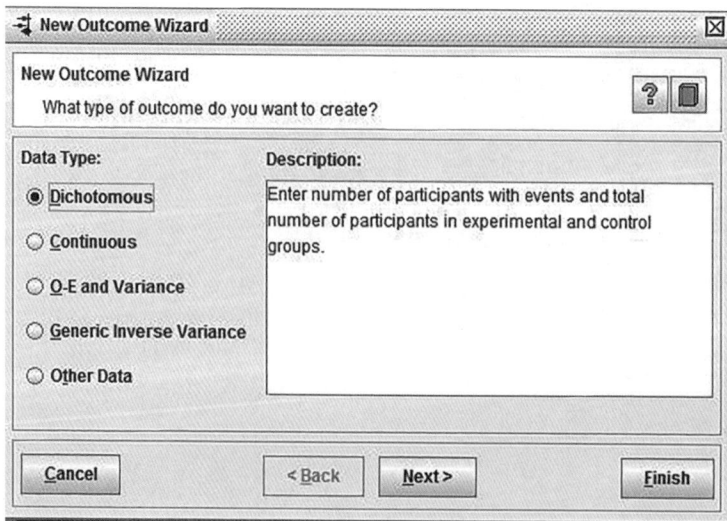

在"Name"处输入结局指标的名称"死亡率",点击"Finish"完成该结局指标的添加。

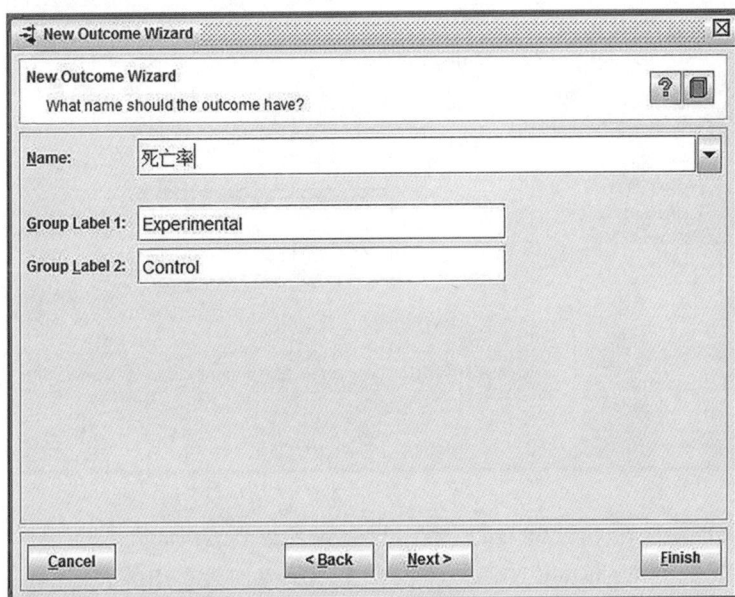

此时出现了如下"死亡率"视图窗口。

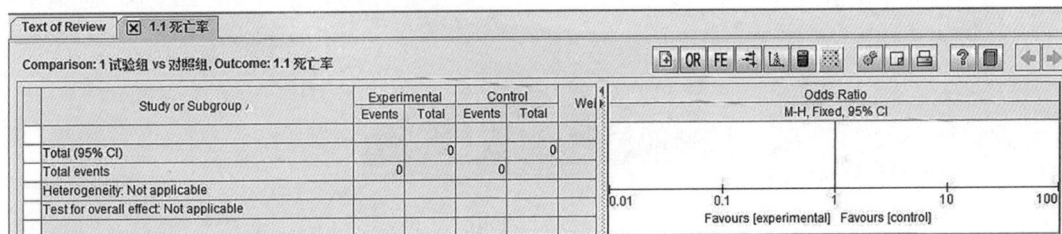

(五) 将纳入的研究添加到表中

右键点击结局指标"死亡率",在弹出的菜单中选择第二项"Add Study Data"。

弹出"New Study Data Wizard"向导窗口,在"Included Studies"栏中选择"AHS1998",
点击"Finish"。

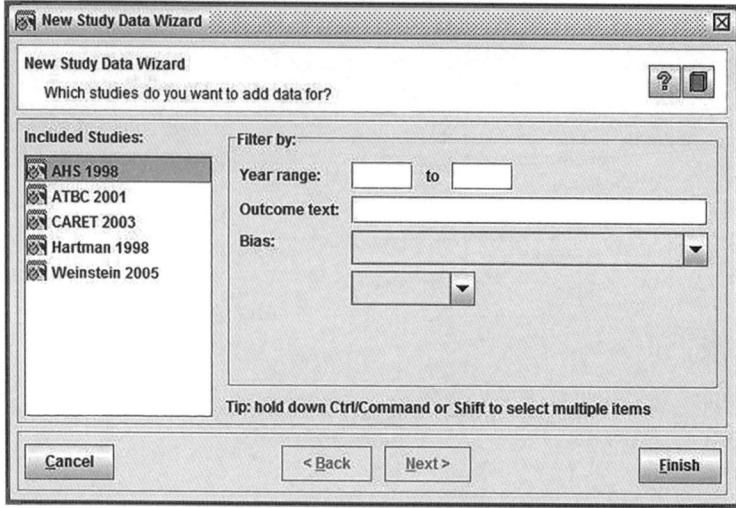

然后再次右键点击结局指标"死亡率",进行重复操作,添加余下的"AHS 1998""ATBC 2001""CARET 2003""Weinstein 2005",将共计 5 项研究加入右边的表格中。

(六)在表中添加数据,并选择效应量和统计模型

- 在表格中填写相应的数据。
- 点击表格上方,选择 RD。
- 点击表格上方,选择随机效应模型 RE。

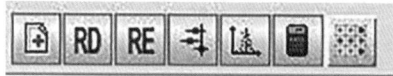

Comparison: 1 试验组 vs 对照组, Outcome: 1.1 死亡率					
Study or Subgroup	Experimental		Control		Weight	Risk Difference
	Events	Total	Events	Total		M-H, Random, 95% CI
☑ AHS 1998	76	181	101	181	25.6%	-0.14 [-0.24, -0.04]
☑ ATBC 2001	21	46	20	47	12.6%	0.03 [-0.17, 0.23]
☑ CARET 2003	69	142	63	144	23.3%	0.05 [-0.07, 0.16]
☑ Hartman 1998	37	82	46	82	17.9%	-0.11 [-0.26, 0.04]
☑ Weinstein 2005	43	104	40	106	20.6%	0.04 [-0.10, 0.17]
Total (95% CI)		555		560	100.0%	-0.03 [-0.12, 0.05]
Total events	246		270			
Heterogeneity: Tau² = 0.01; Chi² = 8.36, df = 4 (P = 0.0...						
Test for overall effect: Z = 0.73 (P = 0.47)						

Heterogeneity: $Tau^2 = 0.01$; $Chi^2 = 8.36$, $df = 4$ ($P = 0.0...$)
Test for overall effect: $Z = 0.73$ ($P = 0.47$)

三、结果解释

分别点击 ⚞ (Forest plot) 和 ⚟ (Funnel plot),则会分别弹出森林图和漏斗图。

（一）森林图

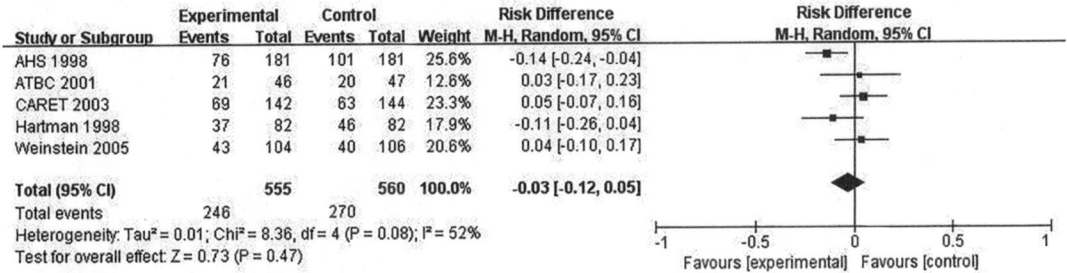

Study or Subgroup	Experimental Events	Total	Control Events	Total	Weight	Risk Difference M-H, Random, 95% CI
AHS 1998	76	181	101	181	25.6%	-0.14 [-0.24, -0.04]
ATBC 2001	21	46	20	47	12.8%	0.03 [-0.17, 0.23]
CARET 2003	69	142	63	144	23.3%	0.05 [-0.07, 0.16]
Hartman 1998	37	82	46	82	17.9%	-0.11 [-0.26, 0.04]
Weinstein 2005	43	104	40	106	20.6%	0.04 [-0.10, 0.17]
Total (95% CI)		555		560	100.0%	-0.03 [-0.12, 0.05]
Total events	246		270			

Heterogeneity: Tau² = 0.01; Chi² = 8.36, df = 4 (P = 0.08); I² = 52%
Test for overall effect: Z = 0.73 (P = 0.47)

这幅图是 Meta 分析最重要的结果,包括了三个部分:左上部是原始数据、RD 值及其 95% 置信区间;左下部是异质性分析;右边是森林图。

- 由异质性(Heterogeneity)分析,可见 $I^2 = 52\% > 50\%$,可认为存在中度异质性,因此模型采用随机效应模型。

- 表格从左到右包括研究名称(Study or Subgroup),试验组(Experimental)的结局事件(Events)死亡人数和总人数(Total),对照组(Control)的结局事件(Events)死亡人数和总人数(Total),权重(Weight),RD 值及其 95% 置信区间。

➢ 第一行研究"AHS 1998",其试验组共 181 人,死亡 76 人,对照组共 181 人,死亡 101 人。RD 值(风险差)指试验组的暴露率(此处为死亡率)与对照组的暴露率的差值。试验组总人数为 181 人,死亡人数(暴露人数)为 76 人,则暴露率为 76/181,对照组总人数为 181 人,死亡人数(暴露人数)为 101 人,则暴露率为 101/181,则 RD = (76/181) - (101/181) = -0.14。其含义为试验组与对照组相比,两者死亡率的差值为 -0.14。

➢ 权重就是该研究在 Meta 分析中所占比重,一般来说,一项研究中,例数越多权重越大。

➢ 之后是 RD 值的 95% 置信区间 [-0.24, -0.04]。置信区间是指真实值可能存在的范围,反映了结果的精确度,范围越窄,说明结果越精确。

➢ 图中 5 个研究 95% CI 之下就是合并的结果,合并 RD 值为 -0.03,其 95% 置信区间为 [-0.12, 0.05]。

- 右边的森林图就是对表格数据的图形化,中线 RD = 0,代表试验因素没有意义,RD < 0 代表试验因素降低了死亡率,RD > 0 表示试验因素提高了死亡率,此处 RD < 0。每一条线代表了一个研究的置信区间,线段中间的小方块代表了该研究的 RD 值。最下方的菱形代表合并 RD 值及其置信区间,菱形中点位置代表合并 RD 值,为 -0.03,菱形左右两端代表 95% 置信区间,为 [-0.12, 0.05]。如果短线或菱形与中线 RD = 0 相交或接触,则代表差异无统计学意义,此处 5 个研究有 4 个均穿过中线,这很可能是原始研究样本量不足造成的。

（二）漏斗图

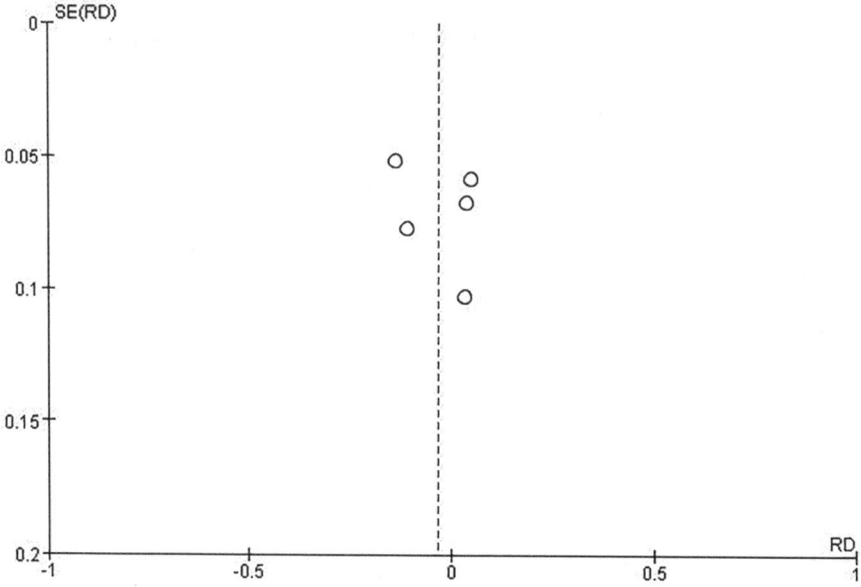

漏斗图包含的内容:5 个小圆圈代表的 5 个研究,均处于上部,且左右大致对称,提示发表偏倚不明显。

第二十三章

连续变量资料的 Meta 分析

第一节 加权均数差的 Meta 分析

一、研究数据

纳入 **Meta** 分析的各项研究的主要信息

研究编号	试 验 组			对 照 组		
	总人数	平均值	标准差	总人数	平均值	标准差
1	134	5.96	4.24	113	4.72	4.72
2	175	4.74	4.64	151	5.07	5.38
3	137	2.04	2.59	140	2.51	3.22
4	184	2.70	2.32	179	3.20	2.46
5	174	6.09	4.86	169	5.81	5.14

二、操作步骤和结果解释

(一)新建文献评价文件

在菜单 File 下选择 New,在弹出的"New Review Wizard"中点击"Finish",则出现新建文件窗口。

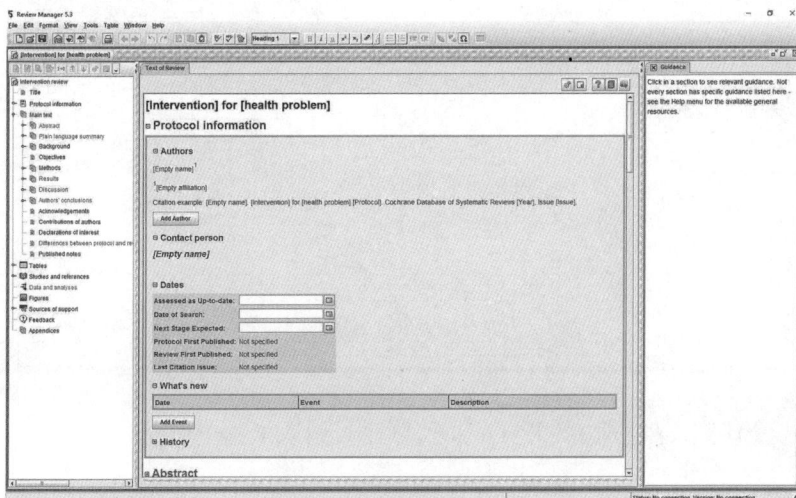

(二)添加纳入研究

右键点击"Characteristics of included studies",在弹出的菜单中选择第一项"Add Study"。

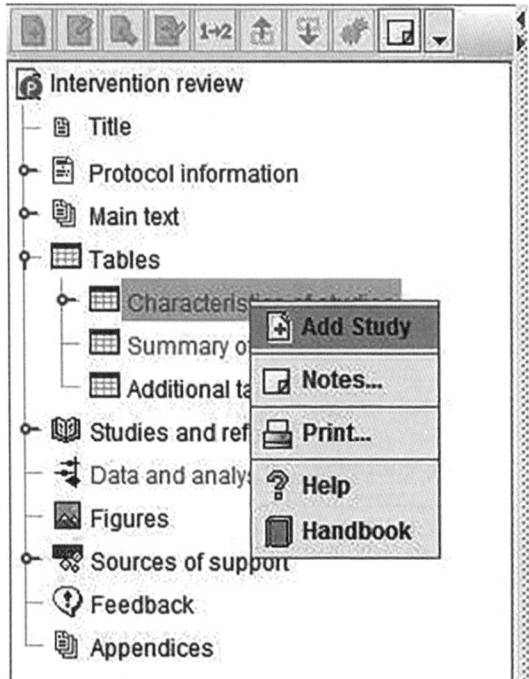

弹出"New Study Wizard",选择第一项"Included studies",点击"Next"。

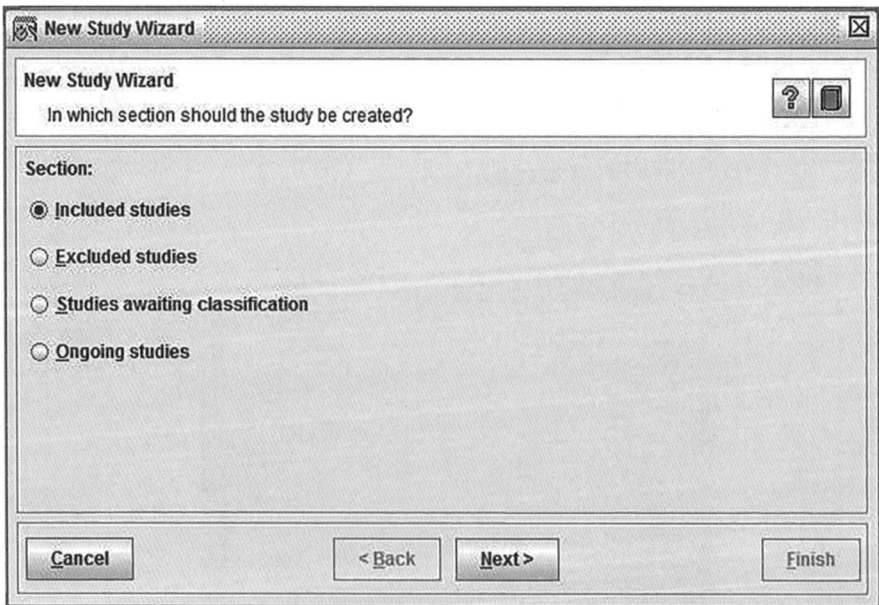

填入第一个研究文献"1",点击"Finish",则已经纳入了一个研究。

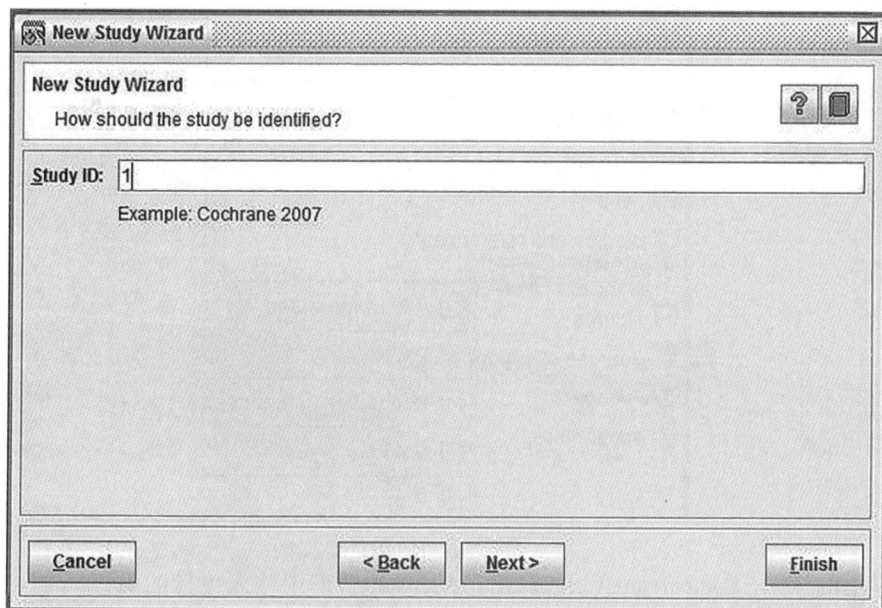

再次重复以上操作,逐一添加余下的"2""3""4""5",共计 5 个研究,则可见右窗口中 Included studies 条目下已经包括了这 5 个研究。

（三）添加比较

右键单击"Data and analyses",在弹出的菜单中选择第一项"Add Comparison"。

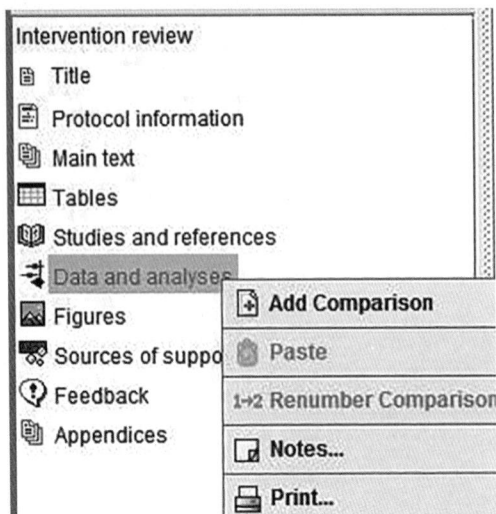

在弹出的"New Comparison Wizard"窗口的"Name"框中输入比较的名称"试验组 VS 对照组",点击"Finish"完成。

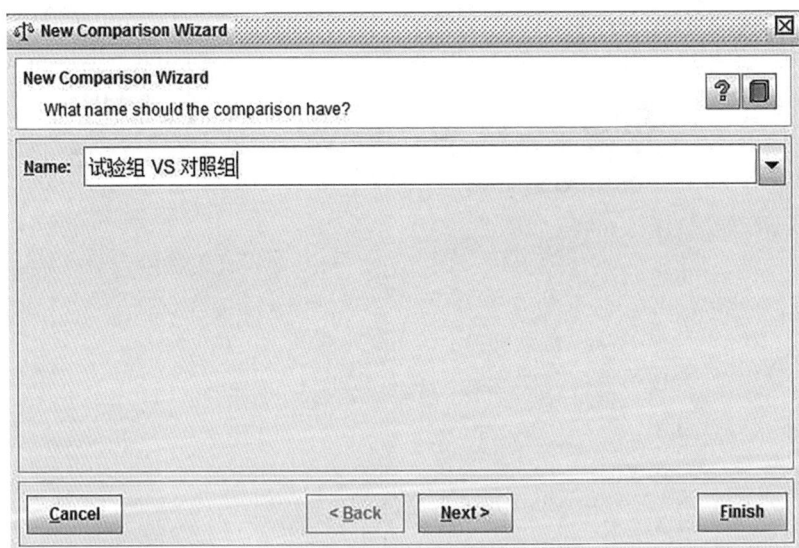

(四)添加结局指标

在右窗口"试验组 VS 对照组"上单击右键,在弹出的菜单中选择第一项"Add Out-come"。

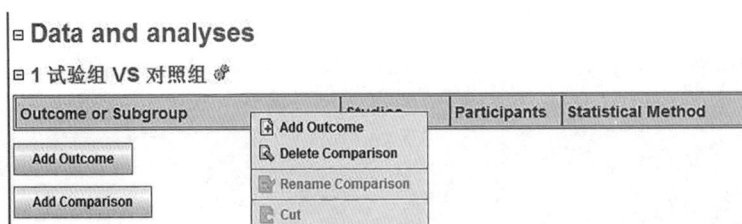

在弹出的"New Outcome Wizard"窗口中选择"Data Type",此处选择"Continuous"(连续变量),点击"Next"。

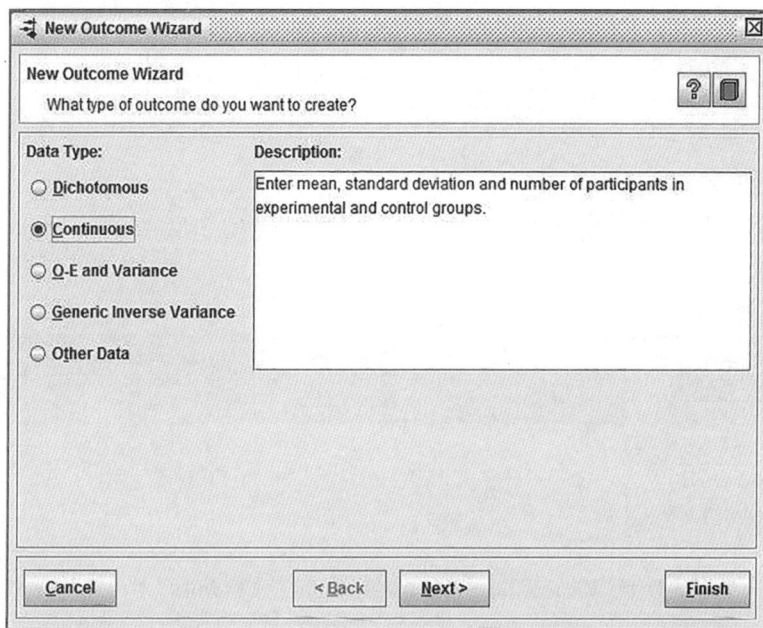

在"Name"处输入结局指标的名称"测量值 A",点击"Finish"完成该结局指标的添加。

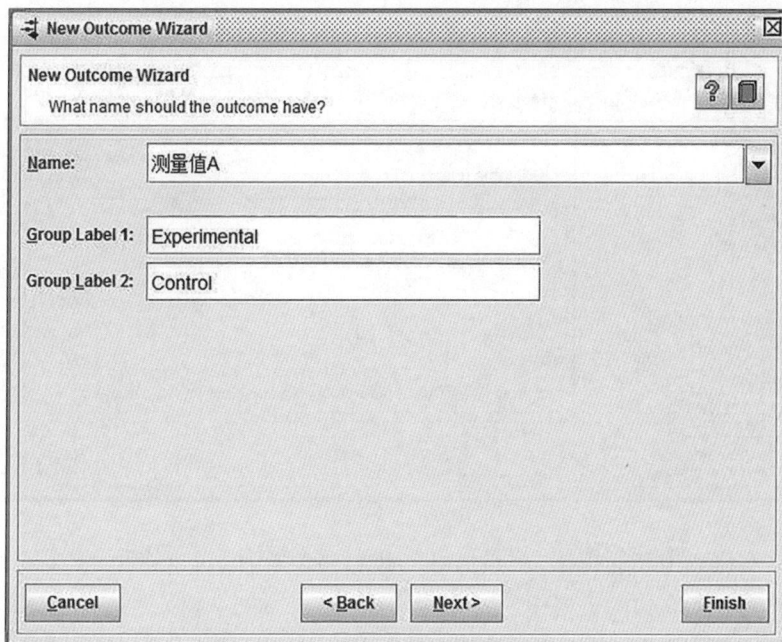

此时出现了如下"测量值 A"视图窗口。

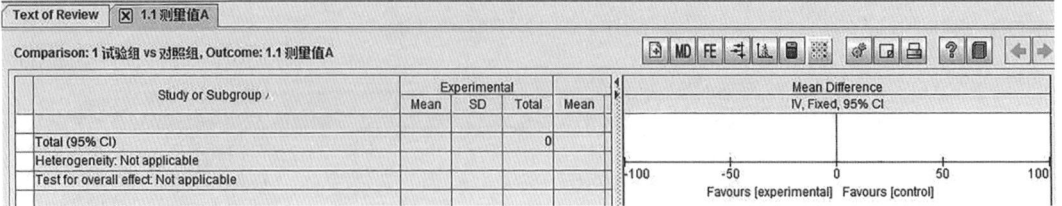

(五)将纳入的研究添加到表中

右键点击结局指标"测量值 A",在弹出的菜单中选择第二项"Add Study Data"。

弹出"New Study Data Wizard"向导窗口,在"Included Studies"栏中选择"1",点击"Finish"。

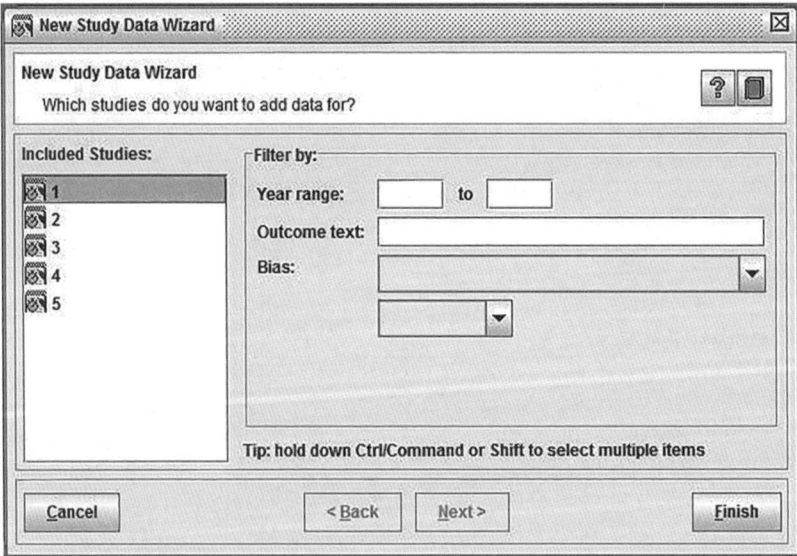

然后再次右键点击结局指标"测量值 A",进行重复操作,选入余下的"2""3""4""5",将共计 5 项研究加入右边的表格中。

(六)在表中添加数据,并选择效应量和统计模型

在表格中填写相应的数据。

Study or Subgroup	Experimental			Control			Weight	Mean Difference
	Mean	SD	Total	Mean	SD	Total		IV, Random, 95% CI
1	5.96	4.24	134	4.72	4.72	113	15.0%	1.24 [0.11, 2.37]
2	4.74	4.64	175	5.07	5.38	151	15.5%	-0.33 [-1.43, 0.77]
3	2.04	2.59	137	2.51	3.22	140	24.1%	-0.47 [-1.16, 0.22]
4	2.7	2.32	184	3.2	2.46	179	29.3%	-0.50 [-0.99, -0.01]
5	6.09	4.86	174	5.81	5.14	169	16.1%	0.28 [-0.78, 1.34]
Total (95% CI)			804			752	100.0%	-0.08 [-0.64, 0.48]

Heterogeneity: Tau² = 0.22; Chi² = 9.06, df = 4 (P = 0.06); I² = 56%
Test for overall effect: Z = 0.28 (P = 0.78)

选择 MD 和 RE,表示随机效应模型的合并效应量加权均数差(MD)。

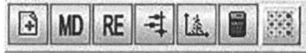

需要对图片的坐标轴进一步设置,点击 Properties(设置)按钮。

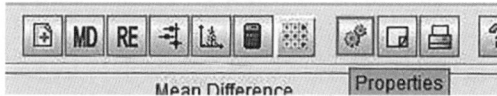

弹出"Outcome Properties"(结果设置窗口),选中"Graph",在 Scale(标尺)处填入数字"5.00",即将 X 轴刻度长度设为 5,这样图片会更加美观。

三、结果解释

分别点击 （Forest plot）和 （Funnel plot），则会分别弹出森林图和漏斗图。

（一）森林图

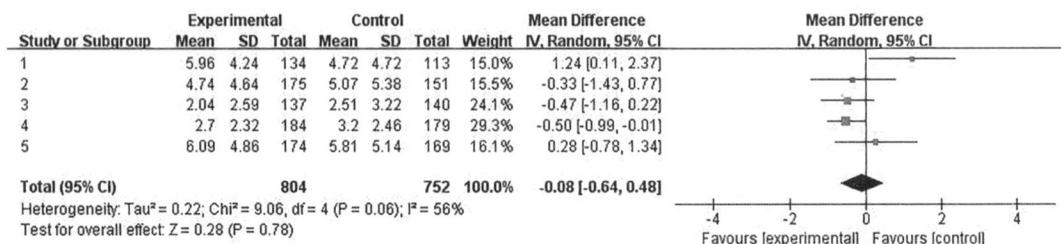

这幅图是 Meta 分析最重要的结果，包括了三个部分：左上部是原始数据、MD 值及其 95% 置信区间；左下部是异质性分析；右边是森林图。

- 由异质性（Heterogeneity）分析，可见 $I^2 = 56\% > 50\%$，可认为存在中度异质性，因此模型采用随机效应模型。

- 表格从左到右包括研究名称（Study or Subgroup），试验组（Experimental）的均数（Mean）、标准差（SD）和总人数（Total），对照组（Control）的均数（Mean）、标准差（SD）和总人数（Total），权重（Weight），均数差（Mean Difference）及其 95% 置信区间。

➤ 第一行研究"1"，其试验组共 134 人，均数为 5.96，标准差为 4.24，对照组共 113 人，均数为 4.72，标准差为 4.72，则两组均数差 MD = 5.96 - 4.72 = 1.24。

➤ 权重就是该研究在 Meta 分析中所占比重，一般来说，一项研究中，例数越多，权重越大。

➤ 之后是 MD 值的 95% 置信区间，为 [0.11, 2.37]。置信区间是指真实值可能存在的范围，反映了结果的精确度，范围越窄，说明结果越精确。

➤ 图中 5 个研究 95% CI 之下就是合并从 MD 的结果，合并 MD 值为 -0.08，其 95% 置信区间为 [-0.64, 0.48]。

- 右边的森林图就是对表格数据的图形化，中线 MD = 0，代表均数差为 0。每一条线代表了一个研究的置信区间，线段中间的小方块代表了该研究的 MD 值。最下方的菱形代表合并 MD 值及其置信区间，菱形中点位置代表合并 MD 值，为 -0.08，菱形的左右两端代表合并 MD 值的 95% 置信区间，为 [-0.64, 0.48]。如果短线或菱形与短线 MD = 0 相交或接触，则代表差异无统计学意义，此处 5 个研究有 3 个穿过中线，这很可能是原始研究样本量不足造成的。

（二）漏斗图

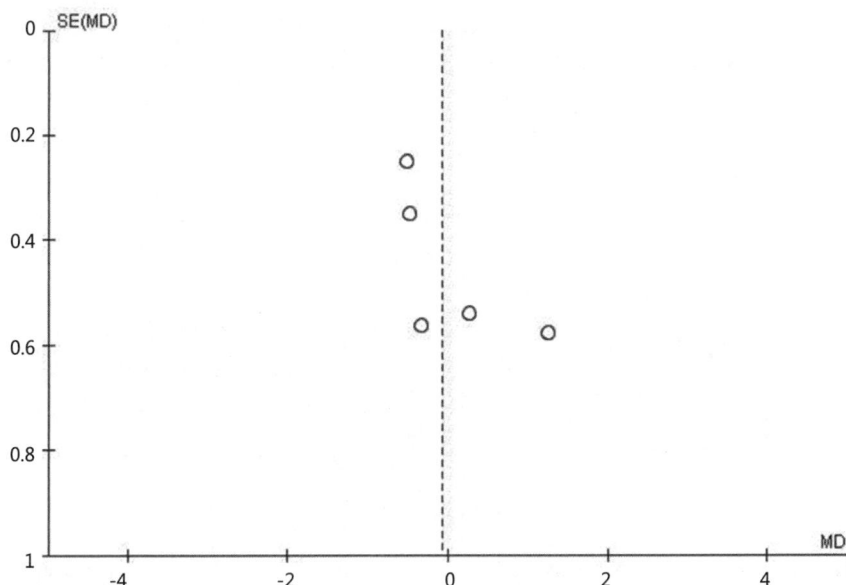

漏斗图包含的内容:5 个小圆圈代表的 5 个研究均处于上部,且左右大致对称,提示发表偏倚不明显。

第二节　标准均数差的 Meta 分析

一、研究数据

纳入 **Meta** 分析的各项研究的主要信息

研究编号	作者	发表时间	试验组			对照组		
			样本	均数	标准差	样本	均数	标准差
1	Cabrera	1996	31	2.9	6.0	32	7.7	9.8
2	Cello	1997	24	20.8	3.2	25	20.1	4.6
3	Jalan	1997	31	23.2	15.0	27	31.2	19.0
4	Rossle	1997	61	27.0	17.0	65	34.0	28.0
5	Garcia	1999	22	20.9	20.2	24	14.3	18.7

二、操作步骤和结果解释

（一）新建文献评价文件

在菜单 File 下选择 New,在弹出的"New Review Wizard"中点击"Finish",则出现新建文件窗口。

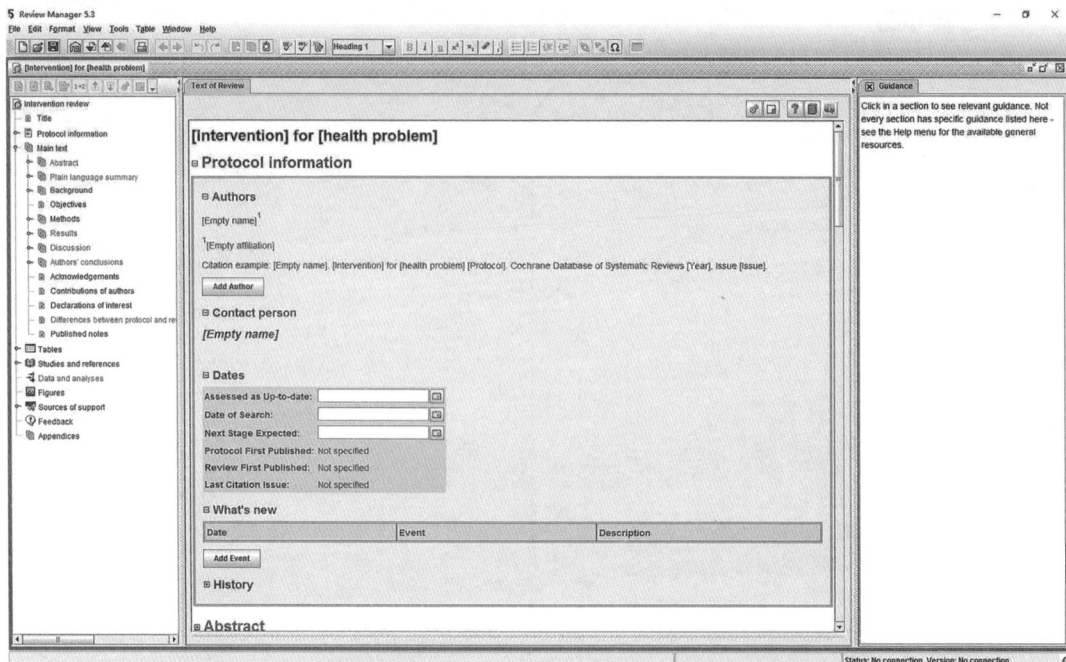

（二）添加纳入研究

右键点击"Characteristics of included studies"，在弹出的菜单中选择第一项"Add Study"。

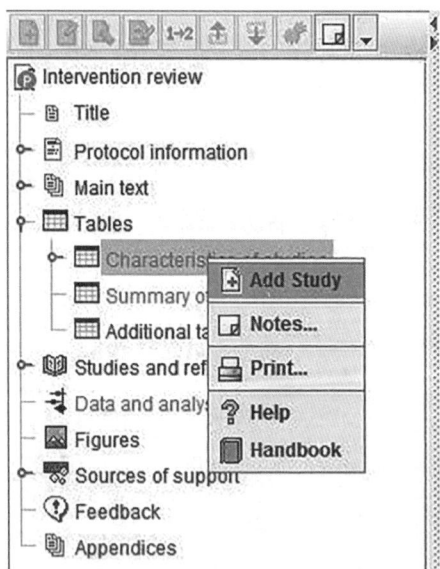

弹出"New Study Wizard"，选择第一项"Included studies"，点击"Next"。

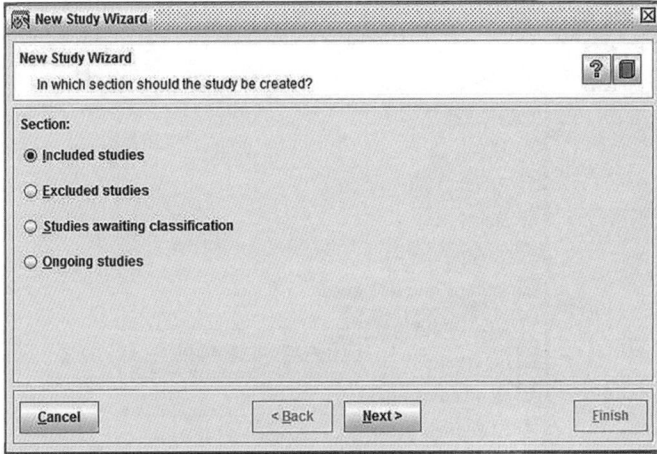

填入第一个研究文献"Cabrera 1996",点击"Finish",则已经纳入了一个研究。

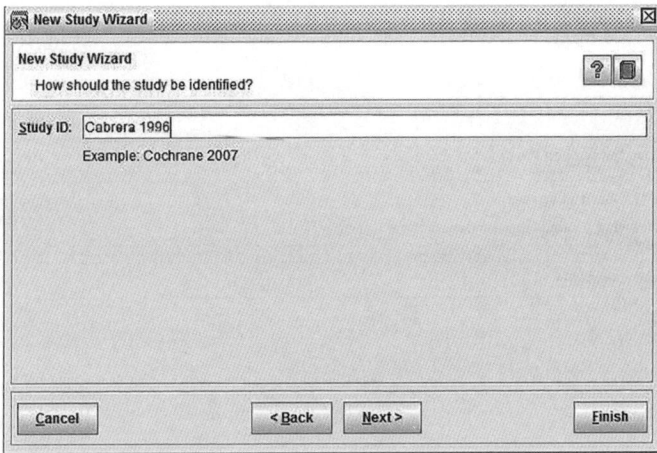

再次重复以上操作,逐一添加余下的"Cello 1997""Jalan 1997""Rossle 1997""Garcia 1999",共计 5 个研究,则可见右窗口中 Included studies 条目下已经包括了这 5 个研究。

(三)添加比较

右键单击"Data and analyses",在弹出的菜单中选择第一项"Add Comparison"。

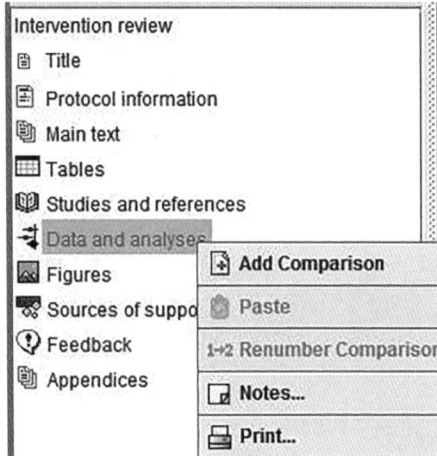

在弹出的"New Comparison Wizard"窗口的"Name"框中输入"测量值 B",点击"Finish"完成。

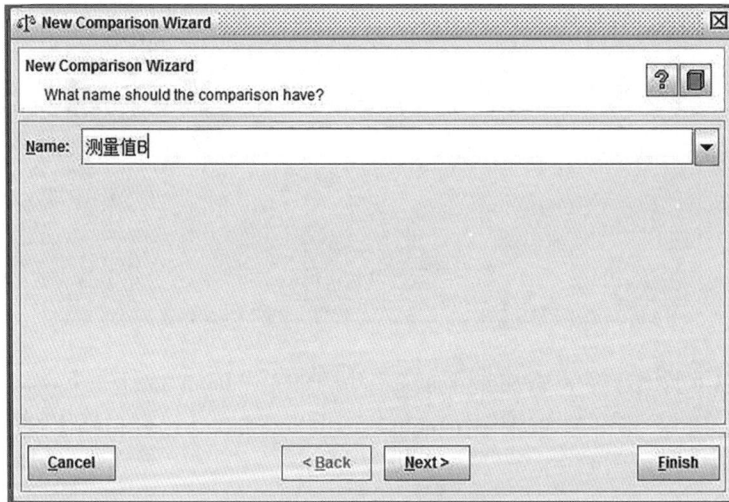

(四)添加结局指标

在右窗口"测量值 B"上单击右键,在弹出的菜单中选择第一项"Add Outcome"。

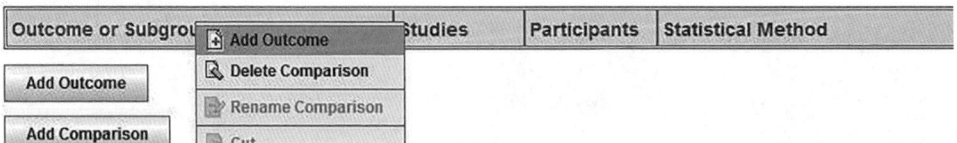

　　在弹出的"New Outcome Wizard"窗口中选择"Data Type",此处选择"Continuous"(连续变量),点击"Next"。

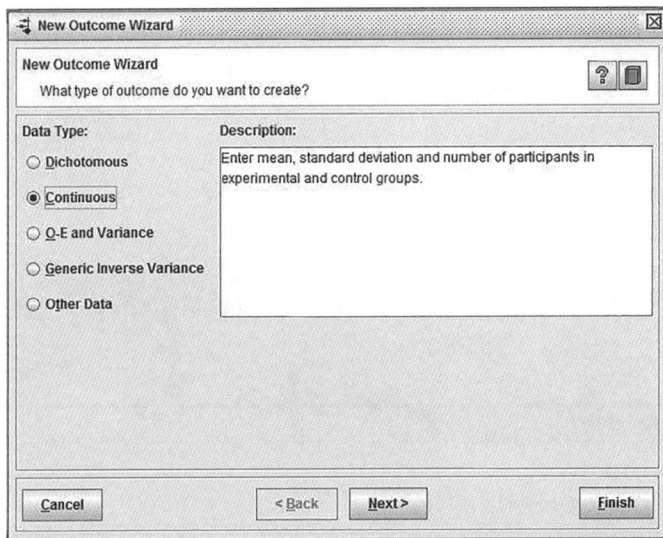

　　在"Name"处输入结局指标的名称"测量值 B",点击"Finish"完成该结局指标的添加。

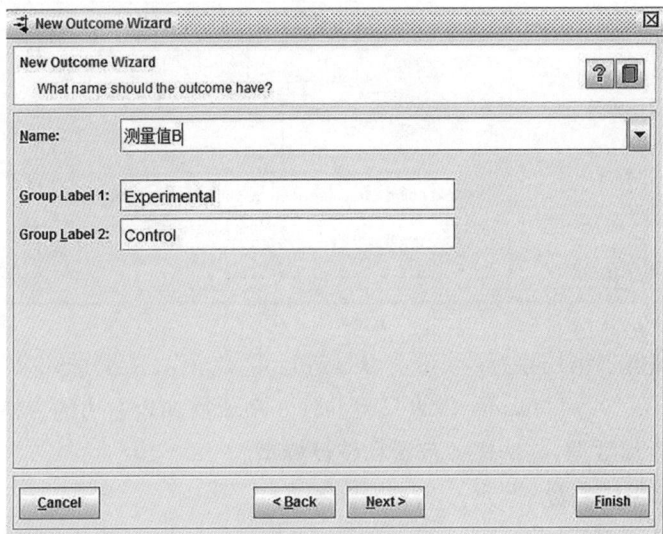

　　此时出现了如下"测量值 B"视图窗口。

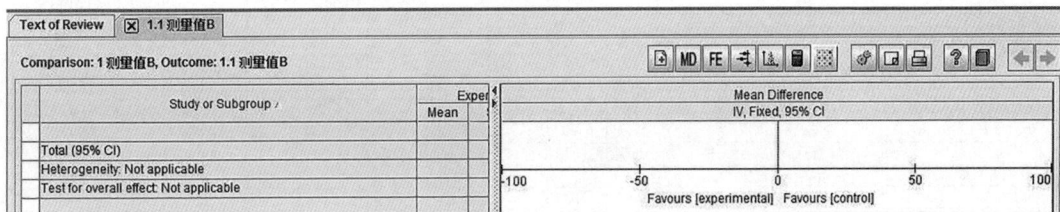

(五)将纳入的研究添加到表中

右键点击结局指标"测量值 B",在弹出的菜单中选择第二项"Add Study Data"。

□ 1 测量值B

Outcome or Subgroup	Studies	Participants	Statistical Method
1.1 测量值B	0	0	Mean Difference (IV, Fixed, 95% CI)

Add Subgroup
Add Study Data
Edit Outcome
Delete Outcome

Add Outcome
Add Comparison

弹出"New Study Data Wizard"向导窗口,在"Included Studies"栏中选择"Cabrera 1996",点击"Finish"。

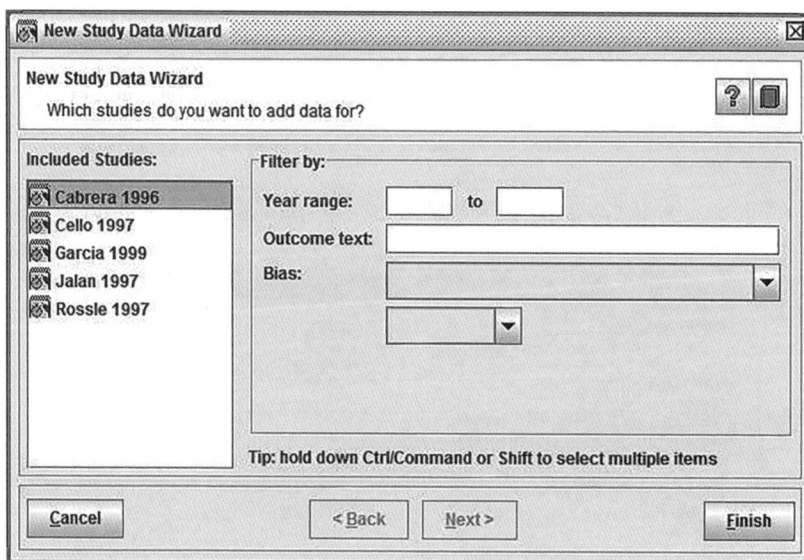

New Study Data Wizard

New Study Data Wizard
Which studies do you want to add data for?

Included Studies:
Cabrera 1996
Cello 1997
Garcia 1999
Jalan 1997
Rossle 1997

Filter by:
Year range: ___ to ___
Outcome text: ___
Bias: ___

Tip: hold down Ctrl/Command or Shift to select multiple items

Cancel   < Back   Next >   Finish

然后再次右键点击结局指标"测量值 B",进行重复操作,依据选入余下的"Cello 1997""Jalan 1997""Rossle 1997""Garcia 1999",将共计 5 项研究加入右边的表格中。

(六)在表中添加数据,并选择效应量和统计模型

在表格中填写相应的数据。

Text of Review | ⊠ 1.1 测量值B

Comparison: 1 测量值B, Outcome: 1.1 测量值B   SMD RE

Study or Subgroup	Experimental Mean	Experimental SD	Experimental Total	Control Mean	Control SD	Control Total	Weight	Std. Mean Difference IV, Random, 95% CI
☑ Cabrera 1996	2.9	6	31	7.7	9.8	32	19.8%	-0.58 [-1.09, -0.08]
☑ Cello 1997	20.8	3.2	24	20.1	4.6	25	17.7%	0.17 [-0.39, 0.73]
☑ Garcia 1999	23.2	15	31	31.2	19	27	19.1%	-0.46 [-0.99, 0.06]
☑ Jalan 1997	27	17	61	34	28	65	26.5%	-0.30 [-0.65, 0.05]
☑ Rossle 1997	20.9	20.2	22	14.3	18.7	24	17.0%	0.33 [-0.25, 0.92]
Total (95% CI)			169			173	100.0%	-0.20 [-0.51, 0.12]
Heterogeneity: Tau² = 0.07; Chi² = 8.35, df = 4 (P = 0.08); I² = 52%								
Test for overall effect: Z = 1.20 (P = 0.23)								

点击表格上方,选择 SMD。

点击表格上方,选择随机效应模型 RE。

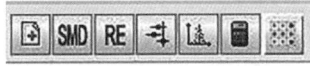

需要对图片的坐标轴进一步设置,点击 Properties(设置)按钮。

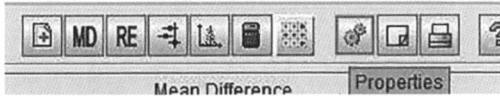

弹出"Outcome Properties"(结果设置窗口),选中"Graph",在 Scale(标尺)处填入数字"5.00",即将 X 轴刻度长度设为 5,这样图片会更加美观。

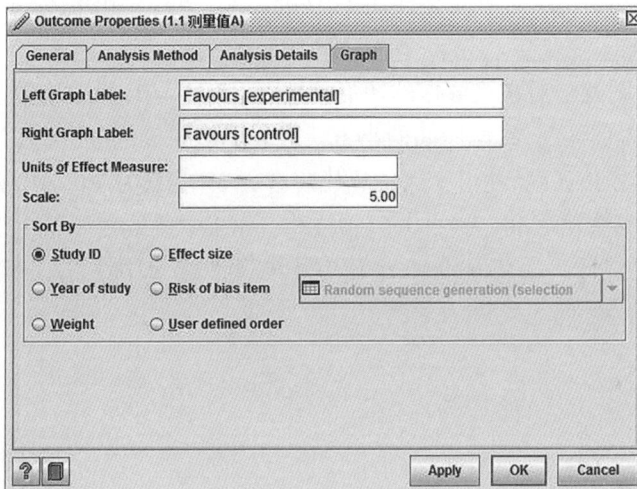

三、结果解释

分别点击 （Forest plot）和 （Funnel plot）,则会分别弹出森林图和漏斗图。

(一)森林图

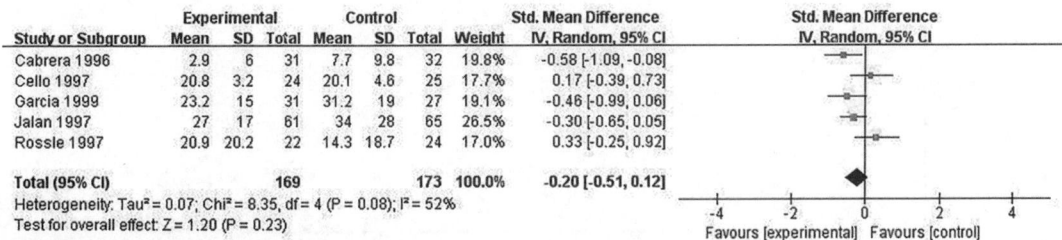

这幅图是 Meta 分析最重要的结果,包括了三个部分:左上部是原始数据、SMD 值及其 95% 置信区间;左下部是异质性分析;右边是森林图。

- 由异质性(Heterogeneity)分析,可见 $I^2 = 52\% > 50\%$,可认为存在中度异质性,因此模型采用随机效应模型。

- 表格从左到右包括研究名称(Study or Subgroup),试验组(Experimental)的均数(Mean)、标准差(SD)和总人数(Total),对照组(Control)的均数(Mean)、标准差(SD)和总人数(Total),权重(Weight),标准均数差(Std Mean Difference)及其95%置信区间。

  ➢ 第一行研究"Cabrera 1996",其试验组共31人,均数为2.9,标准差为6,对照组共32人,均数为7.7,标准差为9.8。两组标准均数差(SMD)为两者均数差除以合并标准差,由此得到 SMD = -0.58。

  ➢ 权重就是该研究在 Meta 分析中所占比重,一般来说,一项研究中,例数越多,权重越大。

  ➢ 之后是 SMD 值的95%置信区间,为[-1.09,-0.08]。置信区间是指真实值可能存在的范围,反映了结果的精确度,范围越窄,说明结果越精确。

  ➢ 上图5个研究95%CI 之下就是合并 SMD 的结果,合并 SMD 值为 -0.20,其95%置信区间为[-0.51,0.12]。

- 右边的森林图就是对表格数据的图形化,中线 SMD = 0,代表均数差为0。每一条线代表了一个研究的置信区间,线段中间的小方块代表了该研究的 SMD 值。最下方的菱形代表合并 SMD 值及其置信区间,菱形中点位置代表合并 MD 值,为 -0.20,菱形的左右两端代表合并 MD 值的95%置信区间,为[-0.51,0.12]。如果中线或菱形与中线 SMD = 0 相交或接触,则代表差异无统计学意义,此处5个研究中有4个穿过中线,这很可能是原始研究样本量不足造成的。

(二)漏斗图

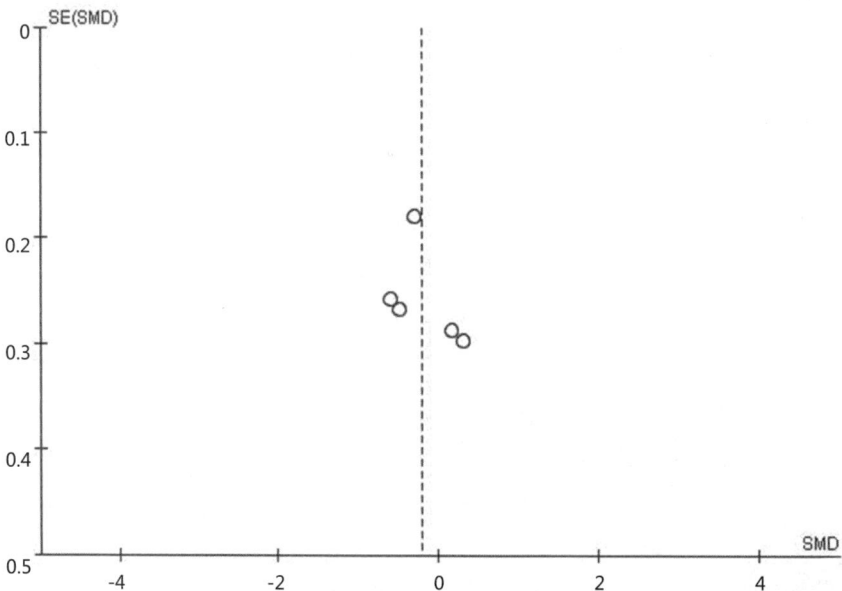

漏斗图包含的内容:5 个小圆圈代表的 5 个研究均处于上部,且左右大致对称,提示发表偏倚不明显。

附 录

参考文献

[1] 1ALAN AGRESTI. An introduction to categorical data analysis[M]. New York：Wiley – Inter – science Publication，1996.

[2] JOSEPH FLEISS, BRUCE LEVIN, MYUNGHEE CHO PAIK. Statistical methods for rates and proportions [M]. 3rd ed. John Wiley & Sons Inc.，2003.

[3] MARIO F. TRIOLA. Elementary statistics[M]. 13th ed. Boston：Pearson，2017.

[4] CHARLES WHEELAN. Naked statistics：stripping the dread from the data[M]. New York：W. W. Norton & Company，2013.

[5] ELISA T. LEE. Statistical methods for survival data analysis[M]. John Wiley & Sons Inc.，1992.

[6] MAURICE KENDALL, JEAN DICKINSON GIBBONS. Rank correlation methods[M]. 4th ed. London：Edward Arnold，1990.

[7] 李昕，张明明. SPSS 28.0 统计分析从入门到精通（升级版）[M].北京：电子工业出版社，2022.

[8] 吴明隆. 结构方程模型：AMOS 的操作与应用[M].2 版. 重庆：重庆大学出版社，2022.

[9] HARVEY J. MOTULSKY. Intuitive biostatistics[M]. 2nd ed. Oxford：Oxford University Press, 2010.

[10] GraphPad Software Inc. GraphPad Prism help Document[M]. 2018.

[11] 张敏. GraphPad Prism 学术图表[M].北京：电子工业出版社，2021.

[12] 丁金滨，宗敏. GraphPad Prism 科技绘图与数据分析[M].北京：清华大学出版社，2023.

[13] 冯国双. 白话统计[M].北京：电子工业出版社，2018.

[14] 李康，贺佳.医学统计学[M].7 版.北京：人民卫生出版社，2018.

[15] 詹思延. 临床流行病学[M].2 版. 北京：人民卫生出版社，2015.

[16] 谭红专. 现代流行病学[M].3 版. 北京：人民卫生出版社，2019.

[17] 李晓松. 卫生统计学[M].8 版.北京：人民卫生出版社，2017.

[18] 张文彤. SPSS 统计分析基础教程[M].3 版. 北京：高等教育出版社，2017.

[19] 张文彤，董伟. SPSS 统计分析高级教程[M].3 版. 北京：高等教育出版社，2018.

[20] 张文彤，钟云飞，王清华. IBM SPSS 数据分析实战案例精粹[M].2 版. 北京：清华大学出版社，2020.

[21] 许军. EpiData 3.02 数据管理软件实用教程[M].北京：军事医学科学出版社，2006.